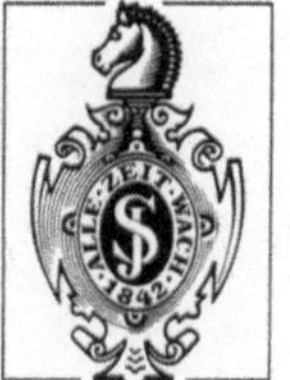

L.F. Hollender F. Bur

Chirurgie des großen Netzes

Mit einem Geleitwort von A. Sicard

Mit 65 Abbildungen

Springer-Verlag Berlin Heidelberg GmbH

Professor Dr. med. Dres h.c. LOUIS FRANÇOIS HOLLENDER
Université Louis Pasteur
Centre Hospitalier Universitaire de Hautepierre
1, Avenue Molière
F-67098 Strasbourg Cedex

Dr. med. FRANCIS BUR
Centre Hospitalier Regional
Hôpital Bon Secours
1, Place de Vigneulles
F-57019 Metz Cedex 01

Übersetzer:

Dr. HERBERT AMBERGER
Klinikum der Universität Heidelberg
Chirurgisches Zentrum
Im Neuenheimer Feld 110
6900 Heidelberg 1

CIP-Kurztitelaufnahme der Deutschen Bibliothek
Hollender, Louis F.:
Chirurgie des großen Netzes / L.F. Hollender; F. Bur. Mit e. Geleitw. von A. Sicard. [Übers.: H. Amberger]. – Berlin; Heidelberg; New York; Tokyo: Springer 1985.

ISBN 978-3-642-69603-9 ISBN 978-3-642-69602-2 (eBook)
DOI 10.1007/978-3-642-69602-2

NE: Bur, Francis:

Softcover reprint of the hardcover 1st edition 1985

2124/3130-543210

Geleitwort

Das **Große Netz** wurde lange vernachlässigt. Nur die Embryologen und Anatomen interessierten sich dafür. Es wurde mißachtet, und in den meisten Büchern wurde sogar empfohlen, es generell bei Laparotomien zu entfernen, um postoperative Verwachsungen zu verhindern. Heute weiß man, daß es zum Schutz und zur Verteidigung der Peritonealhöhle dient.

Es war von großer Wichtigkeit, in einem einzigen Buch alles zu sammeln, was dieses peritoneale Gebilde betrifft und ihm damit eine eigene Identität verleiht. Sein Studium ruft physiopathologische Probleme hervor, die viel komplexer sind als vermutet wurde. Seine Pathologie ist vielfältig, sei es, daß es sich um eine Einklemmung des Netzes in einen Leistenbruch oder um entzündliche und tumorbedingte Läsionen handelt. Sein Anteil an vielen bewährten und erfolgreichen Wiederherstellungstechniken wird immer größer – bei der Visierlappenplastik, bei Transplantationen, bei der Revaskularistion – die durch die Mikrochirurgie so sehr den Bereich der Wiederherstellungschirurgie erweitert haben.

Um all diese verschiedenen Probleme zu erörtern, sind die beiden Autoren an jedes Kapitel kritisch und präzise herangegangen, was der Leser selbst entdecken wird.

Dieses ausgewogene Buch ist keine reine Zusammenstellung. Es ist das Ergebnis einer großen Erfahrung, die die Autoren dazu geführt hat, sämtliche Techniken, die das große Netz betreffen, mit einer perfekten Bildausstattung zu beschreiben.

Das Ziel dieses Buches ist es, dem Großen Netz seinen verdienten Platz in der Chirurgie zu geben. Dies verdanken wir zwei Chirurgen von großem Können und großer Erfahrung: Professor L.F. Hollender und Dr. F. Bur. Ihnen sei gedankt, daß sie ein so ausführliches und qualifiziertes Buch geschrieben haben.

Professor André Sicard
Präsident der Académie Nationale de Médecine, Paris

Danksagung

Es sei uns erlaubt, Herrn Professor Batzenschlager zu danken, der die Liebenswürdigkeit hatte, das Kapitel über die tumoralen Veränderungen zu verfassen und dem Leser seine großen Kenntnisse der pathologischen Anatomie zur Verfügung zu stellen. Ferner danken wir Herrn Professor Rumpler für die Durchsicht des Kapitels über die Embryologie, Herrn Professor Marescaux für seine wertvollen Hinweise zur Histologie und endlich Herrn Dr. Achille, der an der Ausarbeitung des Kapitels über die Behandlung der Tumoren des großen Netzes mitgewirkt hat.

Unser Dank gilt auch Frau Schaumburg, die mustergültig die graphischen Darstellungen dieses Werkes ausgeführt hat, sowie Frau Schäfer, die die Abbildungen für die Embryologie zeichnete.

Wir hoffen, damit ein brauchbares Werk geschaffen zu haben.

L.F. Hollender,
F. Bur

Inhaltsverzeichnis

1 Einleitung

Dem großen Netz wurde bisher keine zusammenfassende Übersicht gewidmet, trotz zahlreicher detaillierter Arbeiten auf Anregung von Vesal, des Schöpfers der modernen Anatomie, der die erste anatomische Beschreibung des Netzes gab. Seit über einem Jahrhundert besteht ein ständig wachsendes Interesse für das Bauchnetz. Dies gab Veranlassung dazu, diese Lücke zu schließen.

Die Geschichte der Chirurgie des großen Netzes gliedert sich in 4 Abschnitte:

Zunächst war seit Ende des 19. und zu Beginn unseres Jahrhunderts bei Passagebehinderung des Intestinaltrakts die Resektion des gesamten großen Netzes ein klassisches Verfahren unter der trügerischen und falschen Vorstellung, man könne damit die Bildung von Verwachsungen vermeiden. Das führte so weit, daß einige Chirurgen auch bei kleineren Abdominaleingriffen das Netz grundsätzlich resezierten.

Die wichtige Rolle des großen Netzes in der Physiologie und Pathologie der Bauchhöhle sowohl aus biologischer als auch mechanischer Sicht wurde dann durch zahlreiche grundlegende Studien klargestellt. Seither bedurfte die großzügige chirurgische Einstellung zur Netzresektion nicht nur der Kritik, die Meinung ging sogar dahin, das große Netz in größtmöglicher Ausdehnung zu erhalten.

In der darauffolgenden Zeitperiode wurde das große Netz in verschiedenen Teilgebieten der Chirurgie genutzt. Seine schützenden Eigenschaften in der Darmchirurgie sind bekannt. Neue therapeutische Möglichkeiten wurden ins Auge gefaßt und erprobt: gestielte Netzplastiken bei großen Substanzverlusten der Thoraxwand und am Hals, Verpflanzungen des großen Netzes beim Extremitätenlymphödem, Verwendung als Ersatzmaterial in der Wiederherstellungschirurgie usw. In neuester Zeit eröffnet die Entwicklung der Mikrochirurgie zahlreiche neue Möglichkeiten. Isolierte Netzlappen werden transplantiert und durch direkte Gefäßnaht am Implantationsort revaskularisiert.

Aus diesen Gründen schien es uns sinnvoll, die Gesamtheit unseres aktuellen Wissensstands über das Omentum majus durch Verarbeitung einer größtmöglichen Zahl von Arbeiten und Hinweisen zusammenfassen.

Geschichte

Die Kenntnis vom großen Netz ist sehr alt. Der Ausdruck Epiploon (das Daraufschwimmende) stammt von den Griechen, und man findet ihn bei Aristoteles (Geschichte der Tiere 1, 16–18) und Hippokrates (Aphorismen), vgl. Bodin [48]. Der lateinische Ausdruck „Omentum" stammt nach Walker [1134] von „Omen" und scheint sich dadurch zu erklären, daß vor 3000 Jahren die ägyptischen Priester die Zukunft mit Hilfe des großen Netzes vorhersagten.

Die Herkunft von Operimentum (= reichlich verfettetes Eingeweide) scheint gleichermaßen möglich.

Der Begriff des Netzes findet sich erstmals 1541 in der französischen Sprache in einem Werk von Canappe, des Leibarztes von König Franz I. [48].

Im Jahre 1546 schrieb C. Estienne:

> Das große Netz ist ein Körperteil, einbezogen und hervorgebracht vom Peritoneum, das sich über und in der Umgebung der uns bekannten Organe des Unterbauches ausdehnt, gleichsam schwimmend und spielend auf den Eingeweiden, weshalb es seine griechische Bezeichnung erhalten hat.

Allerdings bevorzugten französische Autoren für lange Zeit den Ausdruck „Haube" [14], wie auf den Kupferstichen von Vesal zu sehen ist, „Trachtenhaube" (anonym 1575) oder „Crespine (Gellee 1642 [12]), eine Bezeichnung, die auch heute noch für eine Art Mettwurst angewandt wird [48].

Im Jahre 1576 beginnt Glisson [13] das Kapitel „Omenti historia" seines Werks mit den Worten „Aperto jam abdomine pars primo occurens omentum dicitur, Graecis epiploon, Arabis Zirbus" [zit. nach 48].

Seine schon damals genaue anatomische Beschreibung bleibt unverändert bis zu den Beiträgen von Winslow im Jahre 1752 [39]. 1756 führte Haller [74] eine bemerkenswerte Untersuchung über die Blutversorgung des großen Netzes durch, die 1868 von Barkow [44] vervollständigt wurde. Die-

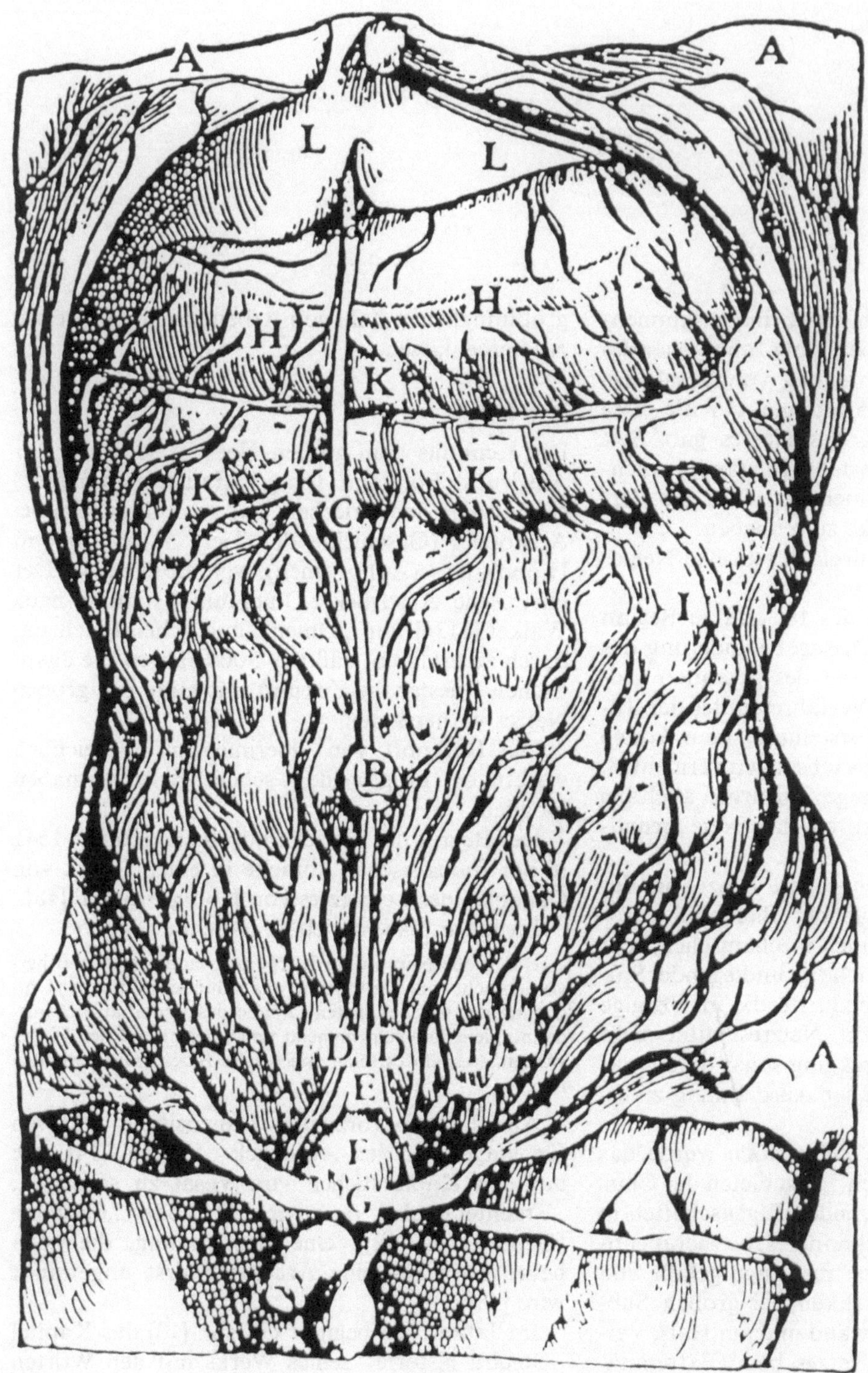

Abb. 1. Das große Netz. (Aus Ambroise Paré: Le grand épiploon. In: L'anatomie du corps humain. Livre III, Chapitre XIII.)

ser fand den nach ihm benannten „Arcus epiploicus magnus".

1836 beschrieb v. Recklinghausen [44] die Interzellulärräume der Serosa (stomata), und Ranvier [222] entdeckte und veröffentlichte 1875 seine Arbeit über die Milchflecken, deren Transformation in kleine Fettknoten von Toldt 1893 festgestellt wurde [106].

Ausgehend von Studien an Leberzirrhosekranken machte Hippokrates (ca. 460 bis ca. 377 v. Chr.) das große Netz für die Aszitesbildung verantwortlich. Aristoteles (384–322 v. Chr.) und Galen schrieben dem Omentum eine Warmhaltefunktion zu. Galen berichtete, daß „ein Gladiator, dem man das große Netz durchtrennt hatte, empfindlicher gegen Kälte war und deshalb gezwungenermaßen seinen Leib mit Wolle umhüllte ..." [nach 48].

Obwohl das Netz für Vesal (1514–1564) nur eine Vorrichtung zur Befestigung des Colon transversum war, sah Fabricius D'acquapendente (1533–1619) im großen Netz „eine Art von Magenreservoir", ein verzeihlicher Irrtum, wenn man bedenkt, daß es zu dieser Zeit nur sehr unvollständige anatomische Kenntnisse gab.

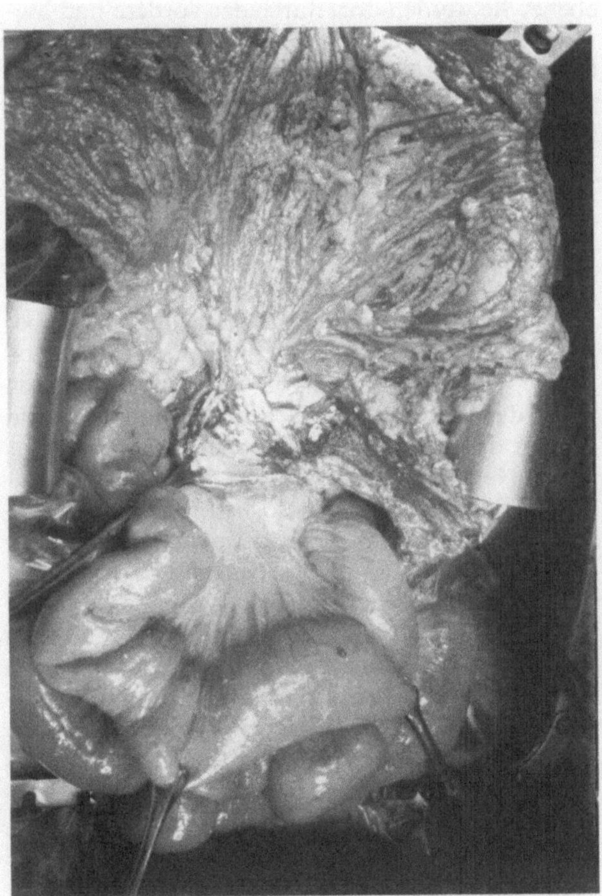

Abb. 2. Das große Netz aus der Sicht des Chirurgen

Dionis [7] bemerkt, daß Hippokrates und D'acuapendente glaubten, daß „wenn das Netz zwischen Gebärmutter und Blase gleitet, es auf den Muttermund drücke und dadurch die Fortpflanzung behindere".

Malpighi (1628–1694) betrachtete das große Netz als Fettreservoir [23]. Boerhaave (1668 bis 1738) glaubte, daß es im Rahmen des Fettmetabolismus eine Rolle in der Gallebildung spiele. Verhagen schließlich (zit. nach [38]) vertritt die Meinung, das große Netz wirke als Puffer gegen plötzliche Bauchtraumen und intraperitoneale Reibungen.

Tatsächlich beginnt erst seit dem 19. Jahrhundert die Erkenntnis über Aufbau und Funktion des großen Netzes. Die Arbeiten der Anatomen und hauptsächlich experimentelle Untersuchungen am Ende des 19. und zu Beginn des 20. Jahrhunderts haben die Bedeutung der „lymphatischen" [223] und antibakteriellen Rolle [148, 229] sowie die Beweglichkeit und Absorptionskraft [162], herausgestellt.

Die Fähigkeit des großen Netzes sowohl zum Verschluß von Bruchpforten als auch seine Rolle bei Infektionen und intraperitonealen Perforationen zeigte Morrison 1906 [203] und stellte auch fest, daß das Netz „einem abgerissenen Fibrom des Uterus erlaubt habe, eine neue Blutversorgung zu finden". Von ihm stammt auch der Nachweis, daß das große Netz die Rolle eines „Bauchpolizisten" spielt.

Seit Galen ist bekannt, daß das „Omentum ohne Nachteil reseziert werden kann" [31]. Nach Wingaerden 1649 und Dionis 1701 [7] besteht „bei Verletzungen des Unterbauches die Verpflichtung zur Resektion der nach außen verlagerten Teile ..." [zit. nach 48].

Erst seit dem 19. Jahrhundert beginnen die Abdominalchirurgen, sich des großen Netzes als eines Elements zum Schutz der Eingeweide zu bedienen. Jobert de Lamballe [1362] führte 1826 die erste Netzplastik durch, gefolgt von Senn 1888 [34] und Tietze 1899 [1578].

Diese Autoren hatten die Idee, ihre intestinalen Anastomosen mit Netzanteilen zu umgeben, mit exzellenten Erfolgen.

Bennett [2] berichtete 1894 über ein großes perforiertes Magengeschwür, dessen Öffnung erfolgreich durch eine Netzplastik verschlossen wurde, und Senn [34] konnte 1903 schreiben, daß der Verschluß von Magenperforationen mit Hilfe eines Netzteils ein bewiesener Fortschritt sei.

2 Embryologie

Das große Netz wird durch eine breite Falte des hinteren Mesogastriums gebildet und stellt sich als eine von der großen Magenkurvatur ausgehende, vom Peritoneum überzogene Fettschürze dar, die wie eine Gardine vor dem Colon transversum hängt, mit diesem verwachsen ist und die Dünndarmschlingen bedeckt.

Die Entwicklung des großen Netzes vollzieht sich in mehreren Schritten [104, 105]:

1. Im Augenblick der Nidation umfaßt das Ei (der Blastozyst) einen embryonalen Knopf aus einer durch Zellen gebildeten Masse gleichwie ein Trophoblast. Die Unterfläche des embryonalen Knopfs entfaltet sich und formt das Entoblast, dessen Oberfläche sich zum Ektoblast entwickelt. Das Ektoblast stülpt ein 3. Blatt ein, das Chordomesoblast, das sich zwischen die beiden ersten Blätter legt (Abb. 3).

2. Das Mesoblast des Embryos bildet eine Höhle, das embryonale Zölom. Während der röhrenförmigen Entwicklung des Embryos verbinden sich die linke und rechte Zölomhöhle im ventralen Anteil der künftigen subumbilikalen Etage (Abb. 4a, b). Die Zölomhöhlen bleiben durch ein dorsales Mesenterium (auch primitives Mesenterium genannt), das von der Kopf- zur Schwanzregion wandert, sowie ein ventrales Mesenterium, das sich von der Pylorusregion auf Höhe der Leberanlage bis zur ventralen Knospe des Zwerchfells erstreckt, getrennt.

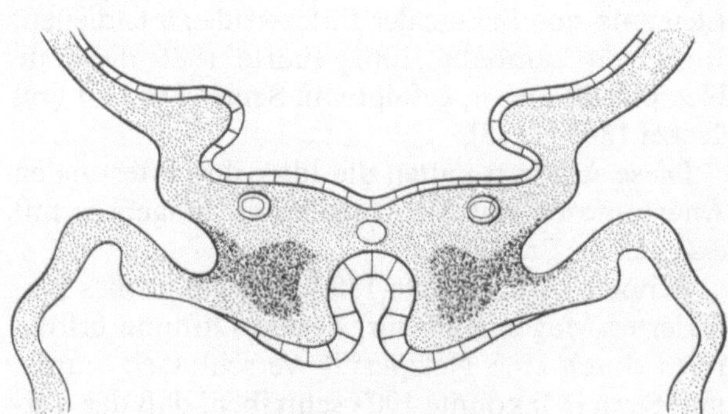

Abb. 3. Invagination des Chordomesoblasts. Stadium des Blastozysts im Transversalschnitt. Das Chorodomesoblast gleitet zwischen Ektoblast und Entoblast

Von dort aus erfolgt die embryonale Entwicklung der verschiedenen Segmente um die 3 großen Gefäßabgänge aus der Aorta, den Truncus coeliacus, die A. mesenterica superior und inferior, die zusammen die Segmentdurchblutung gewährleisten (Abb. 5).

3. Im Durchblutungsgebiet des Truncus coeliacus, in dem das Mesenterium zum Mesogastrium wird, liegen der Magen und der Anfangsteil des Duodenums von Entwicklungsbeginn an in der Sagittalebene. Sie werden dort durch das vordere und hintere Mesogastrium in dieser Lage gehalten (Abb. 6).

Das rechte Blatt des hinteren Mesogastriums stülpt sich von unten nach oben, von vorn nach hinten und von rechts nach links in ein Gebiet zwischen dessen rechtem Blatt und der rechten Seitenfläche des Magens unter Bildung des Recessus hepatoentericus.

Diese Invagination teilt das hintere Mesenterium in 2 Teile: das rechtsseitige, das die Leber mit der unteren Hohlvene verbindet, und das linksseitige, das nach hinten vom ehemaligen hinteren Blatt des Mesogastriums gebildet und vor dem Magen durch das Lig. hepatoentericum oder das kleine Netz vergrößert wird.

Die Bildung dieser mesogastrischen Bursa erfolgt gleichzeitig mit dem 2. Entwicklungsschritt, der 3fachen Rotation des Magens. Diese Bursa wird hinter dem Magenschlauch gebildet. Auf der rechten Seite verbleibt sie in Verbindung mit dem Zölom an ihrem Entstehungsort. Sie gleitet in den Raum zwischen A. coronaria ventriculi und A. hepatica und bildet so ihre sichelförmige Gestalt aus. Nach links wird das hintere Mesogastrium unter Verminderung seines Durchmessers zurückgedrängt.

Diese Vergrößerung der mesogastrischen Bursa begünstigt die Rotationen des Magens und geht mit dessen Entwicklungen nach links und unten einher (Abb. 7a, b). Die 1. Rotation des Magens

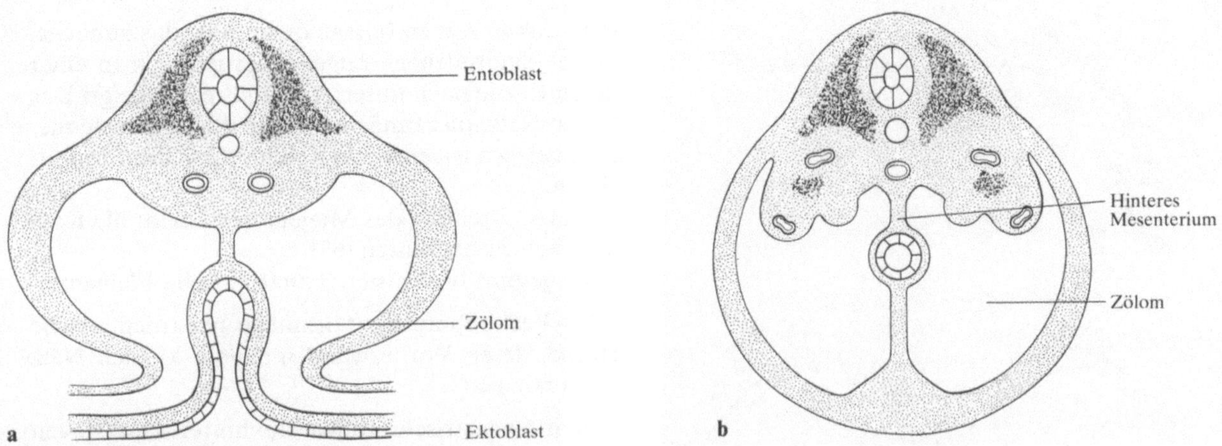

Abb. 4 a, b. Zölomhöhlenentwicklung. Tubulöses Embryo im Transversalschnitt. **a** Invagination des Entoblasts. **b** Beide Zölomhöhlen bleiben durch die Magenanlage getrennt

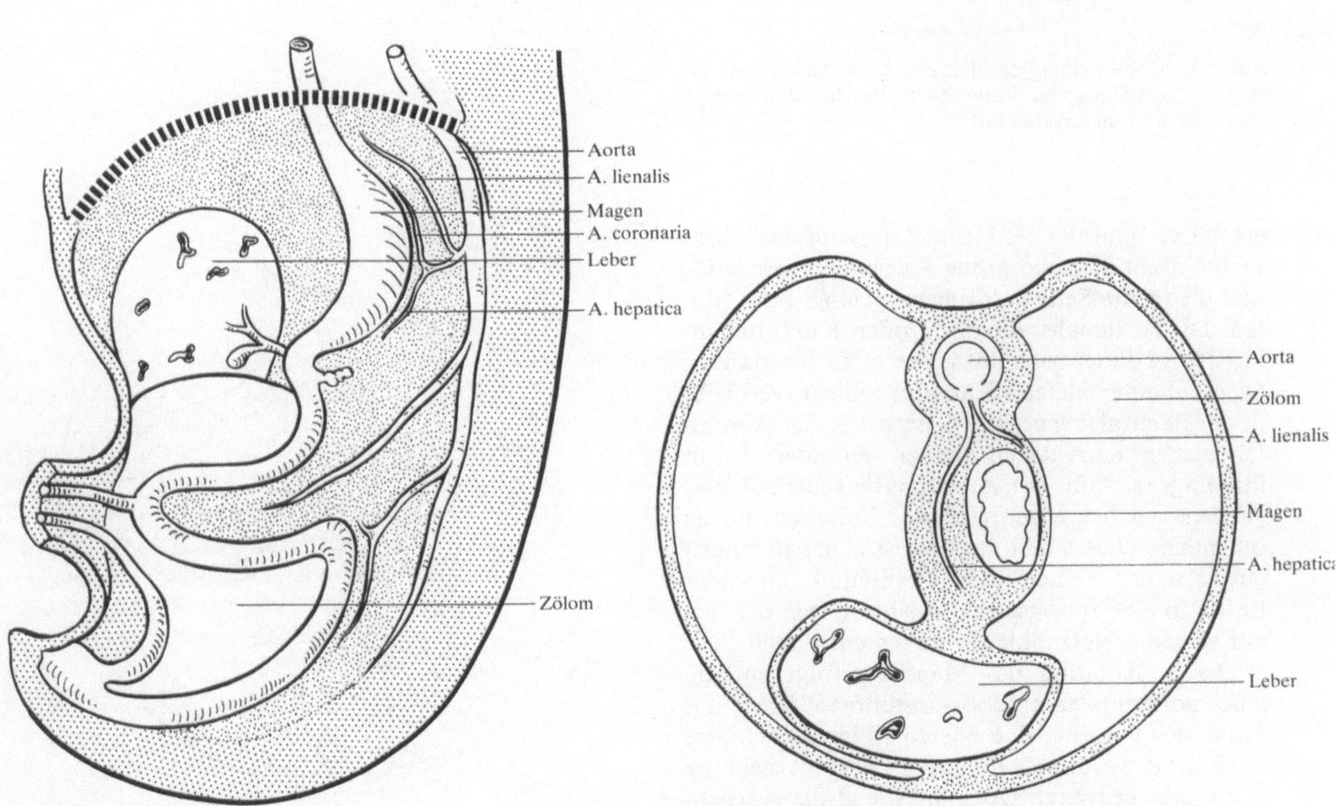

Abb. 5. Embryonale Segmententwicklung. Tubulöses Embryo im Sagittalschnitt

Abb. 6. Tubulöses Embryo im Transversalschnitt. Position des Magens und der Leber im Mesogastrium ventrale

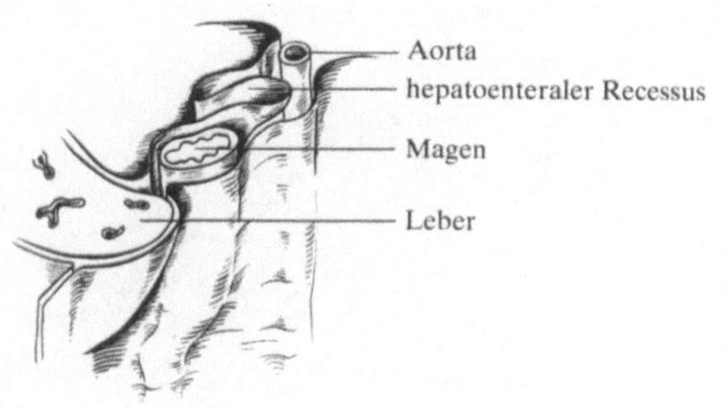

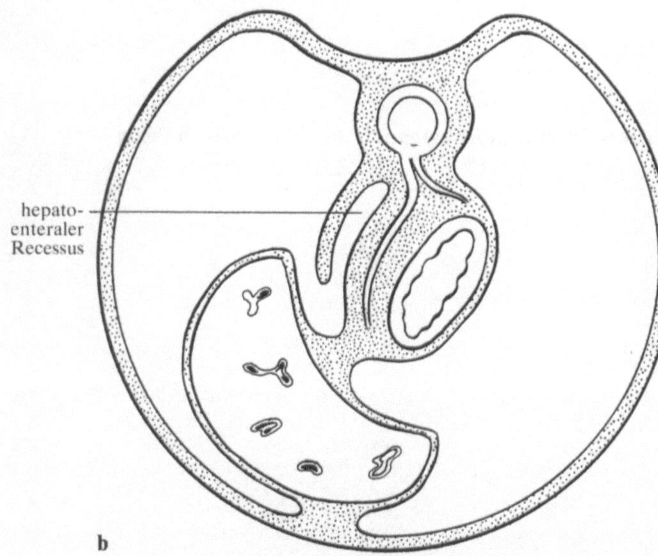

Abb. 7 a, b. Zweiteilung des dorsalen Mesenteriums. **a** Plastische Darstellung mit Entwicklung des hepatoenteralen Recessus. **b** Transversalschnitt

erfolgt vertikal um die kleine Kurvatur als Achse: Dabei dreht sich die große Kurvatur nach links, und die rechte Seite des Magens gelangt nach hinten. Die A. lienalis, die der großen Kurvatur anliegt, folgt dieser nach links. Die A. coronaria ventriculi, die der kleinen Kurvatur anliegt, verbleibt in der Sagittalebene. Die A. hepatica, die von unten beiden Kurvaturen anliegt, verändert kaum ihre Lage (s. Abb. 7b). A. coronaria ventriculi und A. hepatica begrenzen jetzt das Foramen bursae omentalis. Dieses teilt den Recessus hepatoentericus zu seiner rechten in ein Vestibulum, zu seiner linken in eine retrogastrale Ausbuchtung, die sich zur späteren Netzhöhle zur linken entwickelt.

Die 2. Rotation des Magens erfolgt entlang einer horizontalen anterior-posterioren Achse auf Höhe des Pylorus: Die oberen Magenanteile mit der Kardia werden als Folge der Leberentwicklung nach links gedrängt. Oben links liegt die A. coronaria mit ihrem Versorgungsbereich in einer schrägen Ebene, die A. hepatica vorn und rechts, während das Foramen bursae omentalis, das zunächst in der Sagittalebene angeordnet ist, sich in einer tiefen Ebene nach unten, vor und rechts neigt. Das kleine Netz, das zunächst in der Sagittalebene median gelegen ist, entwickelt sich nun in der Frontalebene.

Die 3. Drehung des Magens verschiebt die Kardia nach rechts hinten [63].

Insgesamt bilden sich 3 anatomische Elemente:

- das Vestibulum, die vormalige hepatoenterische Höhle, deren Vorderwand mit dem kleinen Netz verbunden ist
- die mesogastrische Bursa, die hinter dem Magen liegt und deren Entwicklung nach hinten und links durch die A. lienalis begrenzt wird. Die A. lienalis verläuft zwischen Bursa und dem linken Blatt des primitiven Mesogastriums, das sich zum definitiven Mesogastrium entwickelt [104]
- das Foramen bursae omentalis, das diese beiden Höhlen schräg unterteilt (Abb. 8a, b).

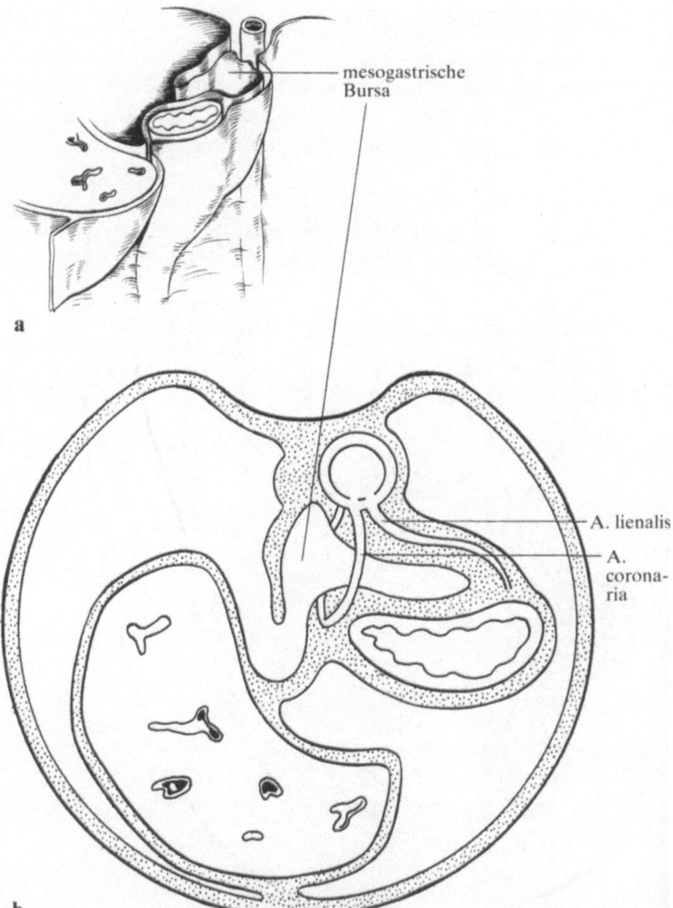

Abb. 8 a, b. Entstehung von Vestibulum, mesogastrischer Bursa, Foramen bursae omentalis durch die 3. Magenrotation. **a** Plastische Darstellung, **b** Transversalschnitt

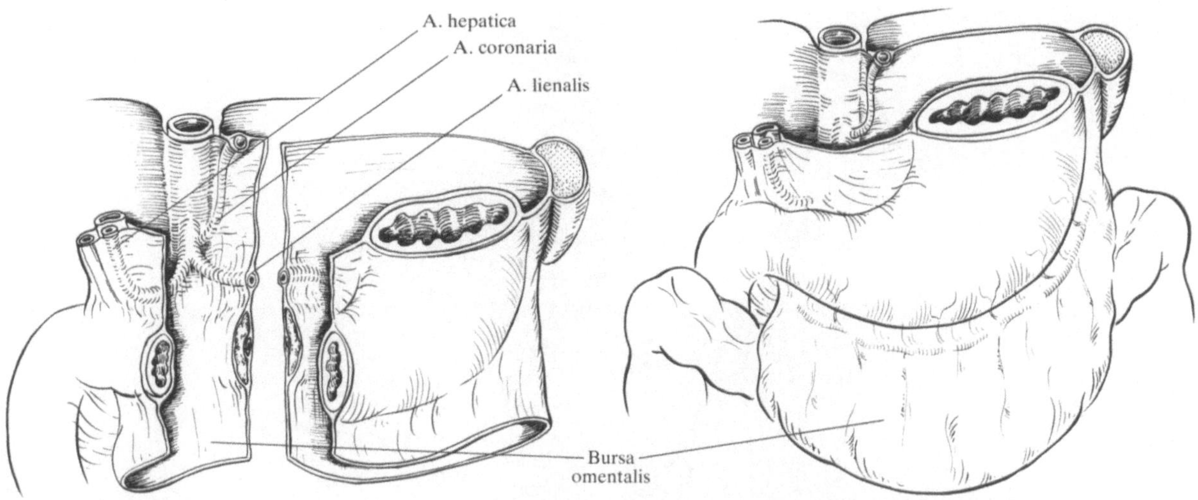

Abb. 9. Plastische Darstellung von hinterer Netzhöhle und Bursa epiploica

Abb. 10. Vorstadium des großen Netzes

4. Die Eigenformation der hinteren Netzhöhle und der Bursa epiploica ist das Ergebnis dieses 3. Entwicklungsschritts (Abb. 9). Die mesogastrische Bursa wird schnell und umfänglich verlängert und begünstigt dadurch die Magenrotationen:

a) Im oberen retrogastralen Anteil entwickelt sich die mesogastrische Bursa zwischen der A. coronaria und der A. lienalis. Sie steigt zur Hinterfläche des Magenfundus, ohne dessen oberen Pol zu erreichen, und bildet die hintere Bursa mesogastrica.

b) Im unteren Anteil bildet sie eine Falte, die die große Magenkurvatur auf ihrer ganzen Länge überragt und das Blatt des hinteren Mesogastriums zurückdrängt. Durch Einstülpung breitet sie sich in den arteriellen Bogen aus, der durch die A. lienalis, A. gastroepiploica, A. gastroduodenalis und A. hepatica gebildet wird.

Diese mesogastrische Bursa verläuft unterhalb des Magens vor dem Duodenum nach unten und erstreckt sich vor dem Kolonrahmen bis zur seitlichen Bauchwand unter Bildung der Bursa epiploica, deren untereinander verbundenen Wände das große Netz bilden werden (Abb. 10).

Die Netztasche oder das große Netz bildet sich also aus 2 ineinandergestülpten Taschen: einer inneren Tasche, der Bursa epiploica als unterer Verlängerung der mesogastrischen Tasche und einer äußeren Tasche, dem sog. primitiven linksseitigen Mesogastrium. Das große Netz besteht daher aus 4 Blättern, 2 vorderen und 2 hinteren. Diese bilden 2 Schichten, die die Höhle der Bursa begrenzen [104].

5. Der letzte Entwicklungsschritt besteht in der Verbindung des hinteren Mesogastriums mit der Bauchwand. Dieser Vorgang erklärt sich dadurch, daß bei ständigem Kontakt und Immobilität seröse Häute untereinander verkleben [106].

Die Verklebung des hinteren Mesogastriums mit dem darunterliegenden parietalen Peritoneum hat die Fixation des Pankreaskörpers zur Folge. Nur der Pankreasschwanz bleibt frei, verbunden mit der Milz durch das Lig. gastrolienale.

Anschließend verbindet sich das Peritoneum von der Magenhinterfläche mit dem vorderen Blatt des Mesogastrium dorsale auf Höhe des Magenfundus und bildet unter Begrenzung der hinteren Netzhöhle nach oben das Lig. suspensorium ventriculi.

Kaudal des Pankreaskörpers wandert die Bursa epiploica vor dem Mesokolon und Colon transversum nach unten und verklebt mit diesem. Der Name Lig. gastrocolicum resultiert aus dieser Verbindung zwischen Magen und Colon transversum.

Die hintere Schicht der Bursa omentalis vereinigt sich mit dem vorderen Blatt des Mesoduodenums zur rechten präpankreatischen und über dem Mesokolon gelegenen Verwachsungsfaszie. Diese ist als Lig. duodenocolicum bekannt und verbindet das Duodenum in Höhe der Pars II mit dem Colon transversum.

Zu Beginn der Entwicklung ist der untere Teil der Bursa omentalis bis zum Unterrand des großen Netzes frei beweglich. Die Verwachsungen der vorderen und hinteren Schicht verschließen die Höhle zunehmend bis auf Höhe des Pylorus rechts und des Colon transversum links (Abb. 11).

Jetzt ist das große Netz vollständig ausgebildet.

Sein oberer Teil wird zum Lig. gastrocolicum, der einzigen Schicht, die fixiert ist, und verschließt nach vorn und unten die Bursa omentalis.

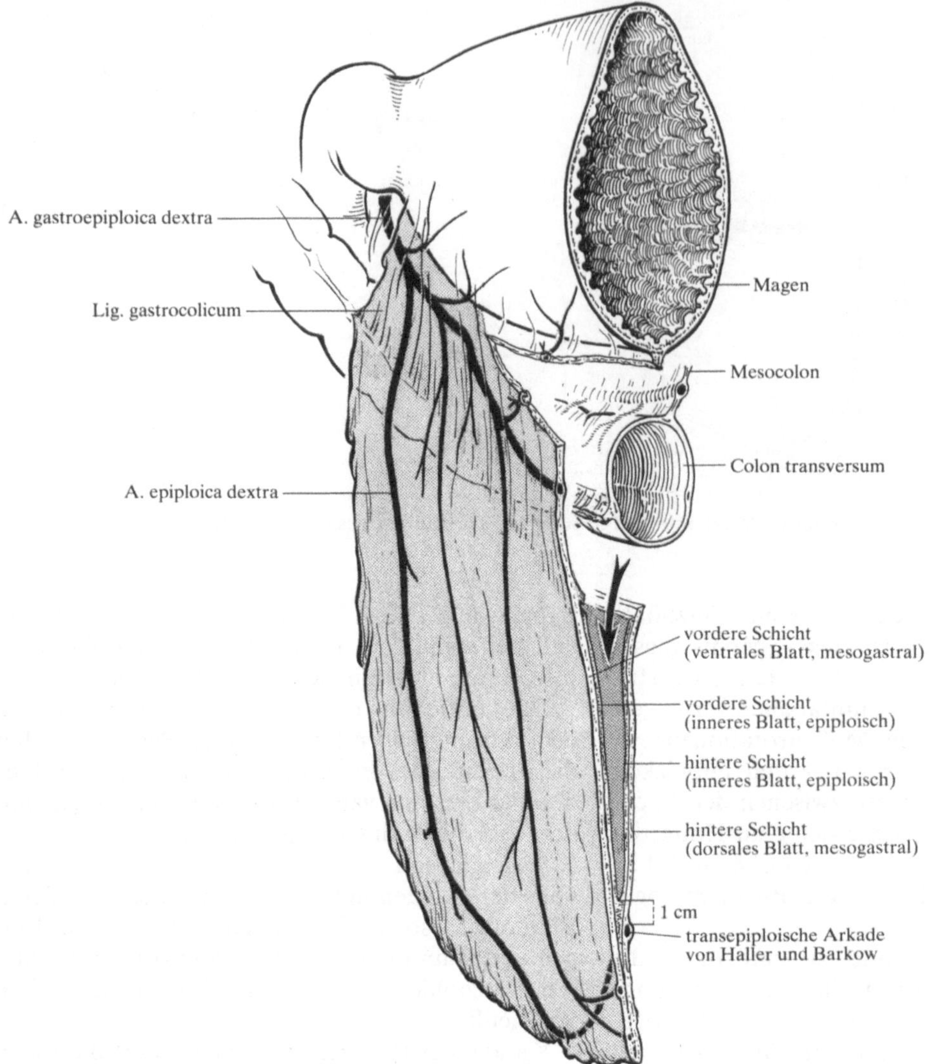

Abb. 11. Verwachsungen der Bursa omentalis

Der unterhalb des Mesokolons gelegene Anteil des großen Netzes hängt schürzenförmig zwischen Dünndarmschlingen und Bauchwand nach unten. Das große Netz wird hier durch Verklebung von 2 vorderen und 2 hinteren peritonealen Blättern gebildet.

3 Anatomie

3.1 Morphologie

Beim Säugling und Kleinkind ist das große Netz kaum ausgebreitet, dünn und durchscheinend. Im Gegensatz dazu bildet es beim Erwachsenen eine echte Schürze, die stark vaskularisiert ist. Beim mageren Körper ist das große Netz nicht sehr dick, bei dicken Menschen schwer und durchsetzt von Fett. So zeigt es in Abhängigkeit von Alter und Habitus verschiedene Dimensionen: besonders beim Kind, aber auch beim Heranwachsenden, kann es kurz sein, ein einfacher Saum von einigen Zentimetern Länge [104]. Beim Erwachsenen ist es meist länglich, dick, von Fett durchsetzt und reicht nach unten bis auf Symphysenhöhe, wo sich Verwachsungen mit dem inneren Leistenring und im kleinen Becken bilden können.

Das große Netz bildet sich aus 2 peritonealen Schichten, die jede 2 vollkommen untereinander verbundene Blätter umfaßt, ein äußeres mesogastrales und ein inneres epiploisches Blatt [51]. Die dorsale Schicht, die auch die direkte genannt wird, verlängert nach unten die hintere Wand des Mesogastriums und liegt vor dem Mesocolon transversum, mit dem sie verwachsen ist. Anschließend verlängert sie sich zu einem unteren freien Rand, bevor sie den Verlauf ändert und nach oben vor sich selbst hochsteigt. So wird sie zur vorderen Schicht und verwächst entlang der großen Magenkurvatur. Dort inseriert sie zwischen beiden Blättern und geht in die Magenserosa über.

3.2 Makroskopische Anatomie

[48, 51, 52, 92, 98, 101, 104, 105, 111, 185]

Das große Netz hat einen fixierten Rand (oben), 3 freie Ränder (rechts, links und unten) und 2 Seiten (vorn und hinten). Diese beiden Seiten begrenzen die am weitesten kaudal und nach vorne gelegenen Anteile der Bursa omentalis (s. Abb. 2, 11, 12).

Die Insertion des *Netzoberrands* an der großen Magenkurvatur liegt in einer großen transversalen Achse. Die Insertionsgrenzen liegen rechts auf Pylorushöhe bis zur Pars I des Duodenums in der Nähe der A. gastroduodenalis. Nach links geht der Netzoberrand in das Lig. gastrosplenicum über.

Die 3 *freien Ränder* des großen Netzes sind entsprechend der Anatomie des Individuums in Form und Ausdehnung variabel und abhängig von der Größe der Organe. Bei kurzer Form bietet es einen viereckigen Aspekt, bei länglicher Form runden sich die Ecken ab, und der Aspekt des Netzes ist halbkreisförmig, wobei der rechte freie Rand häufig das Zökum bedeckt. Der linke, absteigende und untere Rand zeigt sich i. allg. abgerundet, girlandenförmig oder ausgefranst.

• Die *Vorderfläche* des Netzes hängt an der großen Magenkurvatur und hüllt diese unter Verdopplung ihrer beiden Blätter ein. Die gastroepiploische Gefäßversorgung läuft durch einen kleinen dreieckförmigen Raum, der von den Netzblättern nicht eingenommen wird. Sie verläuft glatt bis zum freien Magenrand unter Andeutung von 2 Zonen:

1. Eine freie Zone über dem Mesokolon: Sie ist ausgespannt zwischen Magen und Colon transversum, wird als Lig. gastrocolicum bezeichnet und stellt den klassischen Zugang zur Bursa omentalis dar (Abb. 13);

2. Eine Zone unterhalb des Mesokolons, die frei auf dem Colon transversum liegt.

• Die *Hinterfläche* des großen Netzes wird durch das hintere Blatt gebildet. Man unterscheidet:

a) Eine obere Zone: Diese hängt vom Pankreasunterrand nach unten. Die beiden miteinander verbundenen Blätter sind im vorderen und hinteren Drittel leicht mit der Oberfläche des Mesokolons und des Colon transversum verklebt, während die Hinterfläche freibleibt.

b) Eine untere Zone: Deren vereinigte Blätter sind leicht mit den beiden Blättern der vorderen Schicht verklebt und bilden mit diesen zusammen den mobilen Teil des großen Netzes. Die 2. transepiploische Gefäßarkade des großen Netzes findet sich in dieser Ebene.

Die epiploische Tasche stellt also mit ihren beiden Ecken eine Aussackung dar.

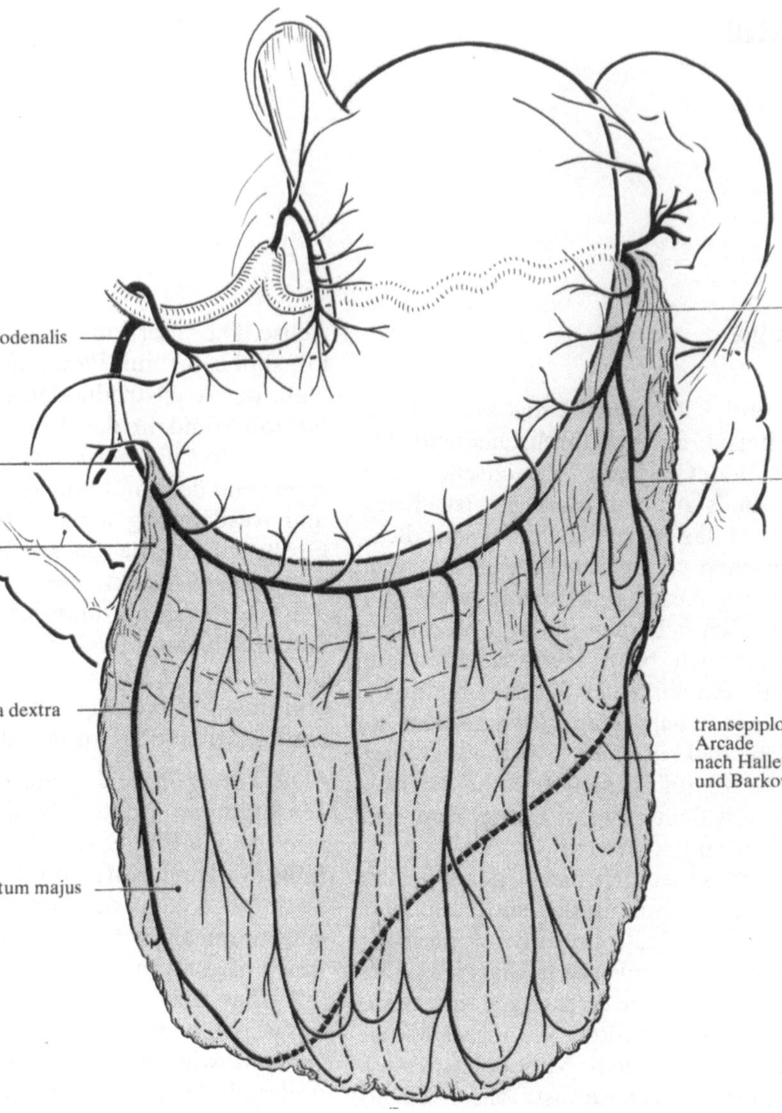

A. gastroepiploica sinistra

A. gastroduodenalis

A. gastroepiploica dextra

A. epiploica sinistra

Lig. gastrocolicum, Colon transversum

A. epiploica dextra

transepiploische Arcade nach Haller und Barkow

Omentum majus

Abb. 12. Omentum majus

Zur rechten Seite hin findet sich die sog. Sackgasse nach Haller [74], die beim Erwachsenen allerdings nur scheinbar vorhanden ist, denn das Lig. gastrocolicum verbindet sich mit der Vorderfläche des Mesocolon transversum auf Höhe der Pars II des Duodenums [104] oder bildet die Membran nach Jackson [52].

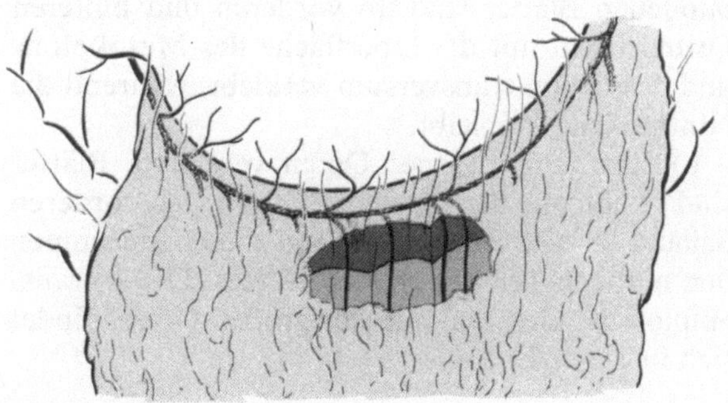

Abb. 13. Ligamentum gastrocolicum, Zona pellucida nach A. Bouchet [51]

Links erreicht das Omentum majus die Bauchwand hinter und links von der Flexura lienalis des Kolons. Hier formt sich das hintere Blatt, das mit der Flexura lienalis coli verwachsen ist zum Lig. phrenicolienale, „auf dem der untere Pol der Milz ruht, daher auch sein Name Sustentaculum lienis“ [104].

Die Folgen der Verwachsung [106] erschweren eine einfache embryologische Entwicklung (Abb. 14).

Diese Verklebungsvorgänge geben ab der 10. Schwangerschaftswoche dem großen Netz seine endgültige Form. Die Verklebung der beiden Blätter, die unterhalb des Colon transversum aller-

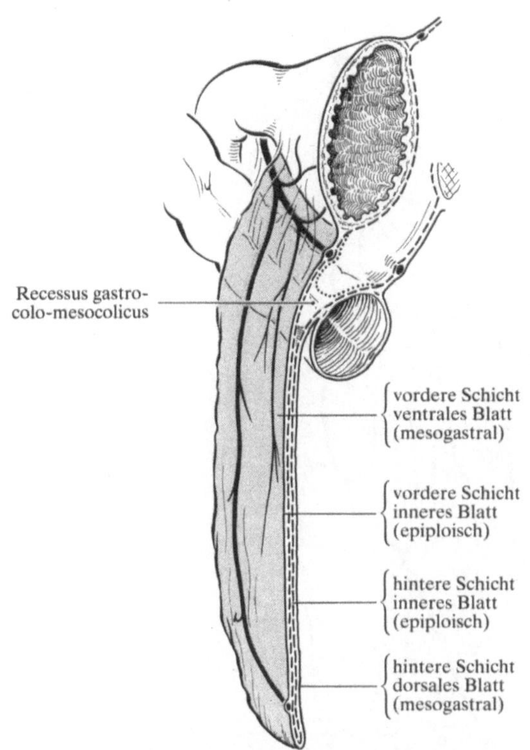

Abb. 14. Recessus gastrocolomesocolicus nach A. Bouchet [51]. Sagittalschnitt von links gesehen

dings nur gering ist, verleiht diesem den Aspekt einer einzigen Schicht, die „Netzschürze" genannt wird.

Aber neuere Arbeiten beim Embryo [52] zeigen eine Verdopplung des großen Netzes von unten nach oben. Die Neigung des hinteren Blatts, das Colon transversum sozusagen in die Zange zu nehmen, scheint die klassischen Gegebenheiten zu bestätigen und erklärt die Schwierigkeiten des Chirurgen bei der Trennung von Kolon und Netz.

Die Anlage der epiploischen Blätter auf Höhe des Lig. gastrocolicum und des Mesocolon transversum scheint komplexer zu sein als klassische Untersuchungen nachweisen konnten. Die Netzhöhle scheint vom Lig. gastrocolicum durch ein zusätzliches peritoneales Blatt getrennt, dessen Existenz schon früher nachgewiesen werden konnte [67, 105]. Dieses Blatt entwickelt sich aus dem hinteren Teil der Bursa und ist mit dem Mesokolon verklebt. Es erstreckt sich unter Verdopplung nach oben entlang der hinteren Seite des vorderen Blatts bis zur großen Magenkurvatur und reicht rechts unter dem Antrum und Pylorus und links unter dem oberen Teil der großen Kurvatur hindurch. Wahrscheinlich handelt es sich hier um eine Verstärkung des rechten hinteren parietomesokolischen Blatts, das sich seitlich an das hintere Blatt des Lig. gastrocolicum anlehnt. Dort beschreibt Bouchet 2 gastrokolo-mesokolische Recessis in Form dreieckiger Pyramiden mit innerer Basis und lateraler Spitze, die sich nach rechts und nach links bis zu den entsprechenden Verwachsungen zwischen dem vorderen Blatt des Netzes und dem hinteren peritonealen Blatt ausdehnen [51].

Insgesamt bedarf es der Unterscheidung von 2 verschiedenen Bereichen des großen Netzes:

1. Ein fixierter Anteil oberhalb des Mesokolons. Beide Blätter sind getrennt. Es findet sich hier der am stärksten geneigte Teil der Bursa omentalis. Er wird nach vorn durch das Lig. gastrocolicum mit seiner bugförmigen durchscheinenden Zone und seitlich durch den gastrokolo-mesokolischen Recessus begrenzt. Nach hinten wird die Bursa durch das dem Mesocolon transversum anliegende und mit diesem verwachsene hintere Blatt begrenzt.
2. Der Anteil des großen Netzes unterhalb des Mesokolons. Dieser ist mobil. In diesem Teil des großen Netzes nähern sich beide Blätter einander und verlaufen parallel bis zum freien Rand, wo sie ineinander übergehen [104]. Dieser Bereich ist durch die Verwachsung der beiden Blätter charakterisiert. Sein Oberrand verläuft nicht genau transversal, sondern liegt links tiefer als rechts.

3.3 Blutversorgung

3.3.1 Arterien

Die arterielle Blutversorgung wurde zunächst von Haller [74], Rio-Branco [97], Leriche [80], Testut [105], Latarjet u. Bouchet [51, 52] beschrieben.

Sie wird durch 2 Gefäße gewährleistet:

1. Arteria gastroepiploica dextra: Diese entspringt aus der A. gastroduodenalis in Höhe des Pylorusunterrands. Von dort verläuft sie schräg nach unten und links, folgt dem Pylorus und der großen Magenkurvatur, indem sie dieser in Höhe des Antrums und Pylorus anliegt, danach entfernt sie sich von dieser einige Millimeter.

Nach oben zum Magen hin verzweigt die A. gastroepiploica dextra sich in zahlreiche gastrische Äste. Die ersten Äste dieser Verzweigung sind die einzigen, die die Blutversorgung des juxtapylorischen Antrumabschnitts gewährleisten [82].

Kaudalwärts entspringen aus ihr 5–8 Aa. epiploicae, die im vorderen Blatt des großen Netzes nach unten verlaufen. Ihre Endarterien anastomo-

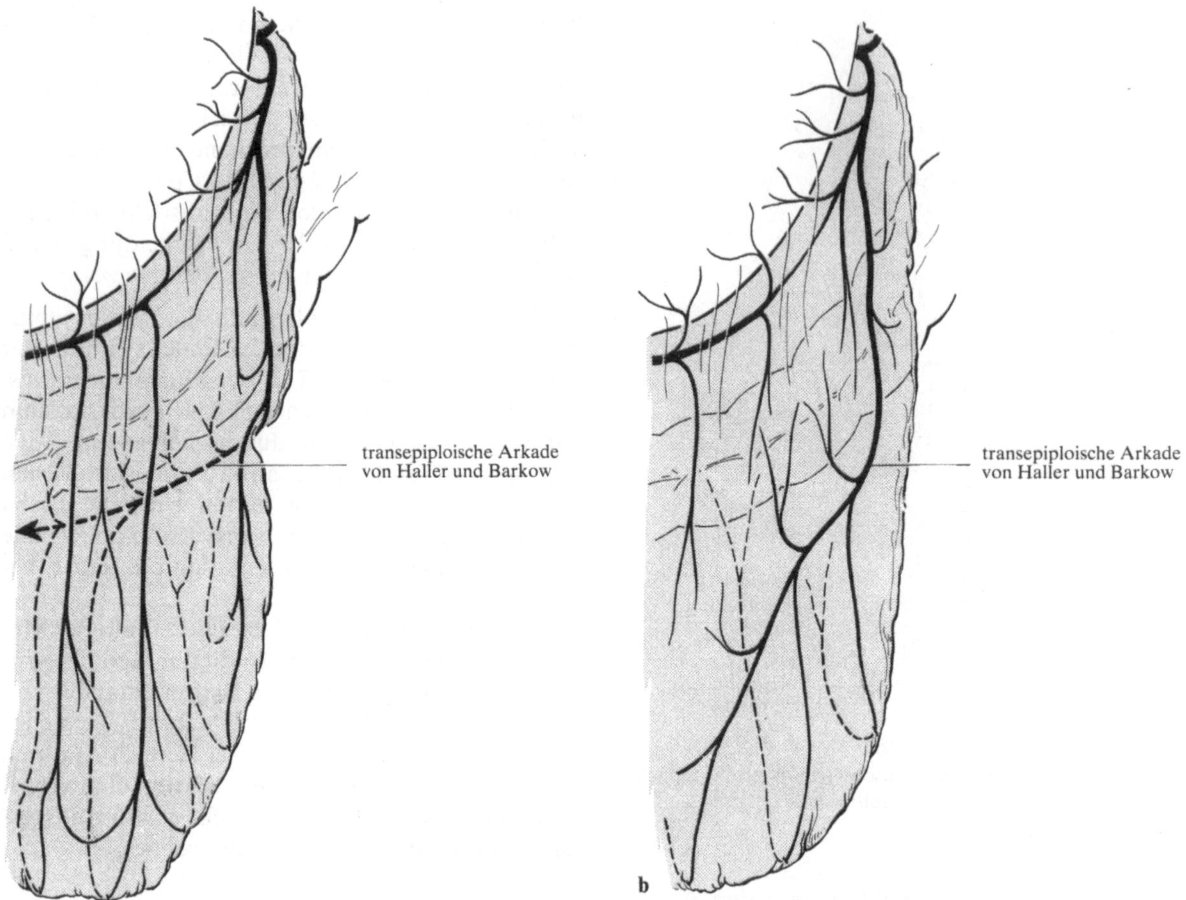

Abb. 15 a, b. Möglicher Verlauf der A. epiploica sinistra (A.e.s.). **a** A.e.s. in der Lamina posterior (subkolisch gelegen), **b** A.e.s. in der Lamina anterior

sieren untereinander in Höhe des freien Rands des großen Netzes und bilden eine Gefäßarkade, die nach Haller und Barkow benannt wird [1472]. Der 1. untere Ast, seltener der 2. hat ein größeres Kaliber als die anderen und wird als A. epiploica dextra bezeichnet. Diese bildet den 1. Ast zur Barkow-Arkade und endet variabel im mittleren Drittel der großen Magenkurvatur. Dort anastomisiert sie mit der A. gastroepiploica sinistra.

2. Arteria gastroepiploica sinistra: Sie entspringt an verschiedenen Stellen aus der A. lienalis. Der Abgang erfolgt am häufigsten aus einem der unteren Hilusäste, bei 78% der Fälle [82] aus dem unteren Hilusast. Manchmal entspringt sie bei später Aufteilung der A. lienalis aus einem der Teilungsäste am Rande des Milzhilus. Die A. gastroepiploica sinistra verläuft nach ihrem Abgang aus der A. lienalis schräg nach unten und rechts durch das Lig. gastrosplenicum unter den Aa. gastricae breves hindurch [104]. Sie erreicht links die große Magenkurvatur und folgt dieser bis zum mittleren Drittel, fast parallel zum Colon transversum. Sie teilt sich nach und nach in kurze Äste auf [104] und bildet dann den starken Ast der A. epiploica sinistra, der sich mit der A. epiploica dextra verbindet unter inkonstanter Bildung der unter dem Kolon gelegenen Arkade nach Haller und Barkow sowie von 2–4 epiploischen Ästen 2. Ordnung.

Der Verlauf der A. epiploica sinistra ist variabel [51]. In einigen Fällen kreuzt sie das Colon transversum wenige Zentimeter unterhalb und rechts vom schrägen Ansatz des hinteren Blatts des großen Netzes, umläuft dessen linken Rand und begrenzt seine Ausdehnung nach links (s. Abb. 15a). Sie setzt sich dann im hinteren Blatt des großen Netzes fort, wo sie sich mit den Endarterien der A. epiploicae dextrae anastomosiert. In einigen Fällen wird sie in ihrem Verlauf von rechts nach links durch eine saumförmige Verlängerung des großen Netzes bedeckt, die auch 3. Netz genannt wird und die Arterie 2fach nach hinten verlagert erscheinen läßt. In ihrem Verlauf verbleibt sie in Kontakt mit dem freien Rand des großen Netzes und bildet dessen subkolische Gefäßar-

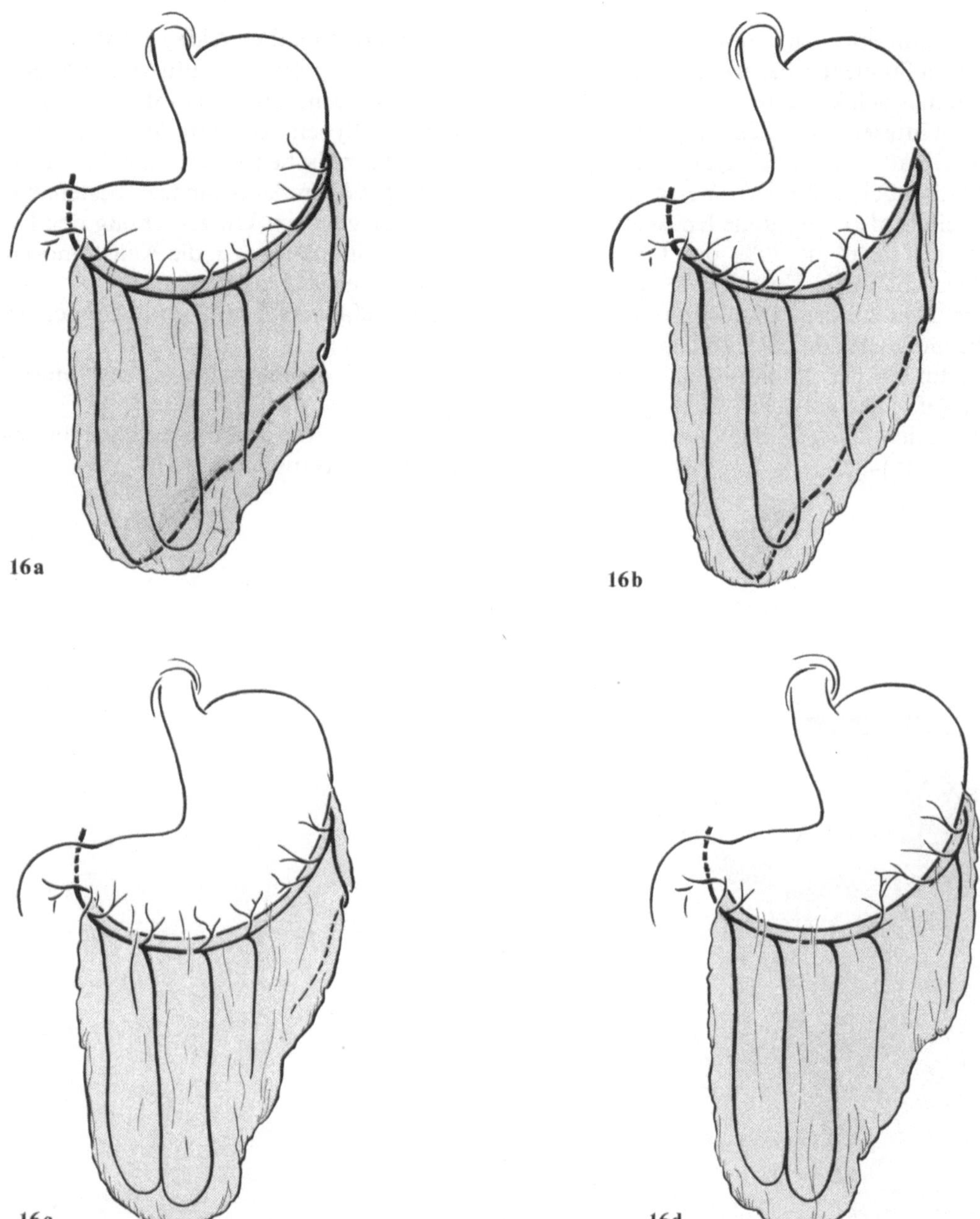

Abb. 16a–d. Epiploische Gefäßversorgung. **a, b,** Mit doppeltem Stromgebiet, **c, d** mit einfachem Stromgebiet (keine Haller-Barkow-Arkade)

kade. Nur in wenigen Fällen verläuft sie in einem größeren Abstand zum Kolon und bewahrt dadurch eine genügende Mobilität, um im weiteren Verlauf im vorderen Blatt des Netzes zu verbleiben, das sie wie ihr rechtsseitiges Spiegelbild umfährt (Abb. 15a, b).

Die A. gastroepiploica sinistra endet in klassischer Weise durch Anastomosenbildung über den ganzen Durchmesser mit der A. gastroepiploica dextra [1223, 105, 98] unter Bildung des Arterienbogens der großen Kurvatur (oder der Gefäßarkade nach Winslow).

Es bestehen also 2 unterschiedliche arterielle Gefäßarkaden. Neueste Arbeiten zeigten, daß der arterielle Ring um die große Magenkurvatur nur bei 66–90% der Fälle als Anastomosen existiert. Diese bilden in der Hälfte der Fälle eine großkalibrige Anastomose über den gesamten Durchmesser. In den restlichen Fällen finden sich nur kleinkalibrige Anastomosen [48] oder intraparietale Anastomosenplexus im Magen [82]. Bei $^1/_3$ der Fälle haben sich keine Anastomosen ausgebildet [1350]. Michaux beobachtet die oben beschriebene großkalibrige Anastomosenbildung nur bei 10% der Fälle, eine schwache und indirekte Anastomose über dem intraparietalen Gefäßplexus bei wenig mehr als 80%. Bei 10% fanden sich keine Anastomosen.

Über den arteriellen intraepiploischen Ring oder die transepiploische Gefäßarkade nach Haller und Barkow wird ebenfalls noch diskutiert. Verschiedene Autoren bezweifeln den funktionellen Wert dieser Gefäßarkade bei mehr als 90% der Fälle [1350, 1472]. Es herrscht auch Uneinigkeit darüber, ob zahlreiche kleinkalibrige Anastomosen bestehen [1472]. Die Gefäßarkade nach Haller und Barkow nimmt die Enden der epiploischen Äste 2. Ordnung in sich auf. Dies geschieht in einigen Fällen vor dem Kolon, in außergewöhnlichen Fällen unterhalb des Kolons [48].

All diese Variationen haben Alday [1185] veranlaßt, 5 verschiedene epiploische Blutversorgungsarten zu unterscheiden, und erlaubten Hoshino [1350], 3 wichtige Typen von Arterienversorgung zu beschreiben, wo zwischen Leber- und Milzarterie in den meisten Fällen Anastomosen bestehen.

Nach einer sehr genauen Untersuchung der Literaturangaben, neigt man dazu, die Anastomosen in verschiedene Arten zu klassifizieren:

1. Epiploische Gefäßversorgung mit doppeltem Stromgebiet:
   - mit direkter epiploischer Anastomose (Abb.16a)
   - mit epiploischer Anastomose durch einen intragastrischen Plexus (Abb. 16b)

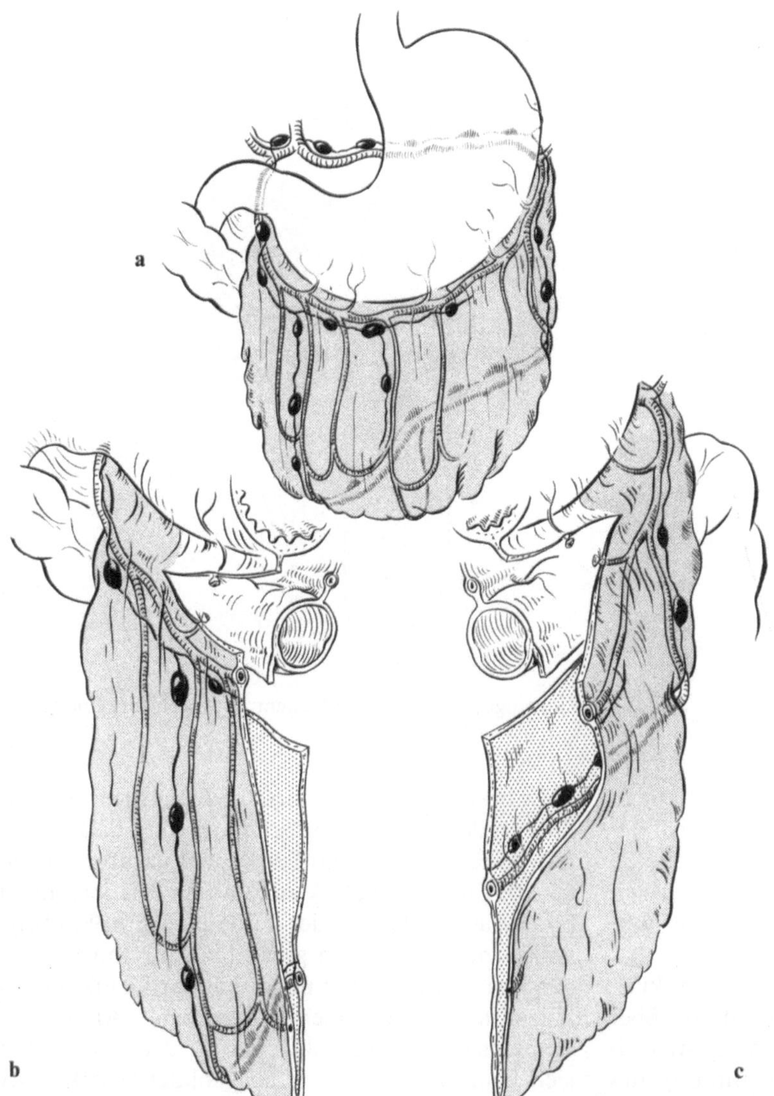

Abb. 17 a–c. Venöse Blutversorgung und Lymphgefäß des großen Netzes

2. Epiploische Gefäßversorgung ohne Gefäßarkade nach Haller und Barkow, mit einzelnem Stromgebiet bei den beiden Typen gastroepiploischer Anastomosen (Abb. 16c, d).

Es sei auch erwähnt, daß im Gegensatz zu den klassischen Gegebenheiten der Embryologie, Kortike et al. [110] mikroarterielle Anastomosen zwischen dem Arteriensystem des Kolons und des großen Netzes auf der Höhe seiner kolischen Verbindung entdeckt haben.

3.3.2 Venen

Die Venen sind großkalibrig, haben Klappen und folgen dem Verlauf der Arterien. Die Venen des vorderen Blatts des großen Netzes münden in die gastro-epiploische Arkade, „nachdem sie sich mehrmals zwei zu zwei in Y-Form vereinigt haben" [104] und bilden dann die V. gastroepiploica dextra. Die Venen des hinteren Blatts münden in die voluminöse V. gastroepiploica sinistra, die auch die kurzen Venen des Netzes aufnimmt.

Im Gegensatz zur arteriellen Gefäßversorgung bilden sich im Venensystem konstant Anastomosen (diese bilden die Venenarkade der großen Kurvatur.) Die beiden dickkalibrigen V. gastroepiploicae drainieren [48]:

a) Nach rechts in das obere Mesenterialsystem, entweder direkt oder meistens über den gastrokolischen Stamm von Henle, dessen rechte V. gastroepiploica einen der Zuflüsse bildet. Der gastrokolische Stamm besteht dann aus der Vereinigung

• zweier Venen, die V. gastroepiploica dextra und die colica superior dextra

• oder dreier Venen, und zwar der 2 obengenannten mit der V. pancreatico duodenalis anterior inferior

• oder schließlich aus 4 Venen, wenn der jejunale Venenstamm mit den 3 ersten verbunden ist.

b) Nach links in das Milzabflußsystem durch eine untere Hilusvene oder eine mittlere untere Polvene. Selten erfolgt der Abfluß in die V. lienalis direkt (Abb. 17a–c).

3.4 Lymphgefäße

Bei den Lymphgefäßen des großen Netzes gibt es 2 Typen. Es finden sich eigene Lymphgefäße, die erst vor kurzem nachgewiesen werden konnten, sowie Drainagesysteme der benachbarten Organe [48], die schon seit langem bekannt sind. Die eigenen Lymphgefäße verlaufen entlang den arteriellen und venösen Gefäßen der einzelnen Netzblätter. Die Lymphgefäße sind untereinander in Form eines weitmaschigen Netzes verbunden (s. Abb. 17a–c). Sie drainieren sich:

a) In die gastro-epiploischen Abflußgebiete entlang der großen Magenkurvatur. Das vordere Blatt des Netzes drainiert sich in die Lymphgefäße der Leber und folgt den Lymphgefäßen des größten Teils des Magens.

b) In die Lymphdrainagesysteme der Milz (Lymphabfluß aus dem hinteren Blatt des Netzes), wahrscheinlich mit Verbindungen zu den Lymphkollektoren des Colon transversum bis zur Flexura lienalis.

3.5 Nerven

Die Nerven des großen Netzes folgen in ihrem Verlauf den Blutgefäßen. Sie verästeln sich und ergeben Geflechte mit und ohne Anastomosenbildung [222]. Sie bilden mehrere Auftreibungen (5–6) und enden durch eine weitere Auftreibung, die ei- oder birnenförmig ist. Die Nerven laufen unter Bildung mehrerer sehr feiner Netze aus, die sich an ihrem Ende ausbreiten.

4 Histologie

Als eine Ausbuchtung des hinteren Mesogastriums besteht das große Netz im primitiven Zustand aus einem Doppelblatt. Beide Blätter verschmelzen zu einer einzigen Schicht, die von zahlreichen Öffnungen durchbohrt ist. Das große Netz bietet so das Bild durchgehender zarter Maschen, die durch gröbere Maschen verstärkt sind, in denen Arteriolen und Venolen verlaufen. Entsprechend der Weite dieser Maschen spricht man vom netz- oder fensterförmigen Omentum.

Besonders nach Einführung des Phasenkontrastmikroskops und Elektronenmikroskops sind zahlreiche histologische Arbeiten erschienen. Aber auch diese erlauben nur die schon zuvor geäußerten Befunde zu bestätigen [57, 222, 75], daß das große Netz verschiedene strukturelle Bestandteile enthält:

a) Verbundgerüst aus kollagenen Fasern;

b) zahlreiche Fettläppchen, die entlang den Gefäßen oder an anderen Orten dieser „schwimmenden Schürze" liegen und bei adipösen Menschen verständlicherweise stärker ausgeprägt sind.

c) „Milchflecken von Ranvier".

Zu a): Das Bindegewebegerüst besteht aus kollagenen Fasern. Netzförmig angelegt, füllen sie die interstitiellen Räume in Verbindung mit einigen elastischen Fasern aus. Es finden sich hier verschiedene Zellarten: Mastozyten, Makrophagen, Fibroblasten, vereinzelt Leukozyten. Zahlreiche Gefäße sind parallel an der Oberfläche angeordnet. Eine regelmäßige dünne Schicht aus mesothelialen Zellen, die nur hier und dort durch einige verstreute Makrophagen unterbrochen ist, bedeckt das Bindegewebe. Die mesothelialen Zellen sind arm an Mitochondrien und enthalten einige verstreute ergastoplasmatische Zysternen und freie Ribosomen (Abb. 18a, b). Man findet hier die typischen Anzeichen der Spezialisation auf Austauschvorgänge: Microvilli von 1 μm Länge und 5 nm Breite auf der apikalen Zelloberfläche, die in die Peritonealhöhle eintauchen. Ferner eine ausgeprägte harte Bürstenoberfläche mit feinen axialen Filamenten, die mit zytoplasmatischen Filamenten verbunden sind und deren Basis als der bevorzugte Ort zur Bildung von Pinozytosebläschen gilt (Abb. 19).

Zahlreiche Pinozytosebläschen sind echte Mikroinvaginationen der Plasmamembran. Sie fließen manchmal zusammen, öffnen sich zur Peritonealhöhle, zum Basalpol oder nach beiden Seiten (s. Abb. 18a), sind von variabler Größe (50–70 nm) und nach außen durch eine Membran von 5 nm Dicke begrenzt. Diese steht mit dem äußeren Blatt der Plasmamembran in Verbindung. In solchen Fällen finden sich wenig Ribosomen.

Die Kerne der Mesothelzellen sind lang, blattoval, geschlängelt und von einer Kernmembran umgeben, die aus 2 Schichten mit einer hellen Zwischenschicht besteht. Die Mesothelzelle enthält gewöhnlich nur einen Nukleus. Im Kernplasma finden wir zahlreiche kleine Vesikel oder Granula, die denen im Zytoplasma ähneln. Die durchgehende Schicht mesothelialer Zellen wird durch nichtokklusive, punktförmige, lose und diskontinuierlich (Zonula occludens) angeordnete interzelluläre Brücken verbunden. Diese sorgen für eine minimale Entfernung zwischen 2 benachbarten Zellen von 4 nm [195].

Das komplexe Problem dieser interzellulären Grenzen wird seit langer Zeit studiert. Obwohl Odor [89] meint, daß „verschiedene Arbeiten die Existenz komplexer fingerförmiger Fortsätze beim unteren, sehr oberflächlich gelegenen Teil der Zelle nachweisen, drückt die Doppelmembranbildung eine Kontinuität zweier benachbarter Zellen aus".

Zu b): Zahlreiche Flecken aus feinem fettreichen, stark vaskularisiertem Gewebe enthalten Adipozyten mit einem Durchmesser von 100 μm in der Mitte und 0,1 μm in der Peripherie. Sie sind durch einige Makrophagen und kollagenen Fasern verbunden (Abb. 20).

Unter dem Lichtmikroskop scheinen die Adipozyten mehr oder weniger dick, denn ihr Durchmesser variiert zwischen 10–120 μm. Fast die gesamte Zelle wird durch Fett ausgefüllt. Dadurch wird der Kern an die Zellperipherie gedrängt, während das Zytoplasma zu einem kleinen peripheren Ring, der alle Organellen enthält, reduziert ist.

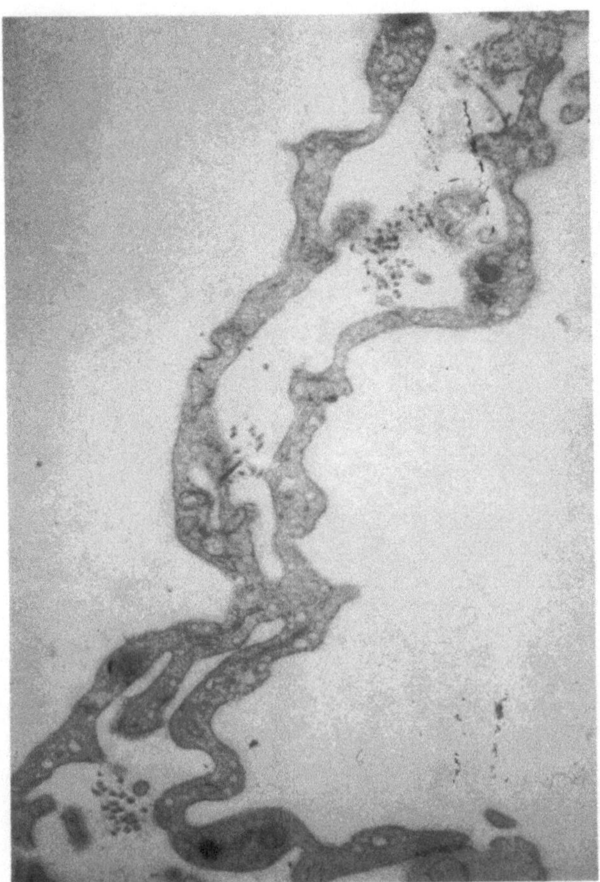

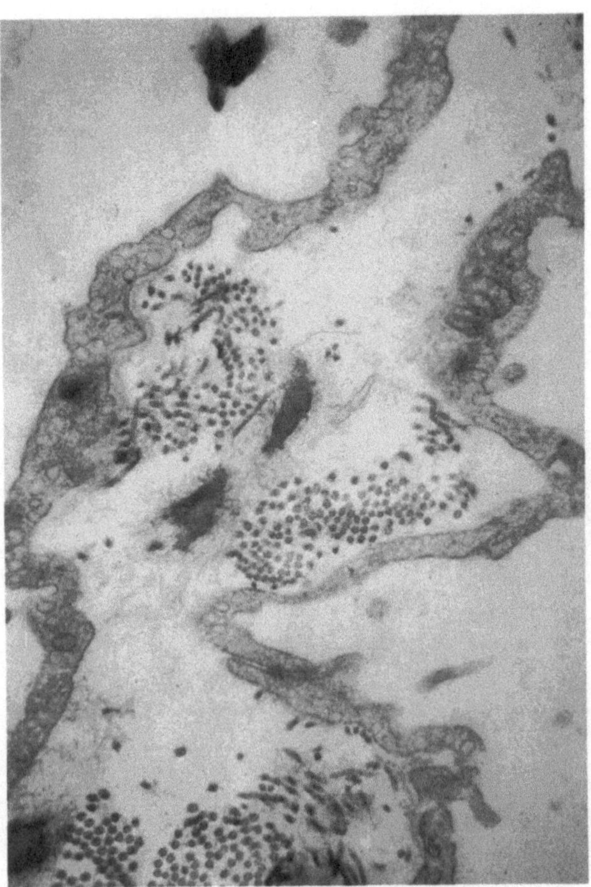

Abb. 18 a, b. Kollagenes Fasergerüst im großen Netz (elektronmikroskopische Ansicht). **a** Beide Peritonealblätter. **b** Zahlreiche Pino- und Exozytoseprozesse

Im Elektronenmikroskop zeigt sich dieser zytoplasmatische Ring mit typischer Plasmamembran von einer dünnen Basalschicht von 15–20 nm Durchmesser umgeben. Er enthält zahlreiche Mikrobläschen zur Pinozytose. Die intrazytoplasmatischen Organellen sind grundsätzlich um den Kern angeordnet. Hier findet sich auch das meiste Zytoplasma. Die Mitochondrien umfassen sowohl gewöhnliche Einschlüsse wie zahlreiche dichte Granula. Das Zytoplasma enthält weiterhin Polyribosomen, endoplasmatisches Retikulum und einen ausgeprägten Golgi-Apparat. Der an die Zellperipherie verlagerte Kern ist abgeplattet und mit einem Nukleolus ausgestattet. An der Zellaußenseite ist die Basalmembran von einem Kollagenfilz umgeben. Die interzellulären Räume enthalten neben dem Kollagen und den Fibroblasten zahlreiche Blutkapillaren. Bei Fettmangel sind die Tröpfchen klein, das Zytoplasma sendet fingerförmige Fortsätze aus, während die Membran aussieht, als sei sie auf sich selbst zurückgefaltet. Viele Pinozytosebläschen bedecken die Zelloberfläche. Der Golgi-Apparat ist hypertrophiert und zahlreiche retikuläre Strukturen erscheinen, während die Mitochondrien weniger werden.

Zu c): Die „Milchflecken von Ranvier" sind durchscheinend und immer an der Peripherie des freien Bindegewebes gelegen. Sie sind sehr gefäßreich. Auch finden sich zahlreiche Zellhaufen und wenige kollagene Fasern in ihnen. Die an der Oberfläche erscheinenden Kapillaren sind fenestriert. Die zytoplasmatischen Begrenzungen sind durch feine Membranbrücken verbunden. Die erwähnten Zellhaufen enthalten Leukozyten, Makrophagen, große und kleine Lymphozyten — ähnlicher Aspekt wie ein Lymphknoten —, Adventiziazellen sowie einige Mesenchymzellen mit gut erkennbarem endoplasmatischen Retikulum. Es finden sich wenig Fibroblasten.

Die Oberfläche der Milchflecken ist nicht regelmäßig von einer Zellschicht bedeckt. Auch fehlt hier eine durchgehende Basalschicht. Die mesothelialen Zellen der Milchflecken werden häufig durch

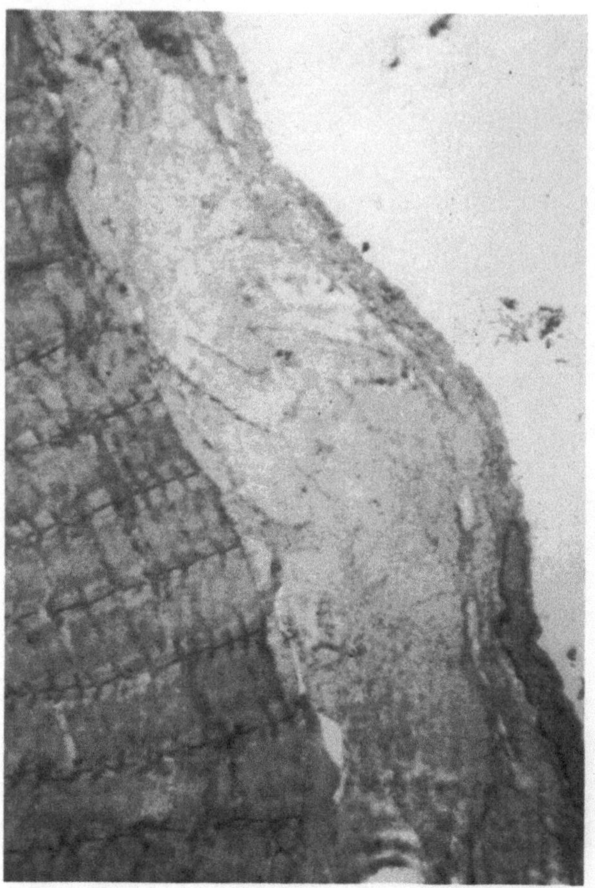

Abb. 19. Mikrostrukturelle Beschaffenheit des Bindegewebegerüsts des großen Netzes (elektronmikroskopische Ansicht)

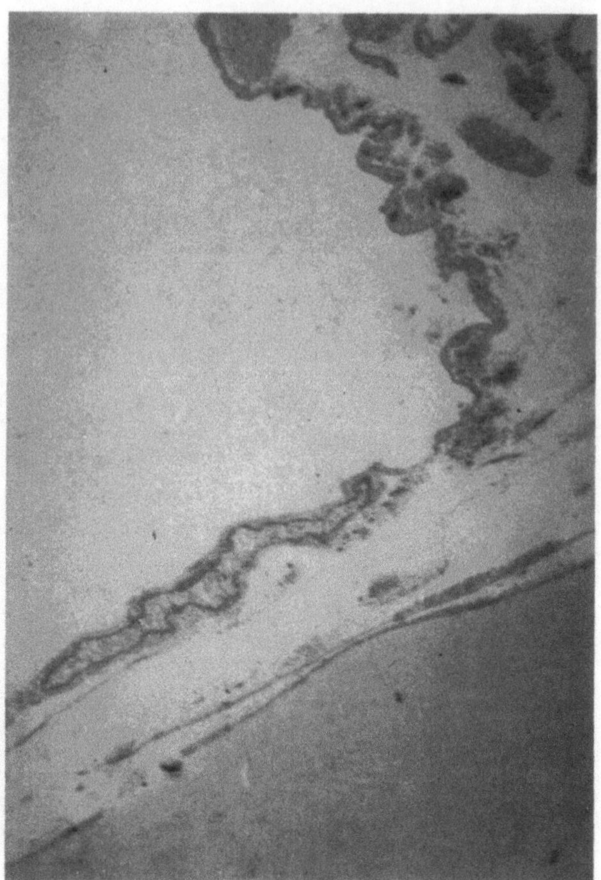

Abb. 20. „Fettläppchen" des großen Netzes (elektronmikroskopische Ansicht)

Makrophagen oder Monozyten ersetzt. Der Zellkontakt wird aufrecht erhalten. Öffnungen in der Oberfläche der Milchflecken von ca. 1 μm Durchmesser können durch Makrophagen oder Monozyten bedeckt werden, die auch die Schicht der Mesothelzellen ausfüllen. Es wird dadurch eine 2- bis 3schichtige Zellage erreicht.

Untersuchungen zeigten, daß in der Umgebung der Milchflecken die Fortsätze der mesothelialen Zellen immer feiner sind als in anderen Regionen. Der sie von der Nachbarzelle oder ihren Ausläufern trennende Zwischenraum überschreitet in manchen Fällen 5 nm bis 1 μm.

Die Makrophagen als integraler Bestandteil der Milchflecken zeigen eine unterschiedliche Struktur. Die Oberfläche besteht aus Mikrovilli verschiedener Größe und erweckt den Eindruck einer Wellenbewegung entsprechend den unregelmäßigen Zytoplasmaausläufern. Am Ende dieser Fortsätze finden sich an der Oberfläche kleine, runde oder ovale Bläschen mit Einschluß von Teilchen oder Tröpfchen verschiedener Größe (1 nm bis 2 μm im Durchmesser). Die Mikrovilli bewegen sich wahrscheinlich wie die mesothelialen Zellen durch eine Form der Invagination, die im Experiment allerdings nicht gezeigt werden konnte.

Das weniger dichte Zytoplasma enthält wie bei den Mesothelzellen kleinste Bläschen, typische Teile des Golgi-Apparats sowie verstreute Mitochondrien. Das Kernprotoplasmaverhältnis der Makrophagen ist kleiner als jenes der Mesothelzellen. Der Zellkern enthält Material mittlerer Dichte, selten einen Nukleolus.

Insgesamt scheint eine solche mesotheliale Struktur sehr geeignet zum Austausch von Wasser, Kristalloiden und kleinen Teilchen. Von einem allgemeinen Standpunkt zu den Phänomenen der Resorption und Adsorption einerseits und der Sekretion und Exkretion des Peritoneums andererseits, scheint diese Oberfläche ideal.

Zahlreiche Arbeiten [89, 102] konnten die Passage von Partikeln durch die Mesothelzelle mit

Hilfe der Pinozytosebläschen nachweisen. Auch läßt die morphologische Struktur der Milchflecken eine Vereinfachung des Transports von Teilchen annehmen, wenn deren Molekülgröße die transzelluläre Passage nicht erlaubt. Die Makrophagen spielen hier eine fundamentale Rolle in der peritonealen Absorption über die Lymphwege [71, 75, 254, 255].

5 Physiologie

Das Peritoneum bildet die größte Schleimhaut des Organismus. Seine weite Oberfläche (1 700 cm^2 [979]) ist ein Zeichen für die Bedeutung der Resorption, Exkretion sowie seine hervorragende Rolle in der hämodynamischen Folge verschiedener Verletzungen und Infektionen. Als Blatt der peritonealen Schleimhaut besitzt das große Netz vielerlei Funktionen. Diesen gesellen sich besondere Eigenschaften hinzu, so daß wir ihm eine wichtige Rolle in der Verteidigung der Peritonealhöhle zubilligen müssen. Aus dieser Kenntnis stammt die Bezeichnung „Abdominalpolizist" für das große Netz [24].

Im Omentum majus finden wir auch funktionell vereinigt sowohl die mechanische Unterstützung des Colon transversum als auch dessen Schutz, in den alle Dünndarmschlingen einbezogen werden, die das Netz in variabler Länge entsprechend seiner Größe bedecken.

5.1 Die Sekretion peritonealer Flüssigkeit

Das Netz produziert eine visköse Flüssigkeit (mittlere Viskosität 1,4), die reich an Proteinen ist. Ihre Elektrolytzusammensetzung ist ähnlich dem Blutserum und enthält Kalium, Natrium, Kalzium. Von den korpuskulären Elementen enthält sie einige Erythrozyten, sowie leukozytäre (Lymphozyten) und histiozytäre Zellen. Ferner finden sich Lysozym und proteolytische Enzyme, die für die Aufhebung der Gerinnbarkeit des Bluts in der Peritonealhöhe verantwortlich sind. All diese Bestandteile sind für die Verteidigungsmechanismen wichtig.

Eine genaue Bestimmung der Menge an Peritonealflüssigkeit ist schwierig. Wahrscheinlich liegt sie bei 20–30 ml. Die visköse Flüssigkeit erlaubt das Gleiten der serösen Häute aufeinander [1199]. Sie entsteht nicht aus besonderen Zellen, sondern durch Filtration des Blutplasmas durch das Mesothel (pH 7,64).

Die Flüssigkeit sammelt sich in den abhängigen Teilen der Peritonealhöhle. Dadurch erklärt sich, daß einige Autoren ihre Existenz verneinen [149]. Die Sekretion erfolgt mengenmäßig konstant. Produktion und Resorption sind gleich. Postmortal kommt es zu einer verstärkten Sekretion.

Die peritoneale Flüssigkeit entspricht in ihrer Zusammensetzung einem Transsudat. Es finden sich alle Eiweißfraktionen des Blutplasmas darin, auch große Moleküle. Das Verhältnis Albumin zu Globulin ist größer als im Blutplasma.

Bei pathologischen Veränderungen des Peritoneums entwickelt dieses sekretorische Fähigkeiten. Die sezenierte Flüssigkeit entspricht einem Exsudat, das Fibrin, Muzin und zahlreiche zelluläre Elemente enthält.

5.2 Resorption und Absorption

Das große Netz nimmt an allen peritonealen Austauschfunktionen teil. Dies geschieht aufgrund der serösen Oberfläche, die, wie wir gesehen haben, aus einem Epithel besteht, das zahlreiche Mikrovilli zur Oberflächenvergrößerung enthält.

Resorption und Absorption sind schon seit langem bekannt. Wegner [108] konnte sie 1876 nachweisen: Er führte in das Peritoneum eines Kaninchens 200 ml Serum ein. $^2/_3$ davon waren nach 1 h, die gesamte Menge nach 2 Tagen resorbiert.

Eine weitergehende Studie zeigt, daß das Peritoneum Flüssigkeiten von 3–8% des Körpergewichts eines Säugetiers in 1 h resorbieren kann. Dies konnte durch Arbeiten von Schnitzler u. Ewald [240] bestätigt werden, und zwar durch die Resorption von Laktoselösung, durch Lebuchner [zit. nach 195] mit gelöstem Kaliumprussid, durch Colin [133] mittels einer Kurarelösung und besonders durch Clairmont u. Haberer [131]. Mit intraperitonealer Injektion von 2 ml Natriumjodidlösung zu 2%, konnten diese Autoren nachweisen, daß die Lösung nach 15–20 min im Urin erschien und nach wenigstens 48 h total eliminiert war. Später bestätigten Brattgard u. Lindquist [125] diese Feststellung sowie die Diffusion in das zentrale Nervensystem nach intraperitoneal injiziertem Brom.

Die Absorptionskapazität des Peritoneums ist indessen nicht für alle Produkte gleich. Während niedermolekulare Kristalloide gut resorbiert sind, werden menschliche Proteine und Gase wenig oder nicht absorbiert, wie Savic [236] nachweisen konnte. Er stellte nach Injektion von Luft den Austausch von Sauerstoff gegen Nitrat entsprechend dessen Absorption in einer Höhe von ca. 5 ml/Tag fest, bei einem Druck von 15 cm H_2O [149]. Gleichermaßen konnte gezeigt werden, daß Fett überhaupt nicht resorbiert wird [149]. Auch injiziertes Öl fand sich im Peritoneum nach 10 Tagen unverändert vor.

Resorption und peritoneale Absorption erfolgen über die Blut- oder Lymphwege.

5.2.1 Blutwege

Über die Blutwege erfolgt die Resorption von Wasser und kristallförmigen Körperchen. Die besondere Rolle der Pfortader, der Hohlvene und der Lymphwege bei der Resorption von Elektrolytlösungen, die in die Peritonealhöhe injiziert wurden, konnte nachgewiesen werden [182].

Eine in das Peritoneum eingebrachte isotonische Kochsalzlösung mit markiertem Natrium kann schon nach 10 s in der Pfortader, nach 30 s in der Hohlvene und nach 10 min im Ductus thoracicus, gefunden werden. Die Pfortader nimmt fast die gesamte Elektrolytmenge während der ersten 5 min auf. Die Hälfte der markierten Elektrolytlösung hat die Pfortader nach $^1/_2$ h, $^1/_3$ der Menge die V. cava und der Rest die Lymphwege passiert. 50 ml Flüssigkeit entsprechen der mittleren Resorptionsmenge eines Tiers von 20 kg Körpergewicht.

Die Resorption wird von verschiedenen Faktoren beeinflußt:

a) Entzündungen des Peritoneums, wie Experimente bei Peritonitis bestätigt haben.

b) Temperatur: Schon 1902 konnte eine Veränderung der mittleren Absorption/h durch Flußreduktion sowie eine Steigerung der Absorptionsmenge bei Temperatursteigerung nachgewiesen werden [179]. So wurde auch eine optimale Temperatur für die Peritonealdialyse gefunden [180].

Die Veränderung der Resorptionsgeschwindigkeit wird gleichermaßen durch die intraperitoneal eingeführte Flüssigkeitsmenge bestimmt. Die Resorption scheint von einem Schwellenwert abhängig zu sein. Man hat den Eindruck, als ob bei kleinen Flüssigkeitsmengen ein Bremsmechanismus in Aktion träte [133]. Auch morphologische Elemente spielen eine Rolle, wie z.B. die Kontraktion der glatten Muskulatur. Substanzen geringer Größe (unter 30 nm3 nm [182]) und kleiner Molekulargröße (Molekulargewicht unter 2000 [195]) spielen bei den Resorptionsvorgängen des Peritoneums eine Rolle [192]. Die spezifische Absorption von Wasser wurde von vielen Autoren studiert [127, 220, 238, 175]. Mit Hilfe von schwerem Wasser (Deuterium und Tritium) konnte eine Resorption von 40–80% des intraperitonealen Wassergehalts während der 1. Stunde nachgewiesen werden [195]. Das Peritoneum bildet also einen wichtigen Teil eines schnellen Flüssigkeitsaustauschsystems. Diese besondere Funktion ist Grundvoraussetzung des Prinzips der extrarenalen transperitonealen Blutwäsche, der Peritoneallavage und der intraperitonealen Injektion von Antibiotika bei akuter Peritonitis [175].

5.2.2 Lymphwege

Über die Lymphwege werden Kolloide und in die Peritonealhöhle eingeführte Partikel resorbiert. Ihre Absorption erfolgt hauptsächlich durch das große Netz und das parietale Peritoneum, besonders im Zwerchfellbereich. Die anderen Bereiche des parietalen und viszeralen Peritoneums absorbieren nur geringe Mengen von Kolloiden und Partikeln [195].

Die Lymphe des großen Netzes wird hauptsächlich über 2 Wege drainiert [87, 128, 57, 227]:

1. über das vordere Mediastinum (der bei weitem wichtigste Abfluß [57]),
2. retrosternal entlang der A. mammaria interna.

Weitere Arbeiten mittels markierten Proteinen [134], Graphit [1217] und Hämatin [135] konnten einen zusätzlichen Weg der Lymphdrainage nachweisen, und zwar einen hinteren Drainageweg über die Zysterna chyli und den Ductus thoracicus. Diese sind allerdings nur als Nebenwege zu werten.

Die Geschwindigkeit der Absorption von Teilchen ist eindrucksvoll. Fast alle Arten elementarer Teilchen können nach einigen Stunden in den Lymphgefäßen des großen Netzes nachgewiesen werden und erscheinen nach dem 2.–3. Tag in den abdominalen Lymphgefäßen. Nach Ende der 1. Woche finden sie sich in den Hauptkollektoren des Thorax.

Die Absorption von Blut, die von Poncet schon 1878 nachgewiesen wurde, erfolgt sehr rasch bei der Ratte (~12 h) langsamer beim Kaninchen und Hund (26–67% in 2 h) [195].

Die Resorption und Absorption über die

Lymphbahnen wird bei Reduktion der intestinalen Peristaltik und bei Allgemeinnarkose vermindert. Eine Paralyse des Zwerchfells erzeugt denselben Effekt durch Unterdrückung der „phrenohepatischen Pumpe“ [1199]. Diese hebt die intrapelvine Flüssigkeit über das rechtsseitige parietale Kolon auf Höhe des subphrenischen negativen Drucks. Unter dem Zwerchfell sind Resorption und Absorption am größten. Wir werden dieses Thema noch bei Erläuterung der Probleme, die mit dem Nichtverschluß der Bauchwand zusammenhängen, besprechen.

Auffallend ist, daß trotz der nachgewiesenen Entdeckung der phrenohepatischen Pumpe ein Pneumoperitoneum wenig Einfluß auf die Resorptionsvorgänge zeigt.

5.3 Austauschvorgänge

Sie sind komplex und vielerlei Faktoren unterworfen, von denen nur wenige bekannt sind.

Erwähnenswert sind hier biophysikalische Vorgänge wie die Diffusion durch

- hydrostatischen Druck (bei positivem Abdominaldruck im geschlossenen Bauchraum übersteigt dieser leicht den Druck in der V. cava inferior)
- osmotischen Druck (abhängig vom Proteingehalt in der Peritonealflüssigkeit).

Auch scheint ein durch Mesothelialzellen gesteuerter Mechanismus der aktiven Absorption mit Hilfe der charakteristischen Pinozytosebläschen zu bestehen.

Alle diese Faktoren verdanken ihre Tätigkeit 2 verschieden großen Systemen der Porenbildung. Man unterscheidet [211]:

- kleine Poren mit geringem Durchmesser bis 9 nm, die Moleküle mit niederem Molekulargewicht (unter 10000) passieren lassen
- große Poren mit einem Durchmesser über 10 nm aber unter 70 nm, die Moleküle mit einem Molekulargewicht bis 100000 durchlassen.

Unter den verschiedenen Elementen, die die Membran passieren, erfolgt eine Auswahl der passierenden Moleküle: Albumine zum Beispiel passieren schneller als Globuline und werden durch die Lymphgefäße reabsorbiert. Auch wirken sich funktionelle Veränderungen des intraabdominalen Drucks hier aus.

Aus diesen Befunden entstand die Theorie der selektiven semipermeablen Membran. Sie gestattet die konstante Filtration bestimmter Substanzen und verhindert deren Passage im gegenläufigen Sinn. Bei lokoregionären und funktionellen Bedürfnissen erlaubt sie aber deren aktiven Transport.

Diese Struktur ist sehr anpassungsfähig und steuert die Veränderung der Austauschvorgänge abhängig von der Filtration und den momentanen Notwendigkeiten.

Von seiten der Histophysiologie konnte diese Hypothese durch den Nachweis bestätigt werden, daß

- der Molekulartransport durch das Mesothel denselben Gesetzen unterliegt wie der Transport durch die Kapillaren
- die früher getroffenen Feststellungen teilweise exakt waren. Sie entsprachen 3 verschiedenen Transportmechanismen:

1. kleine Moleküle (Molekulargewicht unter 10000, Durchmesser unter 5 nm passieren mit Hilfe der interzellulären Verbindung,
2. große Moleküle (Molekulargewicht über 100000, Durchmesser über 10 nm) passieren die Gewebe mit Hilfe der Pinozytose, die durch aktiven Transport sehr schnell arbeitet [82]. Diese Vorgänge können durch die Fensterstruktur des Endothels, dessen Öffnungen mit Durchmessern von 4–40 nm funktionell echten Poren entsprechen, verändert werden.
3. Moleküle mittlerer Größe können beide Transportmechanismen benutzen [195].

Die verschiedenen geschilderten Strukturen gewährleisten einen aktiven Transport, der wirkungsvoll sowohl auf dem Zellniveau durch Kontrolle des Transits der Pinozytosebläschen als auch auf dem Niveau interzellulärer Brücken durch den Interzellulärkitt (enthält saure Polysaccharide) kontrolliert wird. Die sichere Regulation beim Moleküldurchtritt ist immer gewährleistet. Untersuchungen mit Histamin, das eine Aufhebung der Verbindungen von Endothelzellen der Kapillaren mit Vergrößerung der Endothelfenster verursacht, haben diese Transportvorgänge bewiesen.

5.4 Spezifische Eigenschaften

Hierunter fallen im wesentlichen die plastischen Eigenschaften.

5.4.1 Verwachsungskapazität

Zahlreich sind die Feststellungen, daß das große Netz in erstaunlichem Maße zu Verwachsungen fähig ist:

So hat es eine Scrotalhernie, die bis zur Mitte des Oberschenkels reichte, umhüllt. Das Netzgewicht in der Hernie betrug 750 g. Man konnte einzelne Anteile des Netzes, deren Größe das 4–5fache eines normalen Netzes betrug, im Oberbauch, auch vor der Beckenschaufel und im kleinen Becken, entfernen. Im entzündeten Zustand zeigte es Proliferationen mit Verwachsungen in extremer Schnelligkeit [248].

Histologische Studien bewiesen die Beteiligung aller in diesem Organ vorhandenen Zellformen bei dieser Hypertrophie.

5.4.2 Regeneration

Darüber ist wenig bekannt, sie konnte aber mit Sicherheit nachgewiesen werden [116, 213, 248]. Hier ein Auszug aus einer Beobachtung [213]:

„Nach vorheriger Injektion von Chinatinte zur Darstellung der epiploischen Stümpfe haben wir bei drei Tieren das große Netz der großen Kurvatur des Magens reseziert. Zuvor hatten wir drei Ligaturen des Netzes durchgeführt, die linke Seite zur Milz hin, die große Kurvatur und die rechte Seite zum Duodenum hin. Diese Eingriffe konnten ohne Komplikationen durchgeführt werden. Nach vier Monaten, bei einer zweiten Laparotomie, fand sich in allen drei Fällen das große Netz vollkommen neu gebildet mit einigen Verwachsungen, die es zusammengefaltet hielten, aber leicht mit einem Finger gelöst werden konnten. Vom makroskopischen Aspekt her war das neugebildete Netz offensichtlich identisch mit dem zuvor resezierten. Allerdings schien es kräftiger ausgebildet zu sein und weniger Fett zu enthalten. Die zuvor gesetzte schwarze Ligatur auf den Netzstummeln an der großen Kurvatur fand sich nun auf dem neuen Netz weit entfernt entsprechend der Netzregeneration von oben. Die Gebilde der großen Kurvatur fanden sich zum freien Rand hingedrängt so wie der Pankreasschwanz, der normalerweise auf Höhe der großen Kurvatur im hinteren Blatt des Netzes gelegen ist. Man hatte den Eindruck, als ob das Wachstum sich aus der Serosa der vorderen Hinterwand des Magens entwickelt und den Netzstummel nach unten gedrängt habe. Auch eines dieser neu gebildeten Netze haben wir reseziert und dieses nach 39 Tagen erneut gebildet, identisch dem ersten, gefunden. Das Faktum der Neubildung des Netzes brauchen wir nicht mehr zu diskutieren. Zu untersuchen wäre nur noch die Wachstumsgeschwindigkeit und der histologische Mechanismus der Regeneration."

Die Regeneration des großen Netzes kann daher als Tatsache betrachtet werden, auch wenn sie nur wenn nötig, d.h. bei pathologischen Zuständen, stattfindet. Sie erfolgt von der Tiefe zur Oberfläche: Der Wiederaufbau des Peritoneums im allgemeinen, des Netzes im besonderen erfolgt nicht konzentrisch wie bei anderen Geweben [126]. Von der Basalmembran ausgehend, proliferiert das Gewebe zur Oberfläche. Es scheint sich hier um eine Metaplasie der angrenzenden Gewebe zu handeln [172], die durch zu Histiozyten umgewandelte Blutkörperchen, begünstigt wird.

Wir finden also 4 charakteristische Merkmale des großen Netzes: Wachstum, Regeneration, unabhängiges Überleben und Wiederaufbau durch das Mesothel.

Zusätzlich regeln die Bewegungen des großen Netzes die Zwerchfellbewegungen entsprechend intraperitoneale Verteilung von absorbierten Fremdkörpern und infektiösen oder nichtinfektiösen Ergüssen [188]. Die intraperitoneale Flüssigkeit wird bevorzugt an 2 Sammelpunkte verteilt, das Becken und den subphrenischen Raum [1191]. Die Flüssigkeitsbewegung erfolgt aus dem kleinen Becken in Richtung Zwerchfell entlang der rechtsseitigen koloparietalen Rinne. Sie wird vervollständigt durch einen medioabdominalen und einen linksseitigen parietokolischen Flüssigkeitsweg.

Beide Wege teilen sich auf Leberhöhe. Der eine verläuft dann zwischen Leber und Diaphragma und entspricht der phrenohepatischen Pumpe. Letztere transportiert Flüssigkeit und Partikel in dieses Gebiet der größten Resorptionsfähigkeit des Peritoneums außerhalb des großen Netzes. Der andere Weg verläuft nach links subphrenisch um die Milz. Auch hier besteht eine hohe Resorptionsfähigkeit des Peritoneums. Die verbleibende, nicht resorbierte Flüssigkeit fließt entlang der linken Flanke ins Becken und zirkuliert von dort entlang der rechten Flanke wieder nach oben.

5.4.3 Unabhängiges Überleben isolierter Anteile des großen Netzes

Dies kann täglich beobachtet werden. Sowohl über einen Fall mit großem, vom Rest des Organs abgeteiltem Netzfragment, das frei beweglich in einer Inguinalhernie lag [905], als auch über ein Netzsegment ohne Blutversorgung in einer Hernie [117] wurde berichtet. Zahlreiche Chirurgen haben als Folge der Arbeiten von Jobert de Lamballe [1362] und Senn [34] große freie Netzplantate benutzt. Dies geschah z.B. in der Parietal- [zit. nach 1024], Mesenterium- [zit. nach 1024], Zwerchfell- [zit. nach 1024], Milz- [zit. nach 1024], Leberchirurgie [1443, 1464], in der Chirurgie des perforierten Ulcus ventriculi [198, 505] und besonders in der Chirurgie des Verwachsungsbauchs [1228]. Solche freien Netztransplantate nekrotisieren selten, neigen aber zur Sklerosierung.

Die sog. freien intraperitonealen Körper, die häufig aus torquierten Anteilen des Netzes bestehen, werden nicht resorbiert. Sie können überleben und zunehmend verwachsen [248].

5.5 Abwehrmechanismen

Im Jahre 1898 schrieb Roger [229]:

> Verläßt eine Mikrobe den Intestinaltrakt, hat sie drei Möglichkeiten. Bei Invasion der Lymphwege wird sie durch die Mesenteriallymphknoten gestoppt. Bei Invasion der Venen wird sie über die Pfortader zur Leber geführt. Durchquert die Mikrobe die Darmwand, wird sie durch Lymphorgane, deren Mehrzahl im großen Netz liegt, zerstört.

Zahlreiche Untersuchungen zeigten die stark spezialisierte Abwehrfunktion des großen Netzes in der Peritonealhöhle. Hier führt es eine „tägliche Hausreinigung" durch. Diese Schlüsselfunktion in der Abwehr im Bauchraum beruht auf 4 grundsätzlichen Eigenschaften. Die Mechanik des großen Netzes verbindet eine außergewöhnliche Beweglichkeit mit einem „Auskehren" der Peritonealhöhle. Die Eigenschaft der elektiven Verwachsung an jedem Punkt der Bauchhöhle erfolgt bei pathologischen Prozessen. Hinzu kommen zelluläre hämatopoetische und immunologische Abwehrmechanismen.

5.5.1 Mechanische Funktion

Eine der herausragenden Eigenschaften des großen Netzes ist seine große Beweglichkeit [213]. Diese ist allerdings nur scheinbar, denn das große Netz enthält nur wenig elastische Fasern und keine Muskelfasern. Seine Beweglichkeit verdankt es den Bewegungen des Zwerchfells und der Bauchdekken, der Peristaltik des Darms und den Veränderungen des intraperitonealen Drucks. Jegliche Irritation des Peritoneums beschleunigt diese Beweglichkeit. Die Verminderung der Zwerchfellbeweglichkeit unter Allgemeinanästhesie zeigt die fast gänzliche Unterdrückung dieser Scheinbeweglichkeit [161, 162, 163]. Als weitere Ursache dieser Beweglichkeit kommt noch die Hyperämie des Netzes hinzu [213]. Dies bedeutet eine „echte Erektion des Organes in einigen Minuten, die eine nachweisbare Ortsveränderung erreicht". Die plastische Bildungsmöglichkeit des großen Netzes erstaunt den Untersucher durch Schnelligkeit und Präzision

> „... denn das Netz verklebt am Ort der Gefahr: es bildet Verwachsungen im Kontakt zu einer entzündeten Appendix und einer kranken Blase. Mit unerklärlichem Tropismus zieht es sich nach oben zurück, um ein perforiertes Magen- oder Duodenalulcus abzudecken oder ein Anastomeseleck zu verstopfen. Bevorzugt verklebt es mit Narben des peritonealen Überzuges [1199]."

Eine offene Frage ist, ob diese Fähigkeit aus einer Art von Chemotaxie resultiert, ähnlich jener der Leukozyten, oder auf Fähigkeiten korpuskulärer Anteile des Bluts im großen Netz beruht. Auch kann sie Folge des regelmäßigen „Auskehrens" der Abdominalhöhle mit sofortiger Verklebung über eine Rauhigkeit des serösen Überzugs durch einen pathologischen Prozeß sein. Weitere Studien sind zur Klärung dieser Fragen erforderlich.

Wie auch immer, das große Netz, dessen Aufgabe im Normalzustand darin besteht, jegliche Verklebung zu verhindern und das Gleiten der Organe zu gewährleisten, besitzt eine bemerkenswerte Verklebungsneigung über intraperitoneale pathologische Prozesse. Diese Verklebungen stehen im Gegensatz zur Peristaltik und haben ein hohes Risiko zur Bridenbildung [188]. Als elektive Abwehr gegen die Ausbreitung einer Infektion erlaubt sie aber die Isolierung und Auslöschung des gefährlichen Herds.

Bei hyperämischer Entzündung und Ödem kommt es zu einer Verdickung des Peritoneums. Die begleitende Hypersekretion bringt Blutkörperchen heran. Dadurch wird eine Verklebung begünstigt durch Abdeckung irritierter Gebiete, Verschluß von Perforationsöffnung und Verhinderung von Diffusionen in die Peritonealhöhle [188]. Dieser Vorgang benötigt weniger als 24 h. Der Untergang des peritonealen Epithels ist die Vorform zur Organisation der Bindegewebe und des Gefäßsystems in dem entstehenden Komplex großes Netz–Erkrankungsherd. Genau dieses Phänomen erlaubt in Verbindung mit der Phagozystosefunktion des großen Netzes die Agglutination einzelner, intraperitoneal gelegener Teilchen [162].

5.5.2 Zelluläre Funktion

Das Absorptionsvermögen des großen Netzes ist stark ausgeprägt und erlaubt diesem, Fremdkörper verschiedenster Art zu sammeln, zu fixieren und einzuschließen. Dies ist bedingt durch aktive Phagozytoseeigenschaften, die durch ein entsprechend ausgebildetes Gefäßsystem [188] unterstützt werden.

Der Reichtum des großen Netzes an zellulären Elementen, Fibroblasten, Histiozyten, Lymphozyten erlaubt die Fixation und den Einschluß von:

- Fremdkörpern verschiedenster Art, wie z.B. Talkum.
- Farbpartikeln [227, 202, 232, 162] etc. Schon 12 h nach intraperitonealer Injektion enthalten die Netzkapillaren sowohl freie Partikel wie Einschlüsse in Leukozyten. Größere Partikel werden nach Resorption in ihrer Struktur verändert, so

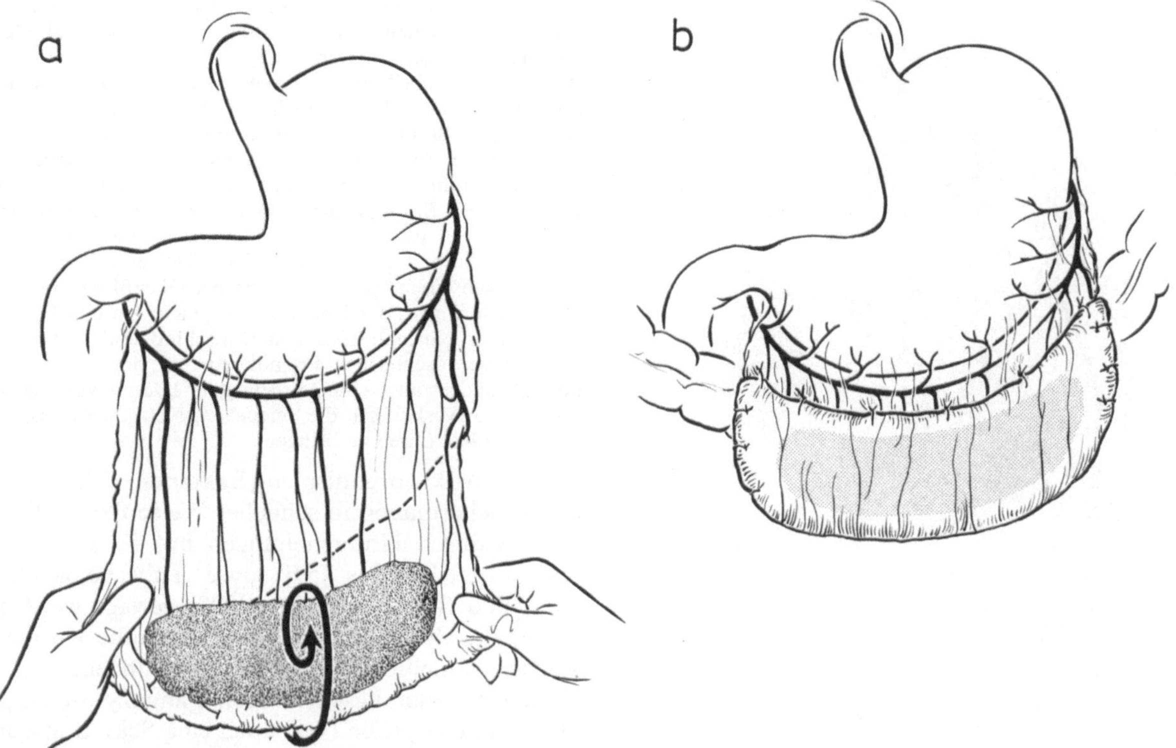

Abb. 21 a, b. Heterotope Autotransplantation der Milz in das große Netz nach Seufert [1552]

z. B. geschmolzenes Blei, das nach 8 Tagen in der Peritonealhöhle vollkommen durch normal erscheinendes Netz gedeckt war [1024]. Bei stärkerer Reizung kann das Netz zerreißen oder sich von seinem Ursprung ablösen [161], wie man beim Sammeln von intraperitoneal eingebrachtem Wismut röntgenologisch feststellte.

• Organteilen oder sogar ganzen Organen, die abgerissen oder von der Blutversorgung abgeschnitten sind. Diese können aufgrund der Resorption durch das Netz innerhalb von 15 Tagen verschwinden. Eine solche Beobachtung ist gleichzeitig für Organe mit unterbundenem Stiel oder nach Ruptur gemacht worden, so z. B. die Resorption eines rupturierten gestielten Fibroms durch das Netz [963] sowie die Resorption von Organen mit ligiertem Gefäßstiel (Niere oder Milz [216]). Sie wurden ebenfalls innerhalb von 15 Tagen resorbiert. Bei Kontrolle findet man nur noch eine Ansammlung von Leukozyten, die Pigment und Granulationen enthalten. Eine Implantation von Pankreasteilen in die freie Bauchhöhle tötet im Experiment das Tier. Die Implantation der gleichen Fragmente zwischen die beiden Blätter des großen Netzes macht diese unschädlich, sie können sogar vollständig resorbiert werden.

Im Gegensatz hierzu kann das große Netz auch eine konservierende Rolle übernehmen. Ein Beweis dafür ist die heterogene Autotransplantation der Milz, die von einer deutschen Arbeitsgruppe (Herfarth u. Seufert [1552]) durchgeführt wurde. Die verletzte Milz wird entfernt und durchgesiebt: die kleinen Fragmente werden in die Mitte des großen Netzes verteilt und eingerollt (Abb. 21 u. 22). Diese Technik wurde mit Erfolg bei Polytraumatisierten angewandt. Die Wiedergewinnung der Funktionsfähigkeit der Milz, die auf diese Weise „transplantiert“ wird, wurde durch eine szintigraphische Kontrolle mit Technetium 99 (Anwesenheit von Körperchen von Howell-Jolly und von Erythrozyten bei der Immunoelektrophorese) bestätigt. Die Gruppen von Patel [1506], Tschakarov [1583] (bei 11 Fällen) und unser Team (bei 9 Fällen) kamen zu demselben Ergebnis.

Das große Netz bildet Ausläufer, um voluminöse Fremdkörper einzuschließen [117]. Hierzu schrieb Periot [117]:

Um die freien Fremdkörper (Glasröhrchen, Kapillaren, Ampullen usw.) schließt sich das große Netz nicht in seiner Gesamtheit, sondern mit einem seiner Ränder, indem es einen oder öfter zwei lange Streifen zur Ergreifung des Fremdkörpers aussendet. Beeindruckend ist das Experiment mit

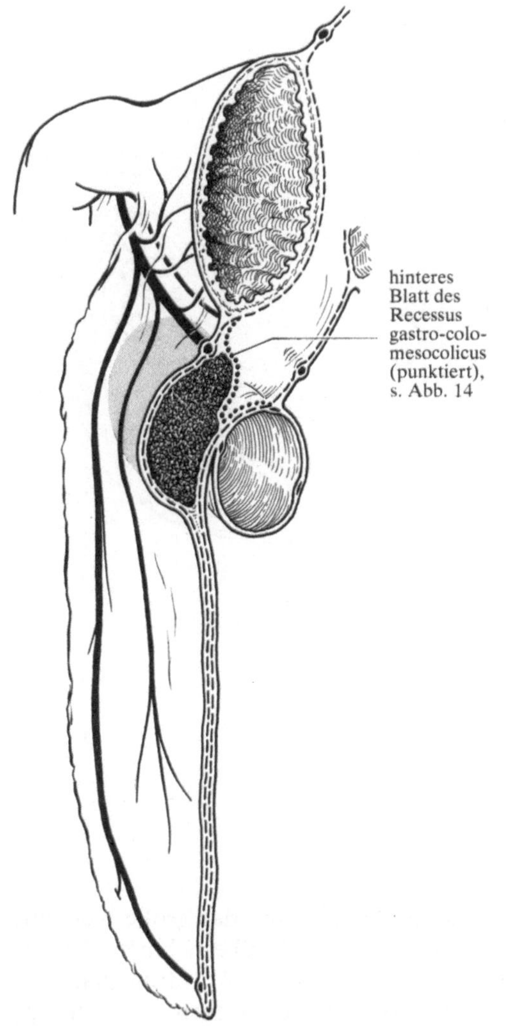

Abb. 22. Heterotope Autotransplantation der Milz. (Nach einer persönlichen Mitteilung von C. Herfarth, Heidelberg)

den Glasröhrchen. Acht Kapillarröhrchen von 3 cm Länge werden in die Abdominalhöhle disseminiert eingebracht. Nach vier Tagen findet man diese verklebt und gebündelt durch einen langen Netzzipfel, der vom freien Netzrand ausging.

Histologisch besteht dieser Fortsatz aus an das Netz fixierten Zellen. Es finden sich zahlreiche Zellteilungen bei wenigen Mitosen. Die Proliferation ist zunächst begrenzt auf die Peripherie der Membran und um die Gefäße, setzt sich dann aber über die ganze Breite des Netzzipfels fort. Gleichzeitig findet sich eine zunehmende Fettresorption. Eine deutliche Gefäßversorgung kann nachgewiesen werden: zahlreiche neue Kapillaren bilden sich durch Tunnelierung der protoplasmatischen Fortsätze voller parallel ausgerichteter Zellkerne, die in das normal geformte Netz eintreten. In der Umgebung dieser neugebildeten Kapillaren findet sich eine leukozytäre Diapedese verbunden mit einer fibrinösen Exsudation. Seltener entwickeln sich retikuläre Zellen zu Fibroblasten unter kollagenreicher Sklerosierung. Die in die Peritonealhöhle eingebrachten Ampullen treten in Kontakt mit dem Netzzipfel, der bei allen unseren Experimenten in die kapillären Öffnungen hineinzuwachsen trachtete. Die Innenräume der Ampullen waren voll koagulierter Peritonealflüssigkeit, die Netzstopfen aus Endothelzellen bildeten neues Bindegewebe.

Die Anwesenheit eines Fremdkörpers in der Bauchhöhle führt also zu einer beträchtlichen Hypertrophie des großen Netzes unter Bildung von Randsäumen am freien Netzrand. Diese doch recht zahlreichen Randsäume sind manchmal von beträchtlicher Länge und befestigen sich auf dem Fremdkörper. Sie versuchen diesen entweder zum Zentrum des Netzes zu transportieren oder durch Umgebung von Bindegewebe zu immobilisieren. Das Netz versucht bei röhrenförmigen Fremdkörpern, sogar bei Glasröhren, ins Innere einzudringen: das Netz zeigt also nicht nur eine Steigerung seiner Normalfunktionen (Einschluß und Isolierung voluminöser aseptischer Fremdkörper in der Peritonealhöhle), sondern auch eine Anregung zur Bildung von hyperplastischen Ausläufern, die versuchen, Netzgewebe ins Innere von Glasröhren zu bringen.

Auch Mikroorganismen (Bakterien, Pilze) werden gleichermaßen in schneller Weise fixiert. Dies konnte durch Untersuchungen mit Kohle [202], dem Ebert-Bazillus [57] sowie Tuberkelbazillen [194] und Staphylokokken [229] gezeigt werden. Tiere, die ihres großen Netzes beraubt wurden, starben schnell bei diesen Untersuchungen.

Neben dieser beschriebenen Phagozytosefähigkeit zeigt das große Netz auch eine Sekretion von Flüssigkeit, die Lysozym sowie proteolytische Enzyme enthält, wie bei der Lyse entzündlicher Verwachsungen nachgewiesen wurde:

Die Irritation des Peritoneums durch Abschürfung bedingt nach 24 h die Sekretion proteolytischer Enzyme in der Serosa, der Subserosa und den Muskelschichten. Diese Enzyme sind neben ihrer Wirkung auf Implantate und in der Bauchhöhle plazierte Gelatineschwämme im Experiment bestimmender Faktor der spezifischen Zellregeneration der Serosa [188].

5.5.3 Hämatopoetische Funktion

Spielt das große Netz in der Hämatopoese eine Rolle? Die Tatsache, daß man in den Milchflecken Erythrozyten sowie jugendliche Formen verschiedener Blutzellinien findet, unterstützt diese Vermutung. Auch wenn bisher keine intraomentale Hämatopoese nachgewiesen werden konnte, zeigen neuere Arbeiten, daß elementare Formen von Zellen aus der erythropoetischen Reihe in den Milchflecken nachgewiesen werden können, um so mehr, je jünger und unreifer dieses Organ ist. Auch wenn die Mehrzahl dieser Zellen basophilen Erythroblasten ähnelt, finden sich gleichermaßen Zellen mit kleinem und rundem, sehr chromatinreichem Kern mit klarem Zytoplasma, die oxyphilen Erythroblasten gleichen.

Es ist allerdings wesentlich schwieriger, eine Differenzierung von Zellen der weißen Linie im großen Netz zu zeigen, außer einigen Zellen mit kleinem runden, wenig charakteristischem Kern und großkernigen Zellen mit wenig Chromatin und einem feinen granulierten Zytoplasma. Diese ähneln Myeloblasten oder unreifen Myelozyten. Daneben finden sich noch typische Plasmazellen.

Nach deren Aktivierung in den sekundären Milchflecken kann es hier zu einer echten Myelopoese kommen mit Nachweis von zahlreichen Zellen der Myeloblasten- und Myelozytenreihe. Allerdings findet man keine einzige Elementarform der erythropoetischen Reihe. Ferner zeigt sich eine Transformation der Kerne mesenchymatischer polyblastischer Zellen mit Volumenzunahme im Vergleich zum Plasma und Rundzellen mit einer Hypersegmentation, die Leukozyten mit polymorphen Kernen ähneln.

Diese Aktivierung der Milchflecken kann nicht nur bei Entzündungen nachgewiesen werden. Man findet sie gleichermaßen bei Pneumonie, Hepatitis, Verbrennungen sowie allgemein bei allen entzündlichen Prozessen.

Auch wenn die in den Milchflecken entwickelten Zellen in den Blutstrom abgegeben werden, kann man definitionsgemäß nicht sicher von einer Hämatopoese sprechen. Auch ein direkter Transport aus differenten Gefäßen zu den Milchflecken ist möglich. Bei bestimmten Leukämieformen scheint die Vene im Vergleich zur Arterie mehr kernhaltige Zellen zu enthalten. Aber auch hierüber kann man diskutieren, denn die Zellen können aus Satellitenknoten des lymphatischen Systems kommen. Der einzige Beweis für eine Hämatopoese im Netz des embryonalen Menschen besteht in der Tatsache, daß es mesenchymal aktiviert werden kann. Ohne Zweifel handelt es sich hier um die älteste Produktionsstätte von zellulären Blutbestandteilen. Fische besitzen kein hämatopoetisches Knochenmark, und bei niederen Wirbeltieren finden sich keine Lymphknoten [119], wogegen die Blutbildung im 4–5 Monate alten Fetus seit langem bekannt ist. Dagegen steht die Meinung [171], daß die intrahepatischen, offensichtlich blutbildenden Zellhaufen in der Leber eine Vorform des Knochenmarks sei. Diese Auffassung würde die Theorie der intrahepatischen embryonalen Hämatopoese mit Ursprung aus dem Netz zumindest teilweise unterstützen.

5.5.4 Immunologische Funktion

Werden im großen Netz Antikörper gebildet? Verschiedene Autoren haben dies zunächst angenommen [218, 228, 259].

In einer Reihe von ausgezeichneten Studien konnte die immunologische Funktion des großen Netzes nachgewiesen werden [228, 259]. Nach chirurgischer Entfernung des großen Netzes beim Tier ist der Serumspiegel von Antikörpern vor Durchführung einer Immunisation beträchtlich niedriger als beim nichtoperierten Tier. Zum Nachweis dieser Befunde mußte gezeigt werden, daß serienmäßig erhöhte Antikörperspiegel beim nichtimmunisierten Empfänger, dem ein Netzstück transplantiert worden war, weder das Ergebnis dieser Transplantation extrazellulärer präformierter Antikörper im transplantierten Gewebe war, noch durch die Freisetzung intrazellulärer Antikörper bedingt wurde. Präformierte Antikörper hätten auch aus anderen Körpergeweben sezerniert werden können. Auch könnte der Nachweis präformierter Antikörper im großen Netz Ergebnis einer Entzündung durch intraperitoneale Antigeninjektion sein.

Es ist als Tatsache anerkannt, daß die Antikörpersynthese hauptsächlich an 2 Lokalisationen stattfindet:

1. in den regionalen Lymphknoten, der Milz, der Lunge und dem Knochenmark als Antwort auf eine Antigeninjektion irgendwo im Körper,
2. am Ort der Antigeninjektion; es konnte nachgewiesen werden [120], daß die Entwicklung eines Granuloms um den Ort der Antigeninjektion vom Typ des Freund-Adjuvans hierfür als Hauptnachweis betrachtet werden kann.

Weitere Studien [209] haben eine Antikörpersynthese im Fettgewebe des Netzes, der Haut und der Muskulatur vorgefunden. Diese 3 Gewebe können ein Antigen länger konservieren und sind in der Lage, als erste auf die Transplantation nichtimmunisierten Gewebes zu reagieren.

Die Vielfalt der Antikörperbildung wurde mit Hilfe radioaktiven Jods untersucht [176, 170]. Ein Antikörperverlust durch Katabolismus und Exkretion nach dem 7. Tag wurde nachgewiesen. Nach Verschwinden der markierten Antikörper werden diese durch neu synthetisierte Antikörper ersetzt. Es ist naheliegend, daß das große Netz bevorzugter Ort dieser aktiven Formation von Antikörpern nach Antigeninjektion in die Peritonealhöhle ist.

Aufgrund 4 verschiedenartiger Untersuchungen wurden diese Befunde bestätigt [260]:

1. Bei Kaninchen fand sich nach Entfernen des großen Netzes der Antikörperspiegel im Blutplasma nach intraperitonealer Pneumokokkeninjektion wesentlich niedriger als bei unverletzten Tieren.

2. Nach Transplantation eines zuvor immunisierten Netzfragments in die Peritonealhöhle eines gesunden Kaninchens, wurde ein signifikanter Anstieg des Antikörperspiegels im Blutplasma nachgewiesen und als Hinweis auf eine aktive Synthese von Antikörpern im Transplantat gewertet.
3. Einem immunisierten Empfängertier wurden vor Transplantation eines Netzteils, das von einem nichtimmunisierten Tier stammte, mit Jod markierte Antipneumokokkenantikörper injiziert. Die audioradiographische Messung der Antikörper im Plasma des Empfängertiers zeigt einen signifikant niedrigen Radioaktivitätsspiegel.
4. Nach intraperitonealer Transplantation eines immunisierten Netzteils in nichtimmunisierte Kaninchen werden durch C_{14} markierte Aminosäuren appliziert. Die audioradiographische Messung des spezifischen Antikörpers im Plasma des Empfängertiers zeigt einen signifikant erhöhten Radioaktivitätsspiegel. Der Anstieg der gemessenen Radioaktivität beginnt 8 h nach Injektion und ist über 5 Tage zu verfolgen.

6 Verletzungen

6.1 Stumpfe Verletzung

Eine Netzquetschung kann bei jedem stumpfen Bauchtrauma, sei es isoliert oder verbunden mit anderen viszeralen Verletzungen, entstehen.

Anatomisch handelt es sich um:

a) Eine einfache Kontusion mit Entwicklung eines Hämatoms, das entweder resorbiert wird, sich zu einer Zyste oder am häufigsten zur chronischen Omentitis entwickelt, die ausnahmsweise Ausgangspunkt einer sekundären Torsion ist, welche zum Infarkt führen kann [19, 1007];

b) Vereinzelte oder multiple Zerreißungen des großen Netzes von unterschiedlicher Größe. Danach kommt es zu verschiedenen Komplikationen:

- eine intraabdominale Blutung bei Verletzung eines Netzgefäßes, die oft erst bei der Laparotomie diagnostiziert wird;
- die Entwicklung eines Hämatoms, bevorzugt im kleinen Becken, das sich zystisch mit dem Risiko einer sekundären Ruptur organisieren kann [11].

Eine Lücke nach Zerreißung des großen Netzes kann Ursache einer transepiploischen Hernie werden. Bei Entwicklung eines larvierten Okklusionssyndroms ist hier die explorative Laparotomie gerechtfertigt.

Bei zunehmender Entwicklung einer periumbilikalen Resistenz konnte während der Laparotomie eine Desinsertion des Netzes mit Nekrose des betroffenen Netzareals festgestellt werden. Meist findet man allerdings nur eine Teilnekrose.

6.2 Offene Verletzungen

Bei tiefer Abdominalwunde entspricht die Verletzung des großen Netzes der Gewalt und Geschwindigkeit der Abdominaleröffnung und deren Ursachen (Feuerwaffen, Stichwaffen).

Bei ausgedehnten Wunden bedingen die Verletzungen der Eingeweide das anatomisch-klinische Bild und die Prognose.

Bei geringem viszeralem Schaden verschließt das große Netz meist die Perforationsöffnung. Die Versorgung der Netzverletzung muß deshalb entsprechend der Ausdehnung der Begleitverletzungen ausgerichtet sein.

7 Allgemeine Hernien

Sie sind zahlreich. Wir unterscheiden 4 Formen: Epiplozele, retrograde Strangulation, Perinealhernie, Bursa-omentalis-Hernie.

7.1 Epiplozele

Aus anatomischer Sicht bleibt das betroffene Netz einige Zeit reponierbar [823], dann unterliegt es entzündlichen Veränderungen (Volumenzunahme, Verstärkung der Vaskularisation, körnige Umwandlung, die es an den Bruchsack fixieren, manchmal durch Torsion, Einschnürung oder Einengung.

Bei Fehlen einer akuten Symptomatik wird das Netz in der Hernie stumpf und körnig. Die Epiplozele unterscheidet sich von der klassischen Klinik der Einschnürung durch die Aufrechterhaltung der Durchblutung.

Beim Eingriff fehlt die Inkarzeration. Die Resektion aller Teile des betroffenen Netzes hat zumeist nur geringe Folgen.

Bei selten verspätetem Eingriff findet der Operateur zumeist einen Abszeß, der nach außen drainiert wird.

Bei Torsion in der Hernie ist das akute oder chronische Krankheitsbild von einer abdominalen mehr oder weniger voluminösen Tumorbildung begleitet, welche bei der Palpation unregelmäßig und schmerzhaft imponiert [223]. Die Therapie der Wahl besteht auch hier in einer breiten Resektion der betroffenen Netzteile.

7.1.1 Epiplozele der Larrey-Spalte

Sie entspricht einer retrokostoxyphoidalen Netzhernie aufgrund einer Aplasie der sternokostalen Faszien.

Nach präoperativer Diagnostik wird sie durch einen einfachen chirurgischen Eingriff behoben [310, 311]. Diese Erkrankung ist selten (bei 10% der Hernien des vorderen Zwerchfells). Man beobachtet sie hauptsächlich bei adipösen Erwachsenen mit breitem und kurzem Thorax. Es handelt sich um eine Hernie mit einem Bruchsack, die sich aufgrund einer kongenitalen Schwäche des vorderen Ansatzes des Zwerchfells entwickelt. Sie bleibt sehr lange beschwerdearm und wird in den meisten Fällen bei einer Thoraxuntersuchung entdeckt.

Die langsame Entwicklung der Klinik erweist atypische thorakoabdominale Beschwerden ohne vorhergehendes Trauma. Die Röntgenstandarduntersuchung des Thorax zeigt das Hauptzeichen: ein homogener abgerundeter Schatten, der den vorderen kostodiaphragmatischen Winkel einnimmt und den rechtsseitigen kardiophrenischen Winkel ausfüllt.

Die Diagnosesicherung erfolgt durch Anlage eines Pneumoperitoneums [447]. Dabei zeigt sich das Eindringen von Luft in diesen Schatten sowie ein Pneumomediastinum. Dieses ist ein objektiver Nachweis des Peritonealsacks, dessen innere und äußere Konturen sowie seine Beziehungen zu Nachbarorganen dargestellt werden.

Die Operation wird mittels Laparotomie (und nicht Thorakotomie) durchgeführt.

7.2 Retrograde Strangulation

Sie wird nach Maydl (1895) auch als Netzhernie bezeichnet und unterscheidet sich von der retrograden Hernie durch den Netzinhalt und von den klassischen Epiplozelen durch die Häufigkeit von begleitenden Netztorsionen.

7.3 Perinealhernie

Es handelt sich um eine besondere Form der Netzhernie durch ihre Lage in Höhe einer Perinealnarbe. Sie wurde erstmals 1946 durch Fegerl beschrieben [1292] und tritt meist nach transvaginaler totaler Hysterektomie auf. In ihrer Begleitung findet sich öfters eine pseudozystische Geschwulst, bestehend aus großem Netz, das an der ehemaligen Raphe fixiert ist.

7.4 Hernie der Bursa omentalis

Sie wurde von Klein 1950 [702] beschrieben und stellt einen echten Infarkt des großen Netzes dar, das durch das Foramen Winslowi inkarzeriert.

8 Transepiploische Netzhernien

Sie entsprechen dem Durchtritt eines Darmanteils durch eine Öffnung des großen Netzes bei normaler Situation in der Peritonealhöhle. Sie finden sich als transepiploischen Durchtritt eines Darmstücks ohne Peritonealsack (Abb. 23).

Diese Hernienform ist bekannt seit der Arbeit von Feldmüller [529], der im Jahre 1903, 13 gesammelte Beobachtungen veröffentlichte, deren erste anscheinend von Croakes beschrieben und Astley-Cooper [440] 1853 publiziert worden war. Diese Untersuchungen wurden 1938 von Luccioni u. Thomas [772] in Frankreich, in den angelsächsischen Ländern von Mock [836] fortgeführt, der im Jahre 1958, 33 Beobachtungen analysierte. Die wichtigsten Fragestellungen wurden durch die Arbeiten von Svane [1067] 1964 (43 gesammelte Fälle aus der angelsächsischen Literatur) und von Hull [651] 1976 beantwortet.

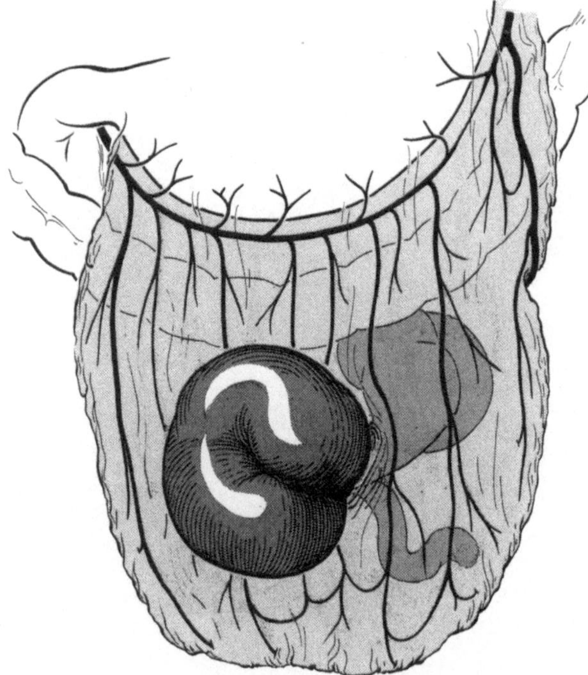

Abb. 23. Transepiploische eingeklemmte Netzhernie

8.1 Ätiologie

Transepiploische Hernien sind sehr selten. Die Arbeiten von Luccioni [772], Svane [1067] sowie Jamart et al. [669] erlauben die Feststellung, daß in den vergangenen 150 Jahren weniger als 100 Fälle beobachtet wurden. Die relative Häufigkeit beträgt nach Hansmann u. Morton [619] im Jahre 1939, 5 im Vergleich zu 467 aus der Literatur zusammengestellte Netzhernien, entsprechend etwa 1%, eine Zahl, die 1955 durch Wangensteen [1145] bestätigt wurde.

Als Bruchpforte findet man

- ausnahmsweise eine kongenitale Öffnung [1102], bedingt durch lokale Zirkulationsstörungen, die sich zu atrophischen Zonen mit einer Öffnung im Netz entwickeln
- am häufigsten eine erworbene Öffnung, meist bedingt durch chronische entzündliche Veränderungen, unspezifischer oder spezifischer (tuberkulös oder syphilitisch) [772, 559] oder als Folge eines Traumas [440, 923, 379].

Hier müssen 2 Besonderheiten betont werden:

1. sie ist 2mal so häufig beim Mann wie bei der Frau;
2. das Alter bei mehr als der Hälfte der Fälle liegt über 50 Jahren, auch wenn ausnahmsweise Kinder operiert wurden. Der jüngste Kranke war ein 8jähriger Junge [661].

8.2 Pathologische Anatomie

Das große Netz ist meist adhärent an der Bauchwand oder am Intestinum.

Praktisch immer findet sich nur 1 Bruchpforte. Seltener sind es 2 und mehrere Öffnungen, die meistens auf der rechten Seite zum freien Rand des großen Netzes hin gelegen waren [578, 814, 815, 737].

Die Ränder der Bruchpforte sind gespannt, auch wenn sie nicht durch eine vorhergehende Entzündung verhärtet sind.

Die Lage der Öffnung ermöglicht eine Unterteilung in 2 Formen:

1. die Hernie durch eine Öffnung des großen Netzes, die im Bruchsack einer Umbilikal-, Inguinal- oder Kruralhernie enthalten ist;

2. eine Hernie, bei der das fenestrierte große Netz sich in normaler Position findet.

Eine 3. Form, die Herniation durch die Öffnung einer präkolischen Gastroenterostomie wurde ebenfalls beschrieben. Da es sich um eine iatrogene Form handelt, werden wir sie hier nicht diskutieren.

In fast allen Fällen ist der Dünndarm inkarzeriert. Eine Beteiligung des Kolons [578] sowie des Zökums mit Appendix [560] wurde ebenfalls beschrieben. Bei einer anderen Beobachtung [737] handelte es sich um das Netz selbst, das eine spezielle anatomisch-klinische Form bildete, die transomentale Hernie: Bei einer gedrehten rechtsseitigen Epiplozele, die das große Netz fixierte, entdeckte der Autor eine intra-abdominale Masse, die der inkarzerierten linken Hälfte des großen Netzes auf dessen rechten Seite entsprach und 11 Bruchpforten enthielt!

8.3 Klinik

Ist die Bruchpforte, die oft alt ist, Ursache für Störungen bei Bewegungen des Darms, wird dies im Moment der Strangulation klinisch bemerkt. Es zeigt sich aus funktioneller Sicht:

- ein starker rezidivierender epigastrischer oder periumbilikaler Schmerz
- Erbrechen meist von Mageninhalt, dann von Galle
- eine zunehmende Obstruktion gasförmigen und flüssigen Darminhalts. Es ist klinisch schwierig, zwischen der direkt einsetzenden Symptomatologie bei Einklemmung des Dünndarms und der langsam sich entwickelnden Symptomatologie bei tiefer Obstruktion des Kolons zu unterscheiden.

Der Allgemeinzustand ist nur mäßig verändert, aber peritoneale Zeichen entwickeln sich schnell: Temperaturerhöhung von 38–38,5 °C, Tachykardie, Oligurie.

In der Praxis führen diese diagnostischen Zeichen zur Laparotomie, die eine genaue Diagnose des akuten Abdomens, die Lösung des Dünndarms, der bei 50% der publizierten Fälle reseziert werden mußte [651], und den Verschluß der Bruchpforte mit oder ohne Netzresektion, ermöglicht.

Die Prognose wird als ungünstig beschrieben [836], (100% Mortalität ohne operativen Eingriff und bei 27% ungünstige Verläufe bei 26 postoperativen Beobachtungen im Jahre 1958) und ist abhängig vom Zustand des Dünndarms: 25% Mortalität [651] 1976 nach Darmresektion gegenüber nur 6% bei den anderen Fällen).

9 Infarkte

Diese sind im Prinzip selten und werden meistens während einer Laparotomie diagnostiziert. Die ursächlichen Mechanismen sind zahlreich und können in 2 Gruppen differenziert werden: primäre und sekundäre Infarkte.

Die Pathogenese der primären idiopathischen Infarkte wird an dieser Stelle nicht behandelt. Die der sekundären Infarkte, die am häufigsten vorkommen, ist sehr unterschiedlich. Als Ursache findet man eine Torsion des großen Netzes aufgrund einer Vaskulopathie mit partieller oder totaler Thrombose der Netzgefäße (Morbus Leo-Bürger [925]), Pfortaderthrombose [636], Polyglobulie [391], Herzinsuffizienz [675], Kardiomyopathie (die zu Embolien führt) [338], posttraumatische oder operative Thrombose [1007], Begleitthrombose einer intraperitonealen Infektion.

9.1 Primäre Infarkte

Der primäre Infarkt, auch idiopathischer Infarkt genannt, entspricht dem spontanen Infarkt eines Teils oder des ganzen großen Netzes. Die Diagnostik beruht auf den 4 Zeichen von Wrzesinski [1162]:

1. spontanes Auftreten ohne vorhergehendes Trauma, Infektion oder eines anderen prädisponierenden Faktor;

2. isoliertes Auftreten ohne generalisierte Gefäßkomplikation;

3. pathologisch-anatomisch muß mit Sicherheit eine Torsion ausgeschlossen sein;

4. bei nur wenigen Fällen ist diese Art von Infarkt segmental, d.h. begrenzt auf einen Teil des großen Netzes, ohne ein Nachbarorgan zu tangieren. Der nichtinfarzierte Rest des Netzes ist dabei ohne pathologische Veränderungen.

Zunächst wurde der primäre Netzinfarkt von Busch (1896) [391], dann von Hunter (1904) [652] beschrieben. Insbesondere Eberts (1920) [506], Schomberg (1929) [1006] und Johnson (1932) [675] erarbeiteten die ersten Kriterien zur Beschreibung des segmentären, primären Netzinfarkts. Viele Autoren (Pines, Rabinovitch, Totten, Harris, Eger u. Barto, Leitner, Alecce, Shea, Wrzesinski, Halligan) haben die auch noch heute gebräuchliche Klassifikation entwickelt. Catanzaro (1952) [407] und Perry (1964) [917] untersuchten dieses Problem beim Kind. Aber besonders Gregoire (1937) [593] und dann südamerikanische Autoren wie Jurado (1949) [682], Belleville (1954) [332], Catalano (1957) [406] und Sosa Gallardo [1042] haben die umfangreichsten Untersuchungen zur Ätiologie und Pathologie durchgeführt.

9.1.1 Ätiologie

Die Häufigkeit des primären Netzinfarkts ist deutlich geringer als die des Infarkts nach Torsion. Eine ausgedehnte Literaturstudie ließ uns nur 160 Fälle von 1896–1983 finden. Man muß aber folgendes betonen:

a) Es gibt viele Autoren, besonders aus dem englischen Sprachraum, die nur zögernd ihre Beobachtungen als Zusammenfassung veröffentlichen. Schnurr [1003] beobachtete zwischen 1937 und 1972, 9 Fälle, die er 1972 in der Mayo Clinic publizierte. De Laurentis [472] sah zwischen 1961 und 1971, 10 Fälle, die er 1971 beschrieb.

b) Viele Beobachtungen werden nicht publiziert, wodurch die wirkliche Häufigkeit dieser Erkrankung nur schwer zu beurteilen ist.

Der primäre Netzinfarkt betrifft besonders den Erwachsenen zwischen 20 und 55 Jahren (70% der Fälle). Aber die Serie von 149 Beobachtungen, die als Basis dieser Statistik diente, beschreibt auch 19 Kinder von weniger als 13 Jahren (also 12,7% der Fälle) und 11 Erwachsene über 55 Jahren (7,3% der Fälle) sowie eine Frau von 90 Jahren [1003].

Die Geschlechtsverteilung zeigt ein Überwiegen des männlichen Geschlechts (70%).

Bei Betrachtung der Rassenzugehörigkeit schrieb Dugas [501] 1959, „daß bei keinem Farbigen bisher diese Erkrankung gefunden wurde“, während de Laurentis [472] berichtet, daß in seiner 1971 veröffentlichten Serie 1 Mann und 1 Frau schwarzer Rasse, also 1,3% der Fälle, betroffen waren.

9.1.2 Pathogenese

Diese ist bisher trotz zahlreicher Hypothesen nicht geklärt.

Einige Beobachtungen werden beim Netzinfarkt mit Regelmäßigkeit gemacht [498].

- das große Netz ist gewöhnlich dünn
- meist geht dem Schmerzphänomen ein frugales Mal voraus
- Mikrotraumen und venöse Störungen werden in der Anamnese beschrieben.

Morphologische Argumente zur Pathogenese stehen deshalb im Vordergrund: ausgedehntes Fettgewebe, eine übernormale Länge und erhöhtes Gewicht des großen Netzes.

Bei dergestaltigen Anomalien ist anzunehmen [621], daß diese die Gefäße allein durch ihr Gewicht und den daraus resultierenden Zug beeinträchtigen und somit, besonders postprandial, durch generalisierte Rupturen Hämorrhagien erzeugen können. De Laurentis [472] entwickelt diese Hypothese; er vermutet, daß das Gefäßproblem eine doppelte Ursache hat: eine venöse Insuffizienz, verbunden mit einer durch mangelhafte Vaskularisation verursachte episodische Gefäßischämie.

Auch embryologische, anatomische und pathologische Argumente wurden vorgebracht.

O'Brien [885] entdeckte eine Infarzierung des rechtsseitigen, verlängerten Netzes mit Beginn auf Höhe des rechtsseitigen Colon transversum und getrennt vom Organkörper unter Ausbreitung und Fixierung an die vordere Bauchwand, der es insgesamt anhing und so die Hypothese einer kongenitalen Anomalie begünstigte.

Eger u. Barto [508], erstaunt über die Häufigkeit eines rechtsseitigen Netzinfarkts, erwägen die Möglichkeit einer anatomischen Besonderheit der rechtsseitigen venösen Drainage, die eine Thrombose in diesem Bereich begünstigen könnte.

Bei einer gewissen Zahl von Fällen fanden Epstein u. Lempke [516] ein infarziertes Segment, das nur durch sehr gespannte Gefäße mit dem restlichen Netz verbunden war. Sie dachten an eine Entwicklungsanomalie des vorderen Mesogastriums als eine ausgedehnte entfernte Falte des kleinen Netzes. Nach sekundärer Eingliederung in das große Netz würde dort eine Schwachstelle der Gefäßversorgung liegen, besonders empfindlich durch schlechte Gefäßversorgung und insuffiziente Anastomosen mit dem großen Netz.

Von seiten der Pathologie hat man versucht, das Problem unter besonderer Berücksichtigung der postprandialen venösen Überflutung zu klären [1098, 925]. Ausgehend von Untersuchungen der Zugwirkung auf Venen (V. jugularis beim Kaninchen) ist anzunehmen, daß eine Elongation der Netzvenen während der Verdauung oder Mikrotraumen (Muskelzug, Hyperperistaltik, Husten und Niesen) Endothelläsionen produzieren kann, die zur Ursache einer Thrombose würden.

Die Kompression des Netzes zwischen Leber und Bauchwand kann ebenfalls Endothelläsionen des Gefäßsystems mit anschließender Thrombose und Infarkt verursachen [646].

Alle diese Hypothesen nehmen die klassische Reihenfolge auf: Thrombose, Hämorrhagie, Infarkt. Besonders eindrucksvoll ist die Beschreibung eines der seltenen Fälle eines totalen idiopathischen Infarkts [498].

M.B.L., 34 Jahre, nach einem frugalen Mahl zunächst zeitweise Übelkeit, dann eine Mißempfindung im Abdomen, die sich in krampfhafte anfallsartige Schmerzen umwandelt. Diese Schmerzsymptomatik erstreckt sich über 4 Tage. Vor einer Zentrierung der Schmerzen in der rechtsseitigen Fossa iliaca Temperaturanstieg auf 38 °C und Leukozytose von 11600. Die Laparotomie wird unter der Diagnose akute Appendizitis durchgeführt. Nach Öffnung des Abdomens findet sich eine blutig-seröse Flüssigkeit im Abdomen bei normaler Appendix. Deshalb Erweiterung der Inzision zur medianen Laparotomie. Das große Netz fand sich insgesamt rot mit blauen Flecken, dick und schwer. Es zeigte keinen gesunden Bereich mehr. Die gastroepiploischen Venen rechts und links sind enorm ausgeweitet und von schwärzlichem Blau als Zeichen eines totalen Infarktes. Bei der Ausdehnung des Befundes wird die gesamte Infarktzone mit einer 1%igen Novokainlösung injiziert. Auf eine Resektion wird verzichtet wegen der ausgedehnten Blutungsneigung des Gewebes. Der Versuch einer Ligatur ergab nicht den gewünschten Erfolg.

Die Heilung verlief postoperativ komplikationslos ohne Folgen. Die pathologisch-anatomische Untersuchung eines Netzfragments zeigte einen primären Infarkt des großen Netzes.

Madier [791], der die verschiedenen Aspekte dieses Problems untersuchte, bemerkte nur die Verletzbarkeit aller Venen des Erkrankten bei der geringsten Berührung. Bei der Analyse der publizierten Beobachtungen muß man trotzdem feststellen, daß die histologisch verifizierte Thrombose nur bei 30% der Fälle nachgewiesen werden konnte.

Eine Beobachtung ähnlich der von Dubois [498] wurde von Patel [904] vor der Academie de Chirurgie berichtet. Der histologische Befund des insgesamt resezierten großen Netzes ergab folgenden Befund:

Fragment einer linksseitigen Netzvene. Es zeigt sich eine komplette Thrombose der untersuchten Vene. Diese Thrombose ist frisch ohne eine Spur der Organisation. Die Venenwand zeigt nur eine Verschmälerung und eine leichte Zellreaktion. Die Arterien zeigen keine besonderen Veränderungen. Das Binde- und Fettgewebe ist blutig imbibiert.

Folgender Hypothese [1043] sollten wir unsere Aufmerksamkeit widmen. Bei schwer begründbaren Fällen sollte an eine autoimmune Reaktion des Typs Sanarelli-Schwartzmann gedacht werden, die mit einer Vasodilatation nach Freisetzung von Kininen und Mikrothrombosen sowie einer intravaskulären lokalisierten Hyperkoagulobilität verbunden ist.

Diese Autoren [1043] berichteten über 4 klinische Fälle eines Netzinfarkts bei Allergikern. Die Peritonealflüssigkeit war reich an eosinophilen Zellen. Die pathologisch-anatomische Untersuchung zeigte typische Veränderungen und die 4 Kranken wurden ohne Resektion durch antiallergische Behandlung geheilt.

Nach diesen Beobachtungen wurden experimentelle Untersuchungen durch Provokation von Reaktionen in der Art des Arthus-Schwartzmann-Phänomens durchgeführt. Bei 6 von 10 Meerschweinchen und 4 von 10 Hunden fand sich ein typischer Infarkt des großen Netzes, der durch die pathologisch-anatomische Untersuchung bestätigt wurde.

Nach Durchsicht von 69 Fällen, die bis 1959 publiziert worden waren, wurde eine Venenthrombose nur in 20 Fällen (29%) histologisch bestätigt; bei 33 Patienten (48%) konnte keine Venenthrombose nachgewiesen werden, während bei 16 (23%) die Gefäße nicht untersucht worden waren.

Daher resultiert die Einschätzung, daß der idiopathische Infarkt des großen Netzes das Ergebnis einer Irritation des vegetativen Nervensystems ist. Folgende pathologisch-genetische Faktoren sprechen dafür: das Aufeinandertreffen Antigen-Antikörper verursacht eine allergische Reaktion, die Histamin, Serotonin und andere gefäßaktive Substanzen freisetzt. Nach einer kurzen Periode der Vasokonstriktion folgt eine aktive, ausgedehnte Vasodilatation, die eine beträchtliche Verlangsamung und sogar einen Stop des Blutflusses in den Kapillaren mit sich bringt. Darauf folgt ein Elektrolyt- und Proteinabstrom in das Nachbargewebe (Ödem), dann von Blutkörperchen (hämorrhagischer Erguß), dessen Ergebnis der typische Infarkt ist, der in einigen Fällen eine venöse Thrombose verursachen kann.

9.1.3 Pathologische Anatomie

Segmentinfarkt

Auch wenn die häufigste Lokalisation des Segmentinfarkts sich im unteren rechten Quadranten des Netzes und damit im beweglichsten und adipösesten Teil befindet, können doch alle Bereiche des Netzes betroffen sein. Manchmal ist der infarzierte Netzbereich an der Bauchwand oder am Darm adhärent, ohne daß diese betroffen sind.

Makroskopisch schwimmt der betroffene Netzanteil in einem intraperitonealen serös-blutigen Erguß, der meist diffus, selten lokalisiert ist. Das infarzierte Segment ist normalerweise dreieckförmig, und seine Ausdehnungen variieren von 3 × 3 cm bis 4 × 15 cm. Das infarzierte Gewebe ist gut gegen die Umgebung abgegrenzt, verdickt und ödematös. Seine Farbe erstreckt sich von einem schmutzigen Gelb bis Blaurot entsprechend der Schwere des Infarkts.

Histologisch findet sich eine Blutextravasation in die Interlobulärsepten mit Ausbildung von Blutseen und venösen sowie arteriellen Thrombosen (bei 25–35% der Fälle). Der Erguß wird begleitet von einer ausgedehnten entzündlichen histiozytären, monolymphozytären Infiltration und einer intensiven Proliferation der Fibroblasten, die Verklebungen begünstigt. In den ältesten Infarktzonen können Makrophagen nachgewiesen werden sowie Fettdegenerationsherde und fleckige Zellnekrosen.

Totalinfarkt

Es ist extrem selten, und wir fanden nur 2 Beobachtungen [498, 791]: beide Patienten hatten lange bestehende Venenerkrankungen. Der eine litt an Krampfadern beider unterer Extremitäten mit ausgedehnten zirkulatorischen Störungen [498], der andere erkrankte im Alter von 9 Jahren an seiner ersten Phlebitis, im Alter von 25 Jahren an einer Phlebitis beider Beine, im Alter von 38 Jahren an wiederholten Schüben dieser Erkrankung sowie einer Phlebitis des Arms, die durch eine Lungenembolie kompliziert wurde [791].

9.1.4 Klinik

Das klinische Bild des Segmentinfarkts entspricht dem der klassischen Torsion. Es umfaßt:

a) Aus funktioneller Sicht ein Schmerzsyndrom

Es setzt schleichend, oft mit Verzögerung, postprandial ein und zwar zunächst generalisiert, bei

Bewegung, Husten oder Niesen exazerbierend. Die Projektion erfolgt in der Folge bei 95% der Fälle in die rechte Fossa iliaca, auch wenn andere Lokalisationen möglich sind.

Es bestehen auch akute Formen, die manchmal den Aspekt eines akuten Abdomens annehmen können, indem sie eine Ulkusperforation [682, 1098, 393], eine akute Pankreatitis [749] oder eine akute Cholezystitis [1022] vorspiegeln. Übelkeit ist praktisch immer mit diesem Krankheitsbild verbunden, Erbrechen ist selten (unter 25% der Fälle). Insgesamt finden sich dyspeptische Beschwerden bei 54% der Patienten. Passagebehinderungen sind vergleichsweise selten. Manchmal findet sich eine Form der Darmträgheit mit Obstipation (12% der Patienten), gelegentlich Durchfälle (17% der Patienten). Im allgemeinen bleibt das Befinden lange Zeit unauffällig. Die Körpertemperatur liegt unter 38 °C (57% der Patienten), der Puls im Normbereich.

b) Klinische Zeichen

Das Abdomen scheint manchmal leicht meteoristisch, und in einigen Fällen findet sich ein leichter peritonealer Reiz ohne eindeutige Abwehrspannung, eher Darmsteifungen.

Gelegentlich zeigt die klinische Untersuchung eine abdominale Resistenz, meist rechtsseitig gelegen.

c) Laborchemische Parameter

Es findet sich eine mäßige Leukozytose mit etwa 10000 Leukozyten bei 47% der Patienten. Bei kleinem Infarkt besteht keine Erhöhung der Leukozytenzahl (etwa bei 16% der Patienten).

Daraus ergibt sich, daß eine genaue Diagnose vor einem operativen Eingriff nicht gestellt wurde. Meist wird die Operationsindikation unter dem Verdacht auf eine akute Appendizitis oder Cholezystitis gestellt, wie Tabelle 1, die alle bekannten präoperativen Diagnosen zusammenfaßt, zeigt.

Tabelle 1. Präoperative Fehldiagnosen bei Netzinfarkt

Präoperative Diagnose	Anzahl der Fälle	
	n = 149	[%]
Akute Appendizitis	78	62,9
Akute Cholezystitis	24	19,3
Ulkusperforation	4	3,2
Sigmadivertikulitis	4	3,2
Infarkt des großen Netzes	3	2,4
Mesenterialinfarkt	2	1,6
Zökumkarzinom	2	1,6
Peritonealer Tumor	2	1,6
Sigmakarzinom	1	0,8
Milzinfarkt	1	0,8
Stielgedrehte Ovarialzyste	1	0,8
Aneurysma der Aorta abdominalis	1	0,8
Fehlende präoperative Diagnose	1	0,8
Nicht präzisiert	25	–

9.1.5 Therapie

Sie besteht in einer breiten Resektion des erkrankten Netzes. Wichtig ist eine frühzeitige Stellung der Operationsindikation. Der weitere Verlauf ist komplikationslos. Die Prognose ist günstig, und bisher wurde über keinen Todesfall berichtet.

9.2 Sekundäre Infarkte

9.2.1 Infarkte durch Torsion des großen Netzes

De Marchettis (1851) berichtete darüber in seinen „Diagnostics rares“, gefolgt von Oberts (1882) [384], Demons (1893) [476] und Monod u. Blanc (1899) [842], als Zustand einer sekundären Torsion bei einer rechtsseitigen Inguinalhernie. Im Jahre 1899 publizierte Eitel [54] den besonderen Fall einer intraabdominal unipolar idiopathischen, d.h. primären Torsion, indem er den interessantesten Aspekt dieser Erkrankung beschrieb. Nach einigen Einzelveröffentlichungen präsentierten Vignard u. Girandeau [1124] 1903 eine erste Übersicht von 23 Fällen. 1905 veröffentlichten Corner u. Pinches [445] 51 Fälle einer Netztorsion, der sie 3 eigene Beobachtungen zufügten. 2 Jahre später sammelte Lejars [752] 66 Fälle und publizierte diese erstmalig mit einer anatomisch-pathologischen Klassifikation, die auch heute noch in Gebrauch ist.

Die Erkrankung ist eigentlich erst so richtig bekannt seit der Arbeit von Aimes [273], der im Jahre 1919 122 Fälle analysierte. In einer Übersichtsarbeit von 1928 durch MacWorther [790] wird beschrieben, daß sich die Mehrzahl der Autoren, wie d'Errico [477], der im Jahre 1943 31 Fälle eines unipolaren Volvulus publizierte, auf Fälle mit unipolarer Torsion beschränken muß, ohne Erklärung der Ätiologie und Pathologie.

Betrachten wir die Arbeiten, die sich mit dieser Frage auseinandersetzen, können wir darunter die Publikation von Morris [850] mit einer Übersicht über 161 eigene Fälle bei 217 berichteten Fällen zitieren sowie die Behauptung Colas' [437], der im Jahre 1935 110 Fälle einer reinen Netztorsion publizierte. Hinzu kommt die Übersichtsarbeit von Anton u. Jemmings [299], die im Jahre 1945 205 Fälle von sekundärer und 64 Fälle von primärer Torsion in der Literatur des englischsprachigen Raums sammelten und publizierten.

Erwähnen muß man auch Einzelbeobachtungen [824, 913, 467] und eine Übersicht aus dem Jahre 1959 [320].

Mainzer [795] 1964 hat die wichtigste Arbeit über die idiopathischen Torsionen des großen Netzes anhand von 165 Beobachtungen publiziert.

Einteilung der Netztorsion

Der Volvulus ist zwar als Rotation des ganzen oder von Teilen des großen Netzes um seine Achse unter Bildung eines geraden Stieles an einem Punkt dieser Achse definiert, eine Einteilung der verschiedenen Formen bleibt aber schwierig. Dies beweisen die Untersuchungen von Payr [909], Rudolphe [987], Corner u. Pinches [445], Lejars [752], Barboni [315], Aimes [273], Hinton [637], Peribere [915], Morris [84], Puderbach [941], Ramond [949] und Donhauser [495].

Verschiedene dieser Einteilungen stützen sich auf pathologisch-anatomische oder anatomisch-klinische Betrachtungen, wie diejenige von Lejars [752], die seit Jahren in Gebrauch ist („die Einteilung der Netztorsion von Lejars ist überall bekannt" schrieb Introini 1909).

Sie unterscheidet die

- Torsion mit einer irreponiblen Hernie
- Torsion verbunden mit einer Hernie ohne Inhalt
- Torsion ohne Hernie.

Die Einteilung von Aimes [273] differenziert zwischen partiellen, totalen und vollständigen Torsionen und hat wahrscheinlich die Klassifikation von Morris [850] inspiriert, die zwischen kompletten Torsionen mit und ohne Hernie unterscheidet. Ramond [949] schlägt seinerseits die Unterteilung in partielle intraabdominale oder intrasakkuläre Torsionen und totale unipolare Torsionen vor. Diese sind idiopathisch, sekundär und bipolar oder immer sekundär.

Das Verdienst der Unterscheidung in primäre und sekundäre Torsionen gebührt Puderbach [942], der uns eine Klassifikation der Netztorsionen auf ätiologischer Basis gegeben hat, wobei pathologisch-anatomische Gesichtspunkte eine sekundäre Rolle spielen. Er schlägt vor, die primären idiopathischen Torsionen ätiologisch, die unipolaren anatomisch zu klassifizieren. Sie sind klinisch charakterisiert durch das Syndrom der Netztorsion und unterscheiden sich von den sekundären Torsionen durch die Ätiologie.

Letztere beruhen auf einer Erkrankung des großen Netzes (Karzinom oder Tumor) oder einer Erkrankung des parietalen Peritoneums (Inguinalhernie) sowie des viszeralen Peritoneums (Appendizitis, Cholezystitis, Salpingitis) und sind aus anatomischer Sicht meist bipolar, ausnahmsweise unipolar.

1954 hat Donhauser [495] die Klassifikation von Puderbach etwas modifiziert. Er unterschied die sekundären unipolaren Torsionen mit einer Zyste, einem Tumor des großen Netzes oder einer intraabdominalen Erkrankung von den intraabdominalen bipolaren Torsionen, ausgehend von einer Verletzung des Netzes oder des parietalen Peritoneums.

Für die Praxis scheint uns die Einteilung der Netztorsionen von Puderbach [941] die einfachste. Sie entspricht am besten, nach dem gegenwärtigen Stand unseres Wissens, den Gegebenheiten der Ätiologie Pathogenese, Physiologie, Anatomie und Pathologie. Daher wenden wir selbst nur diese an.

Ätiologie

Häufigkeit. Die Torsion des großen Netzes ist relativ selten, auch wenn Lejars [752] 1907 schreibt, „die Torsion verdient nicht mehr als außergewöhnlich selten bezeichnet zu werden". Es bleibt schwierig, die Häufigkeit der Netztorsion präzise nachzuweisen. Die meisten Autoren begrenzen sich auf die Veröffentlichung primärer Torsionen. In einer Sammelstatistik des Jahrs 1932 von Morris [850] mit 217 Beobachtungen aus der angelsächsischen Literatur finden sich 31 primäre Torsionen (14,2%).

Colas [437] konnte im Jahre 1935 110 Fälle primärer Torsionen in der Weltliteratur sammeln, das entspricht 25,6%. Anton u. Jemmings [299] analysierten im Jahre 1945 250 Torsionen, davon waren 64 primär. In einer Gesamtübersicht der Publikationen über diese Erkrankung im angloamerikanischen Schrifttum berichteten Etherington u. Wilson [522] in demselben Jahr über 190 Torsionen mit einem Anteil von 73 (38,4%) an primären Torsionen. Nielsen [870] veröffentlichte im Jahre 1950 23 Fälle aus Skandinavien, und 1951 konnte Sterling [1051] 72 primäre Torsionen nach Umfrage unter 293 Chirurgen sammeln [zit. nach 320]. In demselben Jahr analysierte Hashemian [625] eine Serie von 214 Torsionen mit 80 (37%) primären Torsionen. Insgesamt bleibt festzustellen, daß die primäre Torsion des großen Netzes 25–40% in der Gesamtheit der Netztorsionen ausmacht. So erlaubt uns die Weltliteratur eine Schätzung der Häufigkeit: bis 1945 konnten im englischen Sprachraum etwa 310 publizierte Torsionen gesammelt werden. In demselben Zeitraum fanden sich in Europa etwas weniger als 300 Fälle, eine Zahl, die durch Pecout [913] bestätigt wurde.

Seit 1946 fanden wir etwa 164 Torsionen, meist primäre. Diese Anzahl bestätigt die Zahl der von Mainzer [795] 1964 analysierten 165 Fälle mit primärer Torsion des großen Netzes, von denen etwa 100 nach 1945 beobachtet wurden.

In einer neueren Arbeit aus dem Jahre 1976 konnte Nikolaiv [872] in der sowjetischen Literatur 92 Fälle von primärer oder sekundärer Torsion nachweisen.

Wenn man hierzu die Zahl der von zahlreichen Chirurgen operierten, aber nicht publizierten Fälle des sekundären Volvulus mit bekanntem Mechanismus hinzurechnet, kommt man auf eine Gesamtsumme von etwa 850–1100 Erkrankungen, die während eines knappen Jahrhunderts beobachtet wurden.

Die relative Häufigkeit der Erkrankung ist dennoch schwierig zu bestimmen [320]: Cavanagh u. Campanale [409] fanden 2 Fälle von Netztorsionen unter 145 notfallmäßig durchgeführten Bauchoperationen zwischen 1953 und 1954, eine Anzahl vergleichbar mit der von Nielsen [870], der zwischen 1921 und 1948 23 Netztorsionen in seinem Krankengut fand, also etwa eine pro Jahr.

Jackson [665] bemerkt, daß zur Feststellung von 72 Netztorsionen 300000 Appendektomien in den Vereinigten Staaten von Amerika durchgeführt wurden, eine Zahl, die durch Walker [1135], der eine Netztorsion auf 350000 operative Eingriffe fand, bestätigt wurde.

Der Anteil primärer im Verhältnis zu sekundären Torsionen liegt entsprechend den Angaben verschiedener Autoren zwischen 14 und 38% (z.B. 31 von 217 Fällen bei Morris (1932) [850], bei 64 von 250 Fällen bei Anton (1945) [299]: 80 von 217 Fällen bei Hashemian (1951) [625], 73 von 190 Fällen bei Etherington (1946) [522]. Nur Martinoti (14% der Fälle im Jahre 1955) bestreitet, daß ein normales Netz sich torquieren könne [812].

Lebensalter. Der Erwachsene scheint am häufigsten im Alter von 44 Jahren betroffen zu sein [870, 437, 850]. Man kann aber eine plötzliche Netztorsion in jedem Alter sehen. Brown [382], Davis u. Mangels [466] beobachteten Torsionen bei Kindern im Alter von 3–16 Jahren, MacLean [787] bei Kindern von 4–6 Jahren, Barsky [318] sowie Cooper [440] und Adrian [271] bei 5jährigen Kindern. Cohen [436] berichtete über den Fall eines 7jährigen Kinds und Murat [859] über ein 8jähriges mit primärer Netztorsion. Mainzer [795] konnte unter 165 primären Torsionen des großen Netzes 24 Kinder unter 12 Jahren und 21 Jugendliche unter 21 Jahren beobachten.

Bei älteren Erwachsenen ist die primäre Netztorsion selten. Über Einzelbeobachtungen berichten Mainzer [795] und Cooper [440] bei 73jährigen, Wiener [1153] bei einem 79jährigen, Brown [382] bei einem 80jährigen, Magrant [792] bei einem 81jährigen und Leitner [749] bei einem 82jährigen.

Auch wenn das seltene Auftreten der Netztorsion beim Kind gut verständlich ist — das kindliche Netz ist kurz, wenig entwickelt und die Verdrehung oft nur flüchtig und bildet sich spontan zurück —, ist es beim älteren Menschen schwieriger zu begründen. Der sekundäre Volvulus des Omentums, vereinigt mit einer Inguinalhernie, müßte die beobachtete Häufigkeit einer Netztorsion logischerweise erhöhen.

Geschlecht. Die Erkrankung findet sich bei beiden Geschlechtern, häufiger beim Mann als bei der Frau: nach Etherington [522] und Mainzer [795] liegt der Anteil des männlichen Geschlechts bei 59%. Colas [437] fand bei 110 primären Torsionen, daß bei 63% der Fälle Männer betroffen waren.

Die Begründung dieses Geschlechtsunterschieds ist nicht ganz klar, denn bei beiden Geschlechtern ist das große Netz gleichermaßen entwickelt, gleichermaßen von Entzündungen betroffen, und bei den häufigen Entzündungen der Frau im kleinen Becken sollte das Verhältnis umgekehrt oder zumindest gleich sein [320].

Begünstigende Faktoren der Netztorsion.

- Übergewicht
- pathologische Veränderungen der Bauchwand
- Verletzungsfolgen.

Übergewicht: 66% der von uns aus der Literatur zusammengestellten Patienten waren übergewichtig. Das verbleibende Drittel teilt sich in normalgewichtige Patienten (12,5% der Gesamtheit) und Patienten, deren körperliche Konstitution nicht beschrieben ist (21,5%).

Pathologische Veränderungen der Bauchwand (Abb. 24): Lange Zeit schien der Nachweis einer Hernie als unabdingbar, so daß Barboni [315] 1911 schreiben konnte, „es gibt keine Netztorsion ohne Hernie".

Dagegen führte Lejars [752] 1907 in seine Einteilung die Torsionen ohne Hernie ein, und Veröffentlichungen über diesen Typ des Volvulus fanden sich daraufhin in großer Zahl [477, 437, 795].

Im Laufe der Jahre verminderte sich der Anteil

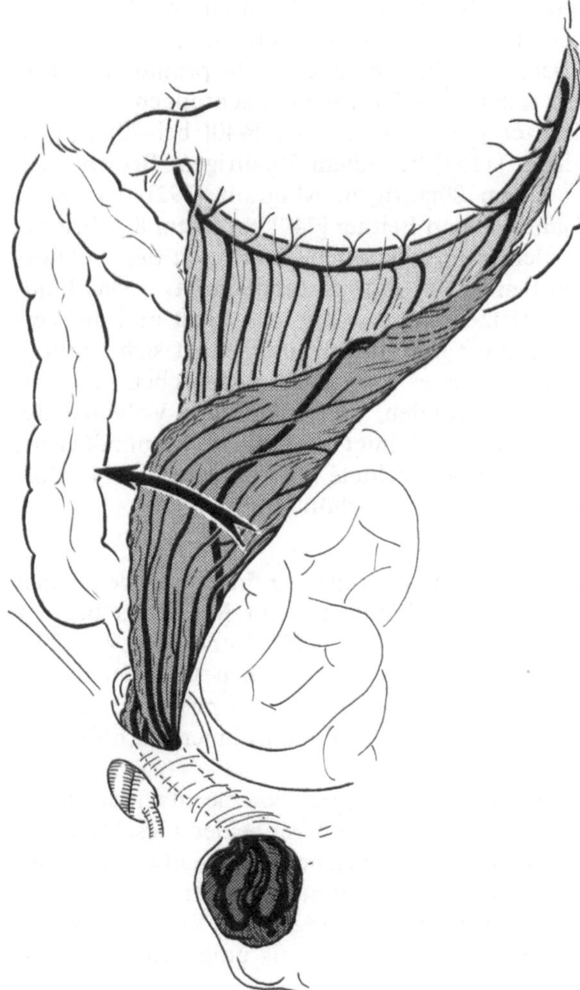

Abb. 24. Fixiertes großes Netz in einer rechten Hernie

der Begleittorsionen einer Hernie von 80% nach Aimes [273] und 40% nach Rameaud [948], 50,3% nach Morris [850], 32% nach Chef [419] und 30% nach Colas [437].

Am häufigsten findet sich eine rechtsseitige Inguinalhernie. 81% der Fälle [850] zeigen diese Kranken eine intrasakkuläre Torsion, eine doppelte Torsion mit mehreren Ausläufern oder eine totale Torsion in Verbindung mit einer Inguinalhernie. Eine Diskussion über die Kausalitätsbeziehung Hernie-Netztorsion ist nicht erforderlich. In diesem Zusammenhang möchten wir eine schöne Beobachtung aus Lyon zitieren, die Patel und Santy [906] 1913 veröffentlichten:

Ein 50jähriger Mann mit einer seit 12 Jahren nachgewiesenen linksseitigen Scrotalhernie wird stationär aufgenommen. Die Aufnahme erfolgt nach dem Auftreten lokalisierter Schmerzen in Höhe der Hernie. Es finden sich keine Zeichen einer Darmoklusion. Die linksseitige Scrotalhernie ist irreponibel, schmerzhaft, hart und erstreckt sich über die gesamte Länge des Inguinalkanales sowie in das Abdomen hinein mit einer Resistenz gleicher Konsistenz, die mit der Scrotalhernie in Verbindung zu stehen scheint. Mit Verdacht auf eine Omentitis eröffnete man den Leistenkanal vor der intraabdominellen Resistenz. Die vordere Wand des Leistenkanales war durch eine dicke, kompakte fibrosierte Gewebeschicht ersetzt, aus der der Bruchsack, der plötzlich eröffnet war, nicht isoliert werden konnte. Es fand sich ein zylindrischer, bläulich verfärbter Tumor mit Striae in der Längsrichtung, aus dem sich, in manchen Teilen, Fettfransen aus der Oberfläche lösten. Bei genauer Untersuchung und vorsichtigem Zug zur Mobilisierung des Bruchinhaltes zeigte sich als Ursache der Einengung der innere Leistenring. Der im Bruchsack enthaltene Tumor war nichts anderes als das eingeengte und um sich selbst in der Vertikalachse gedrehte große Netz, das zu einem voluminösen Zylinder unter Verlust seines charakteristischen fettigen Aspektes geformt worden war. Dieser charakteristische Aspekt eines gesunden Netzes war nur noch an wenigen Stellen vorhanden. Nach Aushülsung des eingeengten Stückes konnte man in der Operationswunde einen nicht veränderten Teil des großen Netzes und zugleich das Colon transversum sehen. Das große Netz wurde auf Höhe des Kolonrahmens abgesetzt mitsamt des Bruchsackes. Dann wurde der Verschluß der Bruchpforte durchgeführt. 12 Tage später verließ der Patient das Krankenhaus.

Die genaue Untersuchung des Operationspräparates zeigte, daß das resezierte Netz fast das gesamte Organ umfaßte bei einem Gewicht von 150 g und einer gesamten Länge von 35 cm. Das zylindrische Aussehen, das uns während des Eingriffes erstaunt hatte, war das Resultat einer mindestens zweimaligen Torsion um die Longitudinalachse. Die Netzplatte war dabei zu einem charakteristischen Tumor umgeformt worden, dessen distales Ende konisch zulief, vergleichbar einem Wurmfortsatz von der Größe eines Daumens, der am Ende des Bruchsackes fixiert war. Der obere Teil der rollenförmigen Masse, die den gesamten Inguinalkanal ausfüllte, war vom unteren Ende durch eine sanduhrförmige Stenose getrennt und von bemerkenswert anderem Aspekt: eine große, in zwei Lappen geteilte fleischige Masse mit entzündlichen Veränderungen an der Oberfläche, wohingegen stellenweise das typische Netzgewebe zu erkennen war. An deren oberem Rand fand sich eine tiefe Furche aufgrund der Einengung genau zwischen gesundem und pathologisch verändertem Netz mit schraubenförmigen Streifen als Beweis der stattgehabten Torsion.

Zahlreiche Autoren haben ähnliche Beobachtungen berichtet, als deren Ursache die Hernie nicht gesondert diskutiert zu werden braucht.

Fälle mit linksseitigen Inguinalhernien wurden gleichermaßen beschrieben (12,3% in der Statistik von Morris [849]) sowie Umbilikalhernien (Morris [850] 13 Beobachtungen, Nielsen [870] 1 Beobachtung) und sogar rechtsseitige Schenkelhernien (Morris [850] 1 Beobachtung, Nielsen [870] 2 Beobachtungen).

Das Studium all dieser Serien mit relativ großen Patientenzahlen erlaubt zusammen mit Morris [850] die Aussage, daß 87% der Hernien, die für eine Torsion verantwortlich sind, auf der rechten Seite gelegen sind, und daß diese seit vielen Jahren existieren (14 Jahre in einem Fall [850]). Die

Behandlung erfolgte meist mit einem Bruchband [435], [1146] oder waren sogar schon operiert worden [437].

Verletzungsfolgen: Eine Verletzung findet sich häufig in der Anamnese als auslösender Faktor. Darunter wurden beschrieben direkte Bauchwandverletzungen [456], Bauchpresse bei Husten [324], Potherat [933], Fahrradrennen [940, 352], anstrengende Arbeit [965] [734, 615, 874, 1168], ein Sturz [1037, 790], und Laxantienabusus [387, 906, 846, 1076].

Prädisponierende Faktoren. Neben diesen die Netztorsion begünstigenden Faktoren finden sich bei einer genauen Analyse eine Reihe von prädisponierenden Faktoren, die anatomischer, morphologischer, pathologischer und vaskulärer Natur sind.

Anatomische Voraussetzung: Bei genauem Studium der klinischen Verläufe sehen wir, daß die Torsionen am häufigsten ihre Ursache in einem langen, schrägen, unregelmäßigen, symmetrischen Netz haben, das tief hinter der vorderen Bauchwand nach unten reicht [320]. Die Torsion nach Netzteilresektion erfolgt besonders auf der rechten Seite im Gegensatz zum Kind, bei dem das Netz dünn und kurz ist. Allerdings konnte Bernatz [344] einen Fall einer rechtsseitigen Torsion eines sehr dünnen Omentums bei einer 18jährigen Frau beschreiben, die zum ersten Mal schwanger war. Dem entspricht die Annahme der Schwangerschaft als prädisponierender Faktor, wie von mehreren Autoren bestätigt wird [965, 385, 1004].

In einigen Fällen trägt das Netz an seinem freien Rand, meist auf der rechten Seite, zungenförmige bewegliche Ausläufer, die sich selbständig ausdehnen können [320, 790, 344, 496].

Morphologische Voraussetzung: Dazu gehört das girlandenförmige Netz mit akzessorischen Anteilen (das akzessorische Omentum nach Biermann u. Jones [47]), das in dieser Form sowohl auf der rechten als auch der linken Körperseite angelegt sein kann. Die „Fensterbildung des großen Netzes" zwischen den Elementen des Gefäßskeletts [437] scheint die Torsion zu prädisponieren.

Die Fettüberladung des Netzes wird in verschiedenen Untersuchungen [824, 425, 438] herausgestellt, besonders bei ungleicher Verteilung, die fast immer auf der rechten Seite ausgebildet ist und die Statik des Organs beeinträchtigt.

Auch gibt es [308] kongenital gestielte Zonen (gestieltes Omentum), die torsionsbegünstigend wirken.

Pathologische Voraussetzung: Folgende angeborenen und erworbenen Veränderungen des Netzes prädisponieren zur Torsion:

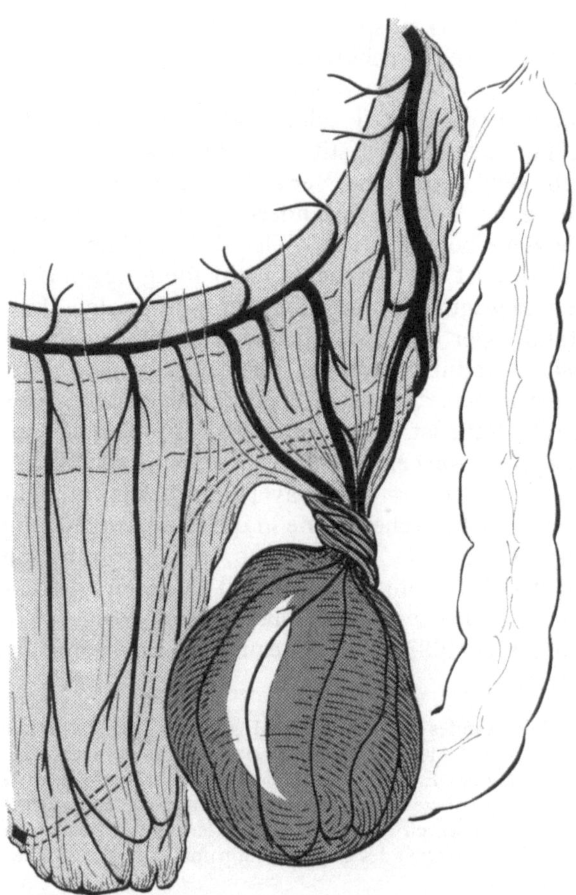

Abb. 25. Partielle sekundäre, durch eine Netzzyste prädisponierte Netztorsion

a) angeborene Veränderungen
Zysten [309] (Abb. 25), akzessorische Milz [1037];
b) erworbene Veränderungen
Ansammlung von tuberkulösen Follikeln [949, 1045],
Hydatidenzyste [152, in 437, 896], kavernöses Lymphangiom [676], Sarkom [1134, 940], hauptsächlich Verwachsungen.

Beim letzten Punkt weist Morris [850] auf die sekundäre Fixation des großen Netzes unterhalb des Kolons hin (an der Appendix, am Zökum [453, 462], am Ovar, an der Tube sowie am Uterus, besonders in der Schwangerschaft) sowie auf die sekundäre Fixation oberhalb des Mesokolons (am Magen über einem Ulkus, an einer Steingallenblase, am entzündlich veränderten Kolon transversum).

Zahlreiche Autoren legen besonderen Wert auf die chronische Entzündung des Netzes, die starre Bereiche in der Netzplatte schaffe und so die unipolare Torsion des Organs begünstige. Eine Hernie scheint die ihr zugeschriebene Rolle bei diesem

Mechanismus zu spielen: Die Fransen des Netzes gleiten in den Bruchsack, wo sie nach Entzündung sklerosieren wie im Kontakt mit einer subakuten Appendizitis [1005] oder [346] einer Adnexitis [288], einer Cholezystitis etc. Dergestalt entwikkeln sich chronische Veränderungen des Netzes, die eine Volumenveränderung der erkrankten Netzteile bewirken. Als Folge der anschließenden Sklerose ist das Netz nicht mehr fähig, regelmäßigen Bewegungen aufgrund der intestinalen Peristaltik oder der Zwerchfellbewegungen zu folgen [949]. Dadurch können sich entzündliche Verwachsungen, z.B. eine Bride, entwickeln. „Das große Netz ist bereit zur Torsion" [320]. Wenn das große Netz eine natürliche Tendenz zur Einrollung hat, wie es Jaboulay [1358] annimmt, läßt es sich nicht drehen, ohne in die Ausgangsstellung zurückzukehren, es sei denn, eine Erkrankung stellt sich diesem entgegen und behindert die natürliche Elastizität des großen Netzes. Colas [437], Tavernier [1083] und Rameaux [948 sind ähnlicher Meinung:

> Ein gesundes Netz hat keine Möglichkeit, sich zu drehen oder diese Drehung aufrecht zu erhalten, es sein denn, es sei an beiden Enden fixiert (oder) es dreht sich und dies ist die Grundlage aller Torsionen aufgrund einer Gewichtsvermehrung durch Fettinfiltration, Sklerose und Fehlen der Eigenbeweglichkeit des Organes aufgrund einer chronischen Omentitis ...

Es ist deshalb wohl begründet, daß die oft gefundene Omentitis ein wichtiges Element der Torsion darstellt, auch wenn manche Autoren wie Aimes [273] annehmen, daß sklerotische Veränderungen erst das Ergebnis der Torsion seien.

Voraussetzung von seiten des Gefäßsystems: Mauclaire [821], Brodetti [380] formulieren die Hypothese, daß die Torsion Folge einer Infarzierung des großen Netzes sei, das sich selbst aufgrund einer Allergie infarzierte, ähnlich eines Schwartzmann-Arthus-Phänomens. Dieser Hypothese sollte mit einer gewissen Zurückhaltung begegnet werden, denn der präexistente Infarkt in der Torsion kann nicht nachgewiesen werden, und wir kennen Infarkte ohne Torsion.

Insgesamt können wir wegen der großen Zahl der angesprochenen ätiologischen Faktoren — die letztlich unser Nichtwissen der wirklichen Krankheitsursachen erklären — nur zwischen den primären, isolierten oder idiopathischen Torsionen und den sekundären Torsionen durch Erkrankung des Netzes selbst (Zyste oder Tumor), des Bauchraums, Beckens sowie der Bauchwand (Hernie, Narben, Verwachsungen) und auch des Intestinums (Appendizitis, Cholezystitis, Salpingitis etc.) unterscheiden, die Ursachen entzündlicher Verwachsungen und somit einer chronischen Omentitis sind.

Tabelle 2. Bedeutung der Hernie in der Pathogenese der Netztorsion

Art der Torsion	Rechte Inguinalhernie	Linke Inguinalhernie	Umbilikalhernie	Rechte und linke Hernie	Krurale Hernie
Im Bruchsack	8	5	2	1	0
kombiniert	58	5	0	1	1
Gesamt	66	10	2	2	1
[%]	81,4	12,3	2,4	2,4	1,2

Auch wenn verschiedene Faktoren an der Pathogenese der Torsion teilhaben, genügt einer allein nicht, die Pathogenese zu erklären, und auch deren Zusammenschau läßt Zweifel offen. Es gibt zahlreiche Theorien, den Mechanismus der Netztorsion zu erklären, der letztlich mysteriös bleibt:

Torsion des fixierten großen Netzes. Obwohl diese Situation am häufigsten angetroffen wird, ist sie am besten erklärt. In der Mehrzahl der Fälle findet sich eine Verbindung zu einer rechtsseitigen Inguinalhernie [940]. Die Netzfransen haben im Bruchsack Verwachsungen gebildet. Das zwischen 2 fixen Punkten ausgespannte Netz bewegt sich wie ein dreieckförmiges Taschentuch, das an zwei seiner Enden fixiert ist, während das freie Ende sich im Kreis um diese vertikale Achse dreht [752, 324] (Abb. 26a, b). Die Beweglichkeit des Netzes ist, wenn auch passiv, nicht weniger wichtig und kann bis in den Inguinalkanal verfolgt werden, wie Hadda [605] dachte, der die Rotation des Netzes im Inguinalkanal mit der des Fetus unter der Geburt verglich. Diese Bewegung wird fortlaufend begünstigt durch die Darmperistaltik, die Bewegungen des Zwerchfells und der Bauchwand [320]. Die Torsion kann durch zahlreiche Umstände ausgelöst werden, z.B. durch ein Abführmittel [387, 587, 846, 1076], eine heftige Bewegung [1087, 935], einen Hustenstoß oder eine große Reposition der Inguinalhernie [638, 598, 387].

Diese Hypothese wurde übrigens experimentell bestätigt [768]. Die Autoren erzeugten im Tierversuch einen Volvulus des Omentums durch Verwachsung des unteren Netzendes durch künstliche Wunden der Bauchwand. Der Mechanismus scheint identisch in den Fällen, bei denen es an der Bauchwand anhängt wie bei Adhäsionen mit

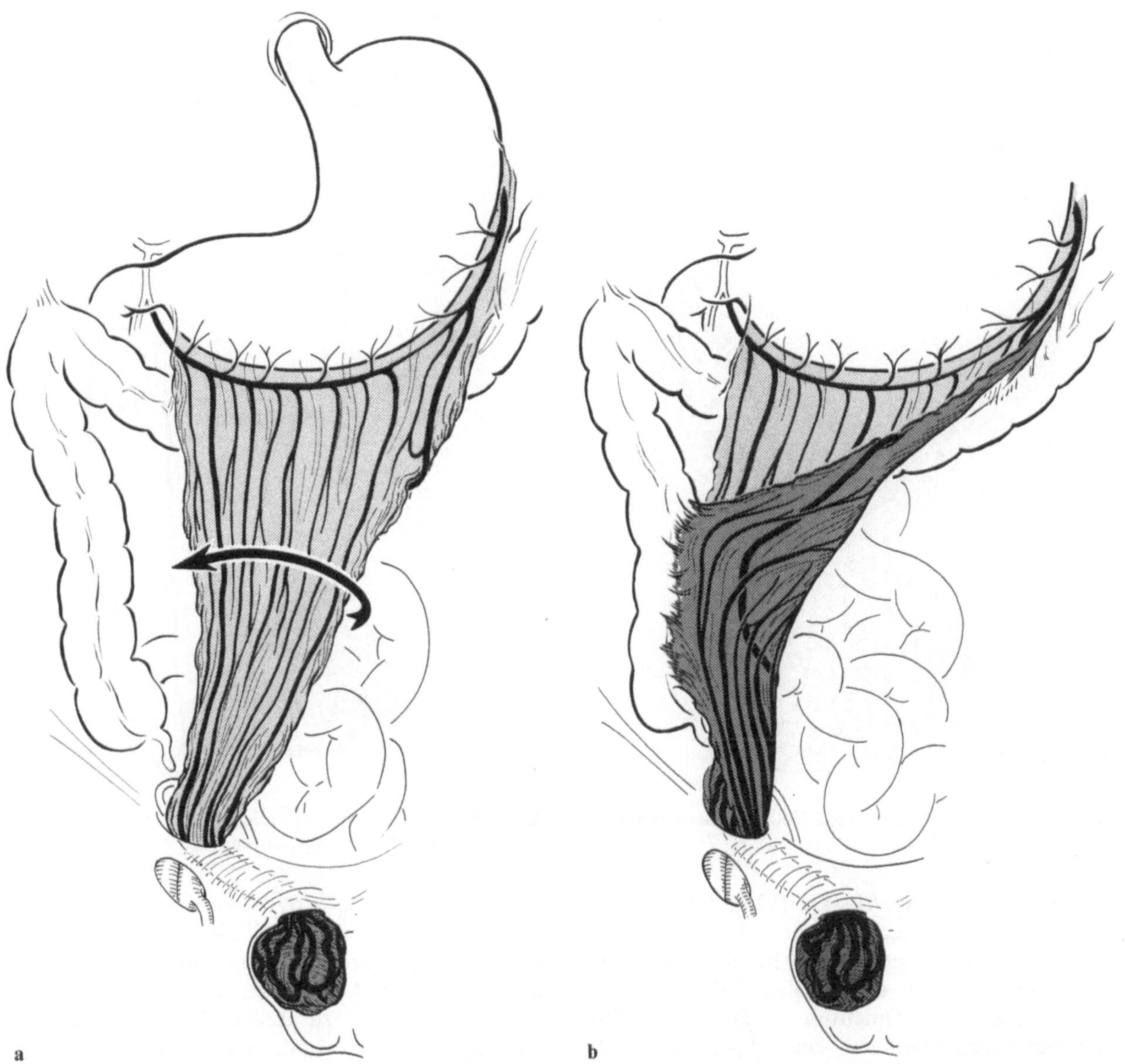

Abb. 26 a, b. Totale bipolare, durch eine rechte Hernie prädisponierte Netztorsion. **a** Bewegungsrichtung; **b** Ausbildung von Verwachsungen

verschiedenen intraperitonealen Organen z. B. Appendix, Adnexen, rechtsseitigem Kolon, Uterus oder oberhalb des Kolons, Gallenblase oder Magen).

Torsion des freien Netzes. Diese ist von der Pathogenese durch einen gleichzeitigen Nachweis einer angeborenen oder erworbenen Erkrankung erklärt: übermäßige Fettbildung, chronische Omentitis, Zyste, Tumor. Alle diese Faktoren wirken in gleicher Weise, wie nachgewiesen wurde [909]. Die Untersuchungen erfolgten durch Einbringen von Magnesium in das Netz. Dadurch bildeten sich Retentionszysten in einem schmalen gestielten Netzzipfel, der dieses Magnesium einhüllte. Bei der Autopsie fanden sich kleine Zysten an einem Stielfortsatz, der mehrmals um sich selbst gedreht war (Abb. 27a, b, 28a, b).

Torsion des normalen Netzes. Es gibt Fälle, bei denen sich die Torsion in einem völlig normalen Netz abspielt und bei einem Eingriff keine Ursache der Drehung gefunden werden kann.

Die Beschreiber dieser Erkrankung denken dabei an eine chronische Omentitis als Ursache, die immer existiere [812, 948]. Andere Autoren gehen

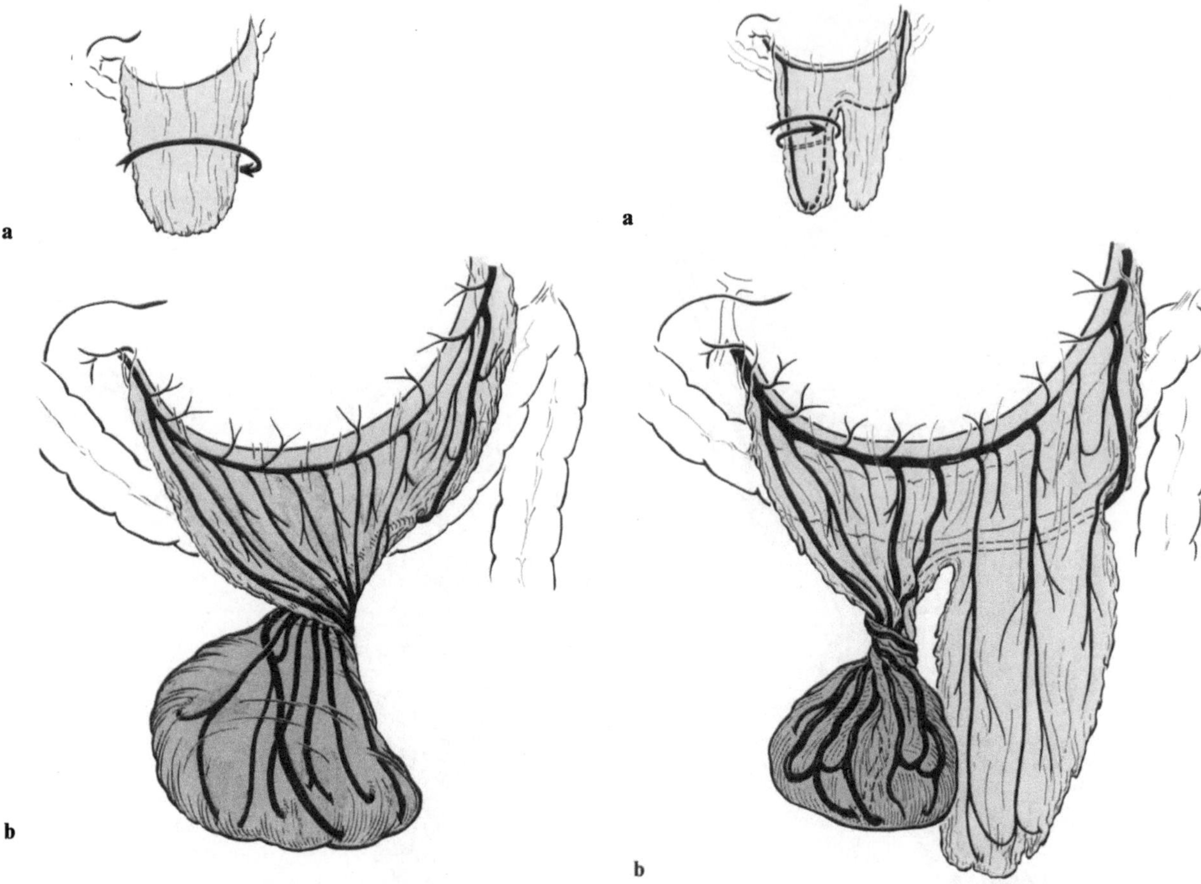

Abb. 27 a, b. Torsion des freien Netzes. **a** Bewegungsrichtung; **b** vollendete Torsion

Abb. 28 a, b. Torsion des freien Netzes bei angeborener Zweilappung. **a** Bewegungsrichtung; **b** partielle Torsion

sogar soweit in ihrer Aussage [733], daß der Operateur eine Hernie nicht gefunden habe.

Letztlich gibt es zahlreiche Theorien, die jedoch nur einen Teilaspekt des Problems erklärt.

Die Tendenz des Omentums, sich um die Dünndarmschlingen zu legen — eine Hypothese von Jaboulay [1358] —, vermag sicherlich eine Torsion zu erklären. Allerdings ist hier die Annahme schwierig zu begründen, daß die gleiche intestinale Peristaltik, die zur Netztorsion führt, nicht eine spontane Detorquierung erreichen könne. Poulain [zit. nach 1024] denkt an eine Verklebungen bildende Sekretion durch Steigerung der physiologischen Peritonealsekretion, verursacht durch eine starke Entzündung. Während der Verklebung der Netzblätter untereinander werde die venöse Durchströmung unter Bildung einer venösen Stase behindert, die zu einer Vergrößerung des Netzes in Schraubenform führe. Aber es bleibt die Frage offen, ob diese Netzentzündung wirklich existiert und die einzelnen Netzschichten wirklich so frei beweglich sind, um untereinander zu verkleben.

Payr [909] beschrieb die Rolle der Gefäße in der Torsionsgenese folgendermaßen: Die Unterbindung der Venen provoziert normalerweise eine venöse Stase, die einen Volvulus durch Einrollung der Venen von größter Länge und Elastizität um die kürzesten und rigidesten Arterien erzeugt.

Farr [526], der zusätzlich die Bedeutung der Lymphgefäße am Ende einer Mahlzeit unterstreicht, bekräftigt diese Theorie. Die Payr-Theorie scheint bis zu einem gewissen Maße experimentell in Untersuchungen [324] bestätigt zu sein.

Das große Netz besitzt nicht nur eine passive, sondern auch eine aktive Beweglichkeit, die gebunden an Veränderungen des Blutflusses ist und so zu einer Art lokalen Erkektionsfähigkeit führen kann, die begünstigt wird durch Entzündungserscheinungen oder intensive Mobilisation des ganzen Organismus [998] nach Gefäßschädigungen [638], die eine Thrombose erzeugen können [856].

Andere Autoren wie Fagge [525] nehmen indessen an, daß eine solche Venenentzündung die Folge der Torsion sei und nie durch den Unfall selbst entstehen könne.

Smyth u. Connell [1037] wiesen auf die Möglichkeit einer Änderung des spezifischen Gewichts eines Teils des Netzes hin in Verbindung mit einem

Entzündungsherd und einer venösen Entzündung als Folge einer subakuten primären oder sekundären Entzündung des Netzes. Eine solche Hypothese könnte durch Untersuchungen [397] bewiesen worden sein, bei denen Verklebungen des großen Netzes mit Hilfe elektrostatischer Kräfte an ausgewählten Verletzungspunkten der Peritonealhöhle ausgelöst wurden.

Diese Hypothese erfuhr eine Erweiterung, indem sie auf ein primär oder sekundär erkranktes Netz übertragen wurde.

Noch ein Wort zur Hypothese von Tempe, über die von Marcoux [803] berichtet wurde, der die Blockierung einer Netzfranse im inter-hepatodiaphragmatischen Raum der rechten Körperhälfte beschrieb, die zu einer chronischen Omentitis führte und nach Lösung von einer Torsion gefolgt wurde, die auf einmal eine mögliche Verletzung und die Beweglichkeit des Netzes ins Spiel bringt.

Letztlich verbleiben insgesamt nur als Auslösefaktoren der Netztorsion die Mobilisation des ganzen Körpers [1018, 948, 856], die Darmperistaltik, die permanente Bewegung des Netzes durch das Zwerchfell, die Bauchdecken und den Darm.

Pathologische Anatomie

Makroskopisch (s. Abb. 27, 28). Eine primäre oder sekundäre Torsion des großen Netzes kann total oder öfter partiell sein, bedingt durch die natürliche Teilung des Netzes in verschiedene Schichten, entweder in frontaler oder sagittaler Ebene. Bei einer akzessorischen Schicht kann es sich um eine einfache epiploische Franse handeln.

Das Volumen der gedrehten Netzmasse ist offensichtlich Ausdruck der Bedeutung der Torsion, die die gesamte rechtsseitige Fossa iliaca ausfüllen kann [752, 790, 1073, 993, 437].

Ein Operationspräparat [519] maß 28 cm in der Länge, 18 cm in der Breite, 10 cm in der Tiefe und sein unterer, sich verjüngender Pol reichte frei in das kleine Becken. Das Gewicht des infarzierten Netzes kann über dem des Gesamtnetzes liegen [437, 519, 993].

Bei partieller Drehung ist das Volumen dieser Masse natürlich geringer.

Die Torsion kann sich um einen einzigen Punkt abspielen (unipolare Torsion) oder um 2 Punkte (bipolare Torsion) mit einer Insertionsstelle am Colon transversum und die andere peripher davon gelegen: Es kann sich auch in sehr seltenen Fällen insgesamt torquieren, indem sich die Windungen spiralförmig über die gesamte Länge des großen Netzes erstrecken.

Die Anzahl dieser Windungen ist sehr variabel, i. allg. aber auch bis zu 20 [656]. Meist verläuft die Torsion im Uhrzeigersinn [309], selten dagegen [824].

Je nachdem, ob die Drehung mehr oder weniger ausgeprägt ist, kann man makroskopisch und histologisch 3 Stadien unterscheiden [622]:

1. inkomplette Torsion — schwach ausgeprägt und engt an einem Ort nur das Gefäßlumen ein unter Dilation in einem proximaleren Abschnitt, ohne in der Praxis die Zirkulation einzuschränken;
2. stärkere Torsion — fast komplett, engt das Gefäßlumen stärker ein und löst in den abhängigen Partien des Netzes eine diffuse Hämorrhagie aus;
3. vollständige Torsion — das Netz ist straff und fest gedreht unter Ausbildung einer kompletten Gefäßthrombose und einer Nekrose des großen Netzes in der Folge.

Das Aussehen der torquierten Masse ist verschieden, meist jedoch von dunkler Farbe, durchsetzt von gestauten und bläulich verfärbten Venen, die durch ein dunkles Rot des infarzierten Gewebes schneiden [790, 1004] oder ein vollkommen schwarz nekrotisch verändertes Gewebe.

Die verschiedenen Färbungen erklären sich aus dem Operationszeitpunkt (verschiedene Stadien der Torsion).

Die Oberfläche des großen Netzes ist vom Aspekt her unregelmäßig, uneben, körnig, unterteilt, manchmal glatt-ähnlich der Milzoberfläche — [365] oder von fibrinösen Plaques bedeckt [1010, 790].

Neben diesen durch die Torsion bedingten Veränderungen bestehen oft andere aufgrund der chronischen Omentitis, durch fibröse Briden, die sich filiform und weißlich von unterschiedlicher Länge — wie lange schmale Riemen von harter und speckartiger Konsistenz — in allen Richtungen durchkreuzen unter Bildung von Retraktionsknoten an den Kreuzungspunkten. Manchmal ist die Omentitis fibrös und fettig mit einem schmalen und speckartig veränderten Netz. Der verdrehte Teil zeigt sich infarziert, ist blutig imbibiert und scheint schon infiziert zu sein.

Neben den frischen Veränderungen zeigte die pathologisch-anatomische Untersuchung weitere Veränderungen von ätiologischer Bedeutung. Der Operateur, der das Peritoneum eröffnet hat, muß immer damit rechnen, eine gedrehte adhärente oder freie Netzmasse zu finden:

1. Das große Netz verklebt am häufigsten mit der Bauchdecke, mit dem kleinen Netz oder einem im

Bauchraum gelegenen Organ. Solche Verklebungen mit augenscheinlich gesunden Organen sind ein Zeichen zuvor abgelaufender pathologischer Vorgänge.

2. Auch wenn der Anblick eines freien Netzes die Möglichkeit einer idiopathischen Torsion zeigt, darf man nicht sofort auf eine solche schließen. Bei der weiteren Exploration des Abdomens können folgende Veränderungen gefunden werden

- in einer gewissen Anzahl von Fällen mehr oder weniger diskrete Veränderungen des Omentums (zumeist eine chronische Omentitis oder andere Entzündungen)
- eine Hernie oder die Spuren einer alten Entzündung in der Nachbarschaft des Netzes — von dieser rühren kleine pathologische Veränderungen des Netzes im Sinne einer entzündlichen Omentitis
- ungleiche Fettverteilung im Netz, besonders an der Basis der Fransen
- fibröse, mehr oder weniger verzweigte Übergänge mit einer Retraktion und Deformation des großen Netzes.

3. Aber in bestimmten Fällen ergibt auch die genaueste Untersuchung des Netzes keine weiteren Veränderungen. Hieraus könnte durchaus die Existenz einer idiopathischen Netztorsion bestätigt werden.

Mikroskopisch. Die histologische Untersuchung kann man in folgender Weise schematisieren:

- im oberen Teil des Netzstiels findet sich eine ausgedehnte Gefäßentzündung ohne Thrombose
- in den mittleren Netzabschnitten sind die Gefäße abgeplattet, ausgeblutet mit schemenhaft nachzuweisender Thrombose und hämorrhagischen interstitiellen Exsudat, das immer klarer wird, je weiter man sich dem äußeren Umfang des Stiels nähert
- im unteren Teil des gedrehten Netzes sind die Arterien leer, die Venen ausgedehnt mit Stasezeichen und Thrombose, das zelluläre Gewebe infarziert.

In der zeitlichen Entwicklung unterscheiden wir 3 Stadien:

1. Entzündung mit Obstruktion der Venen und Kapillaren;
2. Gefäßthrombose mit Infarzierung der torquierten Netzmasse;
3. Gangrän, die in eine Nekrose des großen Netzes übergeht.

Anton et al. [299] meinen, daß die Schwere der Veränderungen und des Gewebsuntergangs im großen Netz Ausdruck der Schnelligkeit und des Charakters der Durchblutungsunterbrechung sind. Eine langsame Torsion erzeugt eine intensive fibröse Reaktion, eine schnelle einen massiven Infarkt mit Nekrose des torquierten Netzes. Die dichte Torsion ist meist mit einem serösen, serösblutigen oder sogar rein blutigen Erguß verbunden, dessen variable Menge von klinischer Bedeutung ist.

Klinik

Aus klinischer Sicht zeigt die vollständige Drehung des Netzes das klassische Bild des Netzinfarkts. Dieses wird aber präoperativ in der Praxis fast nie diagnostiziert.

Subjektives Beschwerdebild. Das Syndrom der reinen Torsion des großen Netzes zeigt in der reinsten, aber auch seltensten Form ein „klinisches Bild ohne heftiges Gewitter“ [840], eine Verbindung mit Bauchschmerzen, Übelkeit und Erbrechen bei gutem Allgemeinzustand.

Der Abdominalschmerz, das einzige Symptom, das praktisch nie fehlt, tritt plötzlich ohne Prodrome auf. Er ist meist sehr stark, es finden sich aber alle Zwischenstadien zwischen einer heftigen Kolik und einem einfachen „Ziehen“. Charakteristisches Zeichen ist eine diskontinuierliche Schmerzentwicklung. Durch Bettruhe in Rückenlage kommt es zur Schmerzlinderung, während Bewegungen die Schmerzen verstärken.

Bei 80% der Fälle finden sich die Schmerzen in der rechten Fossa iliaca, aber auch oft zunächst generalisiert, konzentriert dann im rechten Unterbauch. Die Schmerzprojektion erfolgt seltener nach links oder wie Tabelle 3 zu entnehmen ist [795].

Das Erbrechen von Speiseresten oder häufiger das gallige Erbrechen ist die Ausnahme bei diesem Krankheitsbild. Es findet sich nur in $^1/_3$ der Fälle und tritt kurzfristig auf.

Die Übelkeit hingegen ist häufig verbunden mit einer kompletten Anorexie [437, 870].

Passagebehinderungen sind bei dem klassischen Krankheitsbild diskret, aber mäßig [795]. Auch besteht ein paralytischer Ileus bei 29% der Fälle [870].

Manche Autoren [930, 281, zit. nach 437] beobachteten eine vollständige Unterbrechung der Stuhl- und Gaspassage mit ausgeprägtem Meteorismus und wiederholtem Erbrechen, die zur Diagnose einer akuten intestinalen Okklusion führen können. Andere Autoren [zit. nach 437, 500] beschreiben episodenhafte Durchfälle, die bei 15% der Fälle [zit. nach 437, 870] auftreten.

Einige Patienten boten von seiten der Klinik keinen Anhalt für eine intestinale Passagestörung.

Tabelle 3. Wanderung des Schmerzes im Abdomen während einer Torsion des großen Netzes. [Nach 795]

Lokalisation des Schmerzes am Anfang	n (165)	Veränderung der Schmerzlokalisation						
		Rechter unterer Quadrant	Rechter oberer Quadrant	Linker unterer Quadrant	Rechte Flanke	Linke Flanke	Infaumbilikal	Generalisiert
generalisiert	39	33	4	0	0	0	1	1
rechter unterer Quadrant	63	59	2	1	1			
epigastrisch	17	12	3	0	1			
rechter oberer Quadrant	13	1	11	0	1			
rechte Flanke	13	10	1					
periumbilikal	5	5						
infraumbilikal	5	4	0	1				
linke Flanke	4	3	0	0	0	1		
supraumbilikal	3	3						
linker unterer Quadrant	1	0	0	1				
unbestimmt	2	1						

Allgemeine Symptomatik. Der Allgemeinzustand ist wenig alarmierend, die Körpertemperatur ist subnormal, der Puls regelmäßig und gut gefüllt, die Fazies ohne Besonderheiten, die Zunge ohne Beläge.

Manchmal spiegelt der Puls den abdominalen Schmerzzustand wieder. Ein schlechter Allgemeinzustand, besonders der von Potherat [933] dargestellte, der bei einem Kranken von 41 Jahren einen Subikterus mit Dehydratation, schmerzverzerrten Zügen und eingefallenen Augen beschreibt, ist bei verschiedenen Beobachtern [627, 1030, 385, 1109] eher die Ausnahme. Bei einem 52jährigen Patienten wurde eine starke Alteration des Allgemeinzustands mit einem ausgeprägten toxikoinfektiösen und hepatorenalen Syndrom beobachtet, bedingt durch eine Embolie der Leber, die erst bei der Autopsie entdeckt wurde [870].

Klinische Symptomatologie. Bei der Untersuchung ist das Abdomen öfters weich, manchmal leicht gebläht.

Die Palpation kann eine meist in der rechten Fossa iliaca lokalisierte Druckempfindlichkeit entdecken. Eine ausgeprägte Abwehrspannung, wie beschrieben [949, 957], ist selten.

Der Nachweis eines intraabdominalen Tumors hat eine wichtige diagnostisch orientierende Bedeutung (man findet ihn bei 53% der Fälle [437]). Am Schmerzmaximum gelegen, wird diese teigige Anschwellung in der Mehrzahl der Fälle als perityphlitischer Tumor gedeutet. Seine Ausdehnung ist verschieden und reicht von Orangen- bis Kinderkopfgröße. Seine selten glatten Konturen sind unregelmäßig und meist eher oben als unten, medial als lateral palpatorisch zu begrenzen [745]. Im allgemeinen ist die Perkussion über dem Tumor gedämpft, während das Abdomen sonor eher meteoristisch erscheint.

In einigen Fällen hat die vaginale Untersuchung einen Tumor im Kleinen Becken ergeben. So konnte sogar eine Verklebung dieses Tumors mit der Gebärmutter bei vaginaler Untersuchung gelöst werden [965, 730].

Spezielle Diagnostik. Es gibt i.allg. keine zusätzliche aussagekräftige Untersuchung. Die Leukozytenzahl ist leicht erhöht (9000–12000). Die Röntgenuntersuchung des Abdomens ohne Kontrastmittel ergibt keinen pathologischen Befund.

Verlaufsformen

Es sind 3 unterschiedliche Verläufe zu beobachten:

1. subakute Verlaufsform

Diese ist charakteristisch durch den Nachweis von Prodromen in Form von Schmerzen als Ausdruck echter diskreter und folgenloser epiploischer Krisen [949], die sich innerhalb von Wochen, sogar Monaten entwickeln (1 Jahr in einer Beobachtung [772] und für die man eine inkomplette Torsion verantwortlich machen kann.

2 Beobachtungen dieser Art sind beschrieben [1070]. Die 1. betraf

... einen Patienten von 58 Jahren mit Schmerzen im rechten Oberbauch und leichter peritonealer Reizung, einer tastbaren Masse und Temperaturerhöhung. Intraoperativ befand sich ein Netztumor auf Höhe der Unterfläche der Leber ohne Stiel mit vollständiger Torsion.

Die 2. Beobachtung beschreibt

... eine Frau von 25 Jahren mit Schmerzen, die besonders im rechten Unterbauch lokalisiert waren und einer dort palpablen Masse. Intraoperativ fand sich ein hyperämisches Netz, das ohne Stiel gedreht war.

In beiden Fällen fand der Pathologe eine Hyperämie des Netzes verbunden mit einer kompletten Torsion.

2. Foudroyante Verlaufsform

Sie zeigt das klassische Bild des akuten Abdomens. So wird über einen Mann von 27 Jahren berichtet, bei dem die akute Torsion das klinische Bild eines perforierten Duodenalulkus simulierte [zit. nach [437].

3. Inkomplette und rezidivierende Verlaufsform

Sie ist charakteristischerweise beim Kind zu beobachten und stellt die „chronisch rekurrente Torsion" nach Morris [850] dar. Sie ist sehr selten, zeigt Abdominalkoliken bei unklarer Schmerzlokalisation ohne Erbrechen oder allgemeine klinische Zeichen, aber einen palpablen intraabdominalen Tumor, der leicht beim Fehlen von Schmerzen und Abwehrspannung nachzuweisen ist. In der Anamnese finden sich gleichartige Episoden während mehrerer Monate. Endlich wird bei vollständiger Torsion der Patient operiert. Die anatomisch-pathologischen Gegebenheiten erlauben dann die Deutung der Krankengeschichte als Schübe einer epiploischen Torsion.

Der typische Verlauf bei einem 51jährigen Mann ist folgendermaßen beschrieben [850]:

Die Einlieferung erfolgte wegen Schmerzen im Abdomen, besonders unterhalb des Nabels mit zahlreichen vorangegangenen Schmerzschüben, die nie genau identifiziert worden waren. Die Befragung ergab keine Besonderheiten. Es fand sich eine voluminöse rechtsseitige Skrotalhernie, die immer reponibel gewesen war und jetzt eine frische Einklemmung zeigte. Der Allgemeinzustand des Kranken war gut. Intraoperativ fand sich nahe der inneren inguinalen Bruchpforte eine voluminöse Netzmasse mit starker Fettinfiltration, die anscheinend Ort chronischer Entzündungen und intermittierender Torsionen gewesen war. Es fand sich kein vollständig torquierter Netzanteil, und die partielle Omentektomie führte eine definitive Heilung des Erkrankten herbei.

Neben diesen Torsionssyndromen sollte man ein Augenmerk auf sekundäre Torsionen richten, die sich in der Mehrzahl der Fälle finden. Sie treten auf durch eine:

a) Zyste oder einen Tumor des großen Netzes. Das klinische Bild unterscheidet sich nur durch die Assoziation des vorübergehenden Beschwerdebilds mit dem einer Appendizitis bei leichtem Verlauf oder einer Darmunwegsamkeit bei stärkeren Veränderungen. Gerade bei dieser Art der Verlaufsform findet sich gehäuft ein paralytischer Ileus.

b) Hernie oder Bride. Diese verläuft in Form einer bipolaren Torsion, bei der sich das Netz infolge der Verwachsungen durch die Hernie, dem abdominalen Eingriff oder die Narbenbildung zwischen 2 fixen Punkten dreht. Das klinische Bild ist immer ähnlich, aber bei dieser Verlaufsform findet sich am häufigsten eine schmerzhafte Tumorbildung in der rechtsseitigen Fossa iliaca mit Nachweis des unteren Pols durch die perineale Untersuchung [965].

c) Irreponible Hernie. Das klinische Bild ist deutlich mit plötzlich einsetzenden Schmerzen, die in die Fossa iliaca rechts ausstrahlen, Übelkeit und Darmparalyse. Die Operationsindikation ist immer gegeben. Das diagnostische Vorgehen entspricht dem der eingeklemmten Hernie.

Bei verschiedenen Fällen, beim Fehlen von transitorischen Beschwerden wie Übelkeit, ist das präoperative diagnostische Vorgehen wie bei der eingeklemmten Omentozele, während der Bruchinhalt bei der Perkussion gedämpft ist. Der Eingriff zeigt eine 2fache Torsion, intrasakkulär und intraabdominal.

Zum Abschluß dieser klinischen Studie erinnern wir an gewisse Nuancen, die für eine Torsion sprechen können

- ein diskontinuierlicher Verlauf, unterbrochen von Remissionen
- eine Besserung des Beschwerdebilds durch körperliche Ruhe; letzterem wird als diagnostisches Zeichen große Bedeutung beigemessen [522].
- eine Wanderung des durch die Palpation provozierten Schmerzes
- die Tatsache, daß der Netzvolvulus, wenn er palpabel ist, meist länglich, gegen die Umgebung klar abgrenzbar, gut mobil und von schnellerer Entwicklung ist als die eines Abszesses, denn der Netzvolvulus entwickelt sich plötzlich [840].

Häufig ist die aufgrund des klinischen Beschwerdebilds gestellte Diagnose falsch. Diese Kranken werden fast immer unter der Diagnose Appendizitis operiert (in 124 von 165 Fällen [795]), seltener einer eingeklemmten Inguinalhernie oder ausnahmsweise einer akuten Cholezystitis. Die rechtsseitige Unterbauchlaparotomie führt zur richtigen Diagnose, „wenn man versteht, das große Netz systematisch zu untersuchen" besonders bei einer normalen Appendix [824] (Tabelle 4).

Therapie

Das chirurgische Vorgehen besteht in der Resektion des erkrankten Netzes weit im gesunden. Die Torsion des Netzes hat das Risiko des Rezidivs (3 von 165 Fällen [795]) und von tödlichen Verläufen. Ältere Übersichten [437] zeigten 5 Todes-

Tabelle 4. Klinisches Beschwerdebild der Netztorsion nach der Literatur

Symptomatik	n (255)	[%]
Schmerzen	249	(97,6)
Brechreiz	86	(33,7)
Erbrechen	78	(30,5)
Abwehr	28	(10,9)
Meteorismus	14	(5,4)
Anorexie	11	(4,3)
Durchfall	10	(3,9)
Verstopfung	9	(3,5)
Palpable Masse	7	(2,7)
Schüttelfrost	3	(1,1)
Dysurie	2	(0,7)
Aszites	1	(0,3)
Harnretention	1	(0,3)

Tabelle 5. Präoperative Diagnose der Netztorsion nach der Literatur

Diagnose	n (226)	[%]
Akute und subakute Appendizitis	128	(55,8)
eingeklemmte Hernie	22	(9,6)
Appendixabszeß	13	(5,6)
Netztorsion	11	(4,8)
Cholezystitis	11	(4,8)
Ovarialzystentorsion	11	(4,8)
Ileus	7	(3,0)
Beckentumor	4	(1,7)
Inguinalhernie (Leistenbruch)	3	(1,3)
eingeklemmte epigastrische Hernie	3	(1,3)
Zökumtuberkulose	2	(0,8)
Netzbruch	1	(0,4)
Samenstrangtorsion	1	(0,4)
Invagination	1	(0,4)
Mesenterialinfarkt	1	(0,4)
Harninfektion	1	(0,4)
keine Diagnose	6	(2,6)

fälle bei 170 Fällen (1 im Delirium tremens, 1 durch Bronchopneumonie, 2 durch Myokardinfarkt, 1 durch Lungenembolie). Die aktuellen Fortschritte der postoperativen Therapie sollte diese Mortalitätsrate deutlich erniedrigen, wie inzwischen nachgewiesen wurde (1 Spättodesfall bei einem Operierten [870] und nur 1 Todesfall bei 165 Patienten [795]).

Postoperativer Verlauf

Er ist meist komplikationslos. Ohne Operation entwickelt sich der Infarkt zu einer

- Gangrän als Ausgangspunkt einer Peritonitis — ein logischer Verlauf einer sich selbst überlassenen Torsion
- aseptischen Nekrose, wie in einigen Fällen festgestellt wurde [1135]
- Stielruptur mit einer Selbstamputation des Netzes.

Letztere ist eine seltene Entwicklung (12 Fälle [840]) und führt zu keiner Blutung, denn die Gefäßthrombose entwickelte sich schon vor der Ruptur. Das Schicksal der amputierten Masse führt zu einem sekundären Transplantat auf dem parietalen Peritoneum [519, 537]. Hier muß man sich allerdings fragen, inwieweit dieses Transplantat nicht schon vor der Torsion bestand und ob es sich nicht um eine dieser Netzverwachsungen handelt, die durch Neueinsprossung von Gefäßen das Überleben des Transplantats an der Bauchwand oder einem benachbarten Organ garantiert.

In verschiedenen Fällen können sich Teile der Netzfransen infarzieren, abstoßen und sekundär verkalken. Sie sind als freie Körper in der Abdominalhöhle in Form von verkalkten Knoten aufzufinden [641].

9.2.2 Infarkte bei Vaskulopathie, nach Trauma oder in Verbindung mit intraperitonealen Infektionen

Über einige Fälle des Netzinfarkts infolge einer Herz- oder Gefäßerkrankung wurde berichtet. Obwohl der primäre Charakter der Venenthrombose nicht ganz nachgewiesen werden kann, finden sich bei diesen Kranken initiale Veränderungen ausgehend von einer Thrombose. Diese sind ursächlich für den Infarkt verantwortlich. So wurden beschrieben

- ausgedehnte Portalvenenthrombose [636]
- Winiwarter-Buerger-Erkrankung [925]
- hämorrhagische Diathese mit häufigem Nasenbluten [506]
- chronische dekompensierte Herzinsuffizienz mit Hypertension und Thrombose im splanchnischen Venenabflußgebiet [675, 312, 553]
- Myokardinfarkt mit kardiogenem Schock bei Polyarthritis [338].
- Ferner wird über einen ähnlichen Fall beim Polyarthritiker berichtet [749], bei dem zusätzlich eine ausgedehnte Eosinophilie gefunden wurde, ein Problem, über das schon im Kapitel über den idiopathischen primären Infarkt gesprochen wurde.

Zahlreicher sind die Beobachtungen über den sekundären Infarkt nach Trauma. Schon 1919 sammelte Hertzler [19] 34 Fälle in der angelsächsischen Literatur. Schottenfeld u. Rubinstein [1007] zeigten in einer über 15 Jahre gehenden Statistik, dann Schaff u. Stephenson [999] sowie Morris

[850], daß in den 3–6 Tagen vor der Laparotomie ein Bauchtrauma vorangegangen war, welches erlaubte, die Diagnose eines Netzinfarkts zu stellen. Zu derselben Zeit bestätigen verschiedene Autoren [874, 999] identische Veränderungen nach Mikrotraumen. Sowles [1044] berichtet über einen echten posttraumatischen Netzabszeß mit Entwicklung einer lokalen Peritonitis, 6 Wochen nach Bauchtrauma.

Bei der Netzinfarzierung in Verbindung mit einer intraabdominalen Infektion handelt es sich meistens um eine viszerale Infektion, wie eine akute Cholezystitis, Appendizitis, Sigmadivertikulitis, Pelviperitonitis oder der gedeckten Perforation eines Hohlorgans (Magen oder Zwölffingerdarmgeschwür, Sigmaperforation, Perforation eines Pyosalpinx etc.). Bei gleicher Pathogenese entwickelt sich zunächst eine infektbedingte Nekrose, die von einer partiellen oder totalen Nekrose der Netzgefäße gefolgt wird mit lokalem oder totalem Befall des Omentums.

Aus anatomisch-pathologischer Sicht können diese typischen Veränderungen insgesamt oder partiell entstehen, wie oben schon beschrieben.

Die Klinik kennt 3 Variationen:

1. Gefäßbedingter Infarkt
Das abdominale Beschwerdebild ist vorrangig [639, 925, 506]. Das klinische Bild entwickelt sich vergleichbar der Netztorsion mit einem etwas günstigeren Verlauf bedingt durch die Gefäßerkrankung. Bei einer Pfortaderthrombose kann die Erkrankung wesentlich ungünstiger verlaufen.

2. Kardiorespiratorische Insuffizienz
(bei Herzinsuffizienz, Herzinfarkten oder Embolien)

Sie beherrscht hier die Klinik. Die abdominale Symptomatologie tritt zunächst an 2. Stelle. Nach Bekämpfung der vitalen Bedrohung tritt das abdominale Bild in den Vordergrund und wird meist einer Appendizitis zugeschrieben. Durch eine Laparotomie kann diese Fehldiagnose korrigiert werden.

3. Posttraumatischer oder -infektiöser Netzinfarkt:
Die Klinik ist nicht charakteristisch; die Diagnose wird auch hier bei der Laparotomie gestellt.

Die Behandlung unterliegt den gleichen Prinzipien wie bei den Infarkten nach Torsion.

10 Akute Omentitis

Abgesehen von wenigen Ausnahmen ist die akute Entzündung praktisch immer sekundär. Wir unterscheiden 2 große Formen: die Omentitis durch Propagation und Irritation aus der Nachbarschaft und die postoperative Omentitis.

10.1 Akute Omentitis durch Übergreifen oder Irritation aus der Nachbarschaft

Diese kann in 2 vollständig verschiedenen Formen verlaufen:

1. Am häufigsten ist sie mit der Entzündung eines intraabdominalen Organs verbunden. Der erkrankte Netzteil, der an den primären Entzündungsherd fixiert ist, zeigt sowohl makroskopisch als auch mikroskopisch die klassischen Zeichen der Infektion. So ergibt sich entweder die kongestive Form, typischerweise mit Hyperämie, Blutstase, Exsudation und Infiltration mit zellulären Veränderungen verbunden oder die phlegmonöse Form verbunden mit intraomentalen, parametrischen, periappendikulären, perivesikulären, pericholischen usw. Abszessen.

Aus klinischer Sicht können diese Formen nicht unterschieden werden, und das klinische Bild entspricht dem der primären Infektion. Die Behandlung besteht in der Resektion des erkrankten Netzes im Gesunden.

2. Von dieser 1. Form unterscheiden sich die perigastrischen Entzündungen des Netzes in sehr ausgeprägter Weise und können deshalb sowohl aus klinischer als auch topographischer Sicht von obengenannter unterschieden werden. Am häufigsten sind diese mit einer Gastritis, einem Magenulkus, sogar einem Magenkarzinom verbunden. Sie können auch primär oder in Verbindung mit einer Hiatushernie auftreten. Ihre Pathogenese ist nicht geklärt. Faktoren der mechanischen Irritation werden beschuldigt, wie im Falle einer begleitenden Hiatushernie [548]. Aber in bestimmten Fällen handelt es sich um eine eigenständige Veränderung des großen Netzes durch Fettüberladung, vaskuläre Störungen oder kleine Netzinfarkte. In anderen Fällen findet sich als Ursache eine Erkrankung des Peritoneums (larvierte Peritonitis, eine Periviszeritis, die als essentiell bezeichnet wird, eine Peritonealtuberkulose oder ausnahmsweise eine Peritonealsyphilis [666]. Man sollte auch immer an eine frische übersehene viszerale oder abgelaufene und geheilte viszerale Erkrankung denken [282, 602, 743].

Aus klinischer Sicht sind die perigastrischen Entzündungen des Netzes durch ein atypisches epigastrisches Schmerzsyndrom gekennzeichnet, das ohne festen Zeitbezug auftritt, sich in liegender Position beruhigt, aber gegenüber jeglicher Therapie resistent ist.

Der Allgemeinzustand des Patienten ist gut. Die Untersuchung des Abdomens zeigt keine Besonderheiten, und man palpiert nur ausnahmsweise einen epigastrischen harten, immobilen und tief gelegenen Tumor.

Die Röntgenuntersuchung läßt manchmal an ein Neoplasma denken (4 von 6 Beobachtungen [548]). Der Magen zeigt das Bild der äußeren Kompression und Schrumpfung, deren benigne Natur durch die Endoskopie bestätigt wird. Letztlich können aber nur die Laparoskopie und hauptsächlich die Laparotomie die Diagnose stellen. Die chirurgische Therapie unterliegt den oben beschriebenen Regeln. Sie erlaubt die Behandlung der Ursache, die Resektion des kranken Netzes und die histologische Bestätigung entzündlicher Veränderungen mit einer Tendenz zur Fibrosklerose.

10.2 Postoperative akute Omentitis

Sie wurde 1892 durch Lucas-Championiere [414] als Folge einer Herniotomie bekannt. Aber erst die Arbeiten von Reynier (1895) [961], Morestin [846], Monod [844] im Jahre 1899 und hauptsächlich Schnitzler (1900) [1002], Braun (1901) [377], Walther [1139, 1140, 1141] von 1901 bis 1906 und

Willems (1927) [1158] beschrieben dieses Krankheitsbild als eigenständiges Leiden. Von seiten der Ätiologie und Pathogenese gibt es folgende Vermutungen:

a) Die Erkrankung tritt in Begleitung von Eingriffen mit Resektion des großen Netzes auf. Sie kann sich auch als Folge einer Herniotomie mit einer Epiplozele entwickeln. Als Ursache kommen sowohl Ligaturen des großen Netzes mit nichtresorbierbarem Faden [1008] oder Seide [844, 879, 513], als auch Mikroabszesse und hauptsächlich eine ungenügende Blutstillung in Frage. Besonders mangelhafte Blutstillung kann zur Ausbildung ausgedehnter Abszesse führen [377, 743, 1158].

b) Sie kann Folge typischer intraabdominaler Infektionen sein (Appendizitis, Cholezystitis, Pelviperitonitis). Seltener tritt die akute Omentitis nach Operation einer Ovarialzyste [858], einer chronischen Salpingitis [607], einer punktförmigen gedeckten intestinalen Perforation [1049] auf. Allgemein gesehen findet man die akute Omentitis bei allen Formen der Peritonitis, auch der lokalisierten [1008].

c) Zuletzt sieht man sie auch nach bestimmten Operationen am Magen (Teilresektionen, Gastroenterostomien). Ursache kann die Devaskularisation der großen Kurvatur des Magens oder, von seiten des großen Netzes, die spontane Abdichtung einer kleinen Anastomoseninsuffizienz durch das Netz, sein. Die Inokulation von Keimen durch die Eröffnung des Verdauungstrakts kommt ebenfalls als Ursache in Betracht.

Aus pathophysiologischer Sicht sind neben septischen Elementen hauptsächlich Gefäßprozesse (Thrombosen, Embolien oder Blutungen [1000], mechanische (Torsion) oder mikrobielle Ursachen [900] beschrieben.

Die klinische Symptomatologie ist charakteristisch: 2–6 Wochen nach dem Eingriff entwickelt sich ein schmerzhaftes Abdominalsyndrom, meist periumbilikal, im allgemeinen intensiv, mit Passagebehinderungen bis zum Ileus und direkten Infektionszeichen (Fieber mit generellen Zeichen der tiefen Eiterung).

Die klinische Untersuchung bleibt unergiebig außer bei den Fällen, bei denen man eine Netzmasse zwischen Nabel und Symphyse tastet, die bei Palpation schmerzhaft, bei rektaler Untersuchung empfindlich, bei Inspiration immobil und oft eng der vorderen Bauchwand verbunden ist [1158, 1090, 1023].

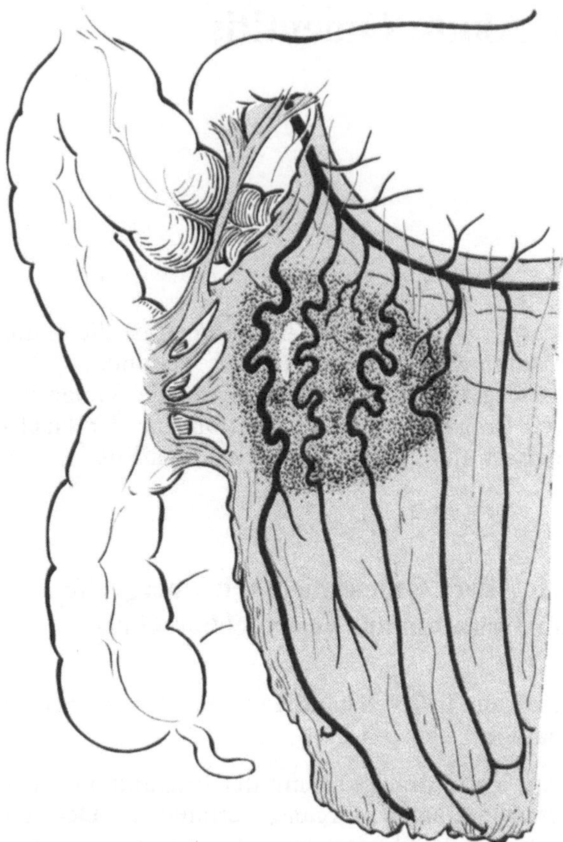

Abb. 29. Chronische Entzündung des großen Netzes mit Verwachsungen am Colon ascendens

Dieses Krankheitsbild entwickelt sich entweder unter medizinischer Behandlung (Eisblase, Antibiotika) zurück oder verstärkt sich bis zur Abszedierung, die die Laparotomie mit Abszeßausräumung und Drainage erfordert. Auch die Entwicklung zur chronischen Omentitis ist möglich [270].

Wir möchten betonen, daß es oft schwierig ist, zwischen der akuten postoperativen Omentitis mit einer verlängerten Entwicklungsphase und der chronischen postoperativen Omentitis zu unterscheiden. Busson u. Mialaret [392] berichten über 2 Fälle, bei denen der klinische Aspekt einer postoperativen akuten Epiploitis entsprach, aber die Latenzzeit eher auf eine Chronizität hindeutete (Abb. 29).

11 Chronische Omentitis

Sie wird auch plastische Omentitis genannt und findet sich in dieser Form häufig. Bei den meisten Fällen liegt eine infektiöse und postoperative Ätiologie vor. Lange Zeit warf man diese Erkrankung mit der akuten postoperativen Omentitis in einen Topf. Deshalb gibt es zahlreiche Beobachtungen einer sog. chronisch gewordenen Omentitis, die aber nur auf Entzündung an Nachbarorganen zurückzuführen ist und es aus histologischer Sicht schwierig sein kann, beide Formen eindeutig zu unterscheiden.

Nach den Veröffentlichungen von Reynier (1895) [961], Boeckel (1899) [358], Braun (1901) [377], Leroy (1905) [757], Haller (1912) [611] und v.a. sollte man die Publikationen von Walther [1141], Haller [612] und des 36. Französischen Chirurgenkongresses [1024] lesen, in denen dieses Syndrom klar definiert und seine Probleme geklärt sind.

Wir werden die chronische Omentitis als eine echte chronische Entzündung definieren, die nicht nach einer akuten Omentitis auftritt und wobei man ziemlich oft Läsionen im Anfangsstadium sowie frühere Läsionen [1024] beobachtet, unter (prinzipiellem) *Ausschluß der Netzverwachsungen,* die in den Rahmen der „intraperitonealen Verwachsungen" einzuordnen sind. Dieses viel umfangreichere Problem scheint uns in der Tat über die reine Studie des großen Netzes hinaus zu gehen.

11.1 Ätiologie

Wir müssen zwischen 4 völlig unterschiedlichen ätiologischen Gruppen unterscheiden. Diese umfassen nach absteigender Häufigkeit die Omentitis nach Entzündung, die Omentitis nach Operation, die Omentitis nach Trauma und endlich die spezifische Omentitis, die die Ausnahme bildet.

11.1.1 Postinflammatorische Entzündung

Darunter fällt, am häufigsten auftretend, jede Form der Omentitis, die zusammen mit einer Entzündung in der Bauchhöhle auftritt [1024]. Wenn die Beziehung zwischen Infektionsort und Netz durch Nachweis von Verwachsungen offensichtlich ist, kann trotzdem die freie Epiploitis vorausgehen, wie von seiten der Histologie gezeigt werden konnte. Bei dieser Verwachsungsomentitis unterscheidet man 2 Formen:

1. Intestinale Omentitis

Sie findet sich am häufigsten in Verbindung mit der Appendix, kann aber auch mit einer Sigmadivertikulitis, einer Cholezystitis, einem Magen- oder Duodenalulkus auftreten.

Sie spiegelt stets eine Infektion oder Intoxikation des Peritoneums unabhängig vom Ort wider, ohne daß immer ein Kontakt des Netzes mit dem betroffenen Organ gefunden werden kann.

Daraus folgt, daß

- eine Omentitis nachgewiesen werden kann, ohne daß die Appendix zur gleichen Zeit erkrankt ist
- das Netz verwachsen sein kann, auch wenn die Appendix entfernt worden ist (in diesem Fall war es Ausgangspunkt einer Omentitis, die sich selbständig entwickelte)
- die Omentitis zusammen mit perikolischen Erkrankungen auftreten kann
- die Verwachsung des Netzes nicht notwendigerweise an anfänglichem Erkrankungsort auftritt [1139]
- in einigen außergewöhnlichen Fällen das Netz eine Verteilerfunktion zeigt, entsprechend dem Schema von Descomps [479] (Epiploitis → Appendizitis oder Perikolitis).

Auch wenn die Appendizitis oder die Kolitis die häufigsten Ursachen der intestinalen Form der Omentitis sind, können die Periduodinitis und die Infektion der Gallenwege auch als deren Ursache gelten.

Der Prozeß ist der gleiche, denn es gibt kein Gebiet in der Bauchhöhle, das sich nicht irgendwann gegen eine Infektion zur Wehr setzen müßte [1024].

2. Omentitis des weiblichen Genitals

Sie tritt bei Frauen mit gleichzeitiger Entzündung der Adnexe (Salpingitis, Ovarialzyste) und der Appendix auf. Das Netz verklebt sowohl mit dem einen als auch dem anderen dieser Organe. Es gibt auch Fälle, bei denen die Entzündungen auf den Eileiter beschränkt sind mit Netzverwachsungen auf Höhe der entsprechenden Adnexe.

11.1.2 Postoperative Omentitis

Sie ist Ausdruck unangebrachter intraoperativer Manipulationen des Netzes mit trockenen Kompressen, durch Fixierung einer Netzfranse in einer Ligatur, durch eine perioperative Inokulation von pathogenen Keimen.

Diese Form kann auch bei gleicher Pathogenese chronisch werden [392].

11.1.3 Posttraumatische Omentitis

Als Folge eines stumpfen Bauchtraumas findet sich selten eine Omentitis. Eine Ausnahme bildet folgender Fall [567]:

Es handelt sich dabei um eine Frau mit einer Kontusion des linken Unterbauches, der ein sich spontan zurückbildendes peritoneales Syndrom folgte. Aufgrund persistierender schmerzhafter Koliken erfolgte eine Laparotomie einen Monat später: Es fanden sich Verwachsungen an der linken Flanke, die die $^{2}/_{3}$ Resektion des Netzes erforderte, das nicht entzündliche Veränderungen zeigte. In der Folge verschwanden die Beschwerden völlig.

11.1.4 Spezifische Omentitis

Sie ist heutzutage eine Ausnahme. Aimes [274] und Lisanti [zit. nach 274] richteten zu ihrer Zeit die Aufmerksamkeit auf syphilitische Gummen des großen Netzes. Neben dem sehr seltenen Netzstreifen von Velpeau und Aran „bei der tuberkulösen Kolitis" möchten wir nur noch die Möglichkeit kalter Abszesse erwähnen [274, 750], ohne die Beteiligung des großen Netzes bei gynäkologischen und peritonealen Tuberkulosen zu vergessen.

11.2 Pathologische Anatomie (Abb. 29)

Die pathologisch-anatomischen Aspekte der chronischen Omentitis sind verschieden. Wir unterscheiden [982], unter Respektierung der zeitlichen Entwicklung der Veränderungen, 3 in Histologie und Pathogenese unterschiedliche Typen: die endogene, fibrös-adhäsive Omentitis und die Omentitis durch Entzündung und Diapedese.

11.2.1 Endogene Omentitis

Die Veränderungen beginnen im Inneren des Netzes und können dort lokalisiert bleiben, ohne den peritonealen Überzug zu erreichen. Sie bestehen aus einer intensiven Vasodilatation unter den serösen Häuten, gefolgt von einer Transsudation um die Gefäße und einem subserösen Ödem, das vor der endothelialen Desquamation nachgewiesen werden kann. Bei kompliziertem Verlauf finden sich blutige Suffusionen, die die Fettmembran dissoziieren. Eine vollständige Resorption dieses Ödems ist möglich, es geht aber meist in dauerhafte histologische Veränderungen über, die in die sklerosierende, kollagene und fibroplastische Omentitis übergehen. Diese vorschnelle Organisation zieht eine Proliferation der zellulären Bestandteile der Matrix nach sich, die den Anschein der parallelen Anordnung haben oder subserös um die Gefäße atrophisch retraktierend wirken, durch Übergreifen auf den freien Rand des Netzes, und die Basen der Fransen einschnüren.

11.2.2 Fibrös-adhäsive Omentitis

Die endothelialen Zellen schwellen und proliferieren am Ort, bevor sie sich abstoßen und ein fibrinöses Exsudat auf der Oberfläche des Omentums unter Verklebung der Fransen koaguliert. Die Entwicklung ist abhängig von der Dichte des Exsudats. Ist dieses gering, kann sich ein neuer seröser Überzug ausbilden. Zumeist organisiert es sich unter Bildung von soliden, gut vaskularisierten definitiven Adhäsionen, die sich durch ihre entstellende Eigenart von der feinen Sklerose nach subserösem Ödem unterscheiden. Man muß allerdings feststellen, daß beide Formen der Veränderung gleichzeitig bestehen können.

11.2.3 Omentitis durch Entzündung und Diapedese

Sie entwickelt sich in mehreren Schüben entsprechend ihrer akuten oder subakuten entzündlichen Natur: Die Stase in den subendothelialen neugebildeten Kapillaren wird gefolgt von einer leukozytären und lymphoplasmozytären Durchwanderung mehrkerniger Zellen. Der Vorgang ist pyogen, und es können sich Abszesse vor dem Übergang zur Chronizität bilden.

Bei allen 3 Verlaufsformen sind die hämorrhagischen Veränderungen beschrieben [961, 1142]. Deren Pathogenese ist indessen unterschiedlich: Bei den beiden ersten Formen der blutigen Infiltration zeigen sie sich in Verbindung mit einer aktiven Vasodilatation, während sich bei den entzündlichen Omentitiden eine Obliteration der Gefäße durch eine obliterierende Endoperiphlebitis und Thrombophlebitis bildet.

Die 3 Verlaufsformen führen fast immer zur Sklerose mit Transformation des fibrinösen Exsudats, zu Briden und Adhäsionen, die sehr stark ausgebildet sein können [1024], während sie die sklerolimpomatöse Hyperplasie des entzündlichen veränderten Omentums begleiten.

Makroskopisch werden 2 Aspekte beschrieben [1141, 612]:

1. Die chronischen freien Omentitiden sind zunächst charakterisiert durch ein zartes „Rosé" des Netzes, dann durch granulierende „Plaques" von lebendigem Rot, die hauptsächlich am freien Rand lokalisiert sind (die Randstreifen nach Walther [1142]), und durch fibröse Briden, die oft untereinander vernetzt sind mit Retraktionsherden, bevor kern- und perlmuttartige „Plaques" der fibrösen Sklerose im 3. Stadium entstehen.

2. Die chronischen adhäsionsbildenden Omentitiden bilden mit dem parietalen Peritoneum oder den intraabdominalen Organen Briden mit mehr oder weniger vollständigen Retraktionsringen, rechtsseitigen Perikolitiden und Verklebungen des Kolons.

Unter den verschiedenen sekundären Veränderungen, die die chronische Omentitis verursachen, erwähnen wir hauptsächlich:

a) Veränderungen des Kolons

Sie sind am häufigsten und längst bekannt. Es bilden sich zangenförmige Einschnürungen des Kolons oder Verklebungen der rechten Flexur. Man findet diese unter verschiedenen Aspekten, je nachdem, ob es sich um eine voluminöse, chronische Omentitis auf Höhe der rechten Flexur handelt, die diese gegen die hintere Bauchwand drückt, oder eine kanonenrohrförmige Verklebung des Colon ascendens und C. transversum durch eine dicke Bride, die die rechte Flexur kravattenförmig umschließt und sich nach oben und hinten zur Niere hin verliert. Oder es bildet sich die prärenale Bride nach Walther [1142].

In anderen Fällen steht man vor schnurförmigen Adhäsionen, die Ringe zwischen dem Kolon und den Appendices epiploicae des Colon transversum bilden. Gleichermaßen werden ringförmige Verwachsungen zwischen der Vorderfläche des Kolons und der Unterseite des Mesocolon transversum beschrieben, die das Kolon daumenförmig umgreifen.

b) Veränderungen des Magens und Zwölffingerdarms

Sie entstehen durch die Verklebung flottierender Netzsegmente mit dem rechten Kolon. Daraus ergeben sich Adhäsion der großen Kurvatur (durch ein schweres pseudotumoröses Netz) oder Kompression der Pars II des Duodenums (durch eine quere Adhäsion).

11.3 Klinik

Wir beschreiben getrennt die chronische Omentitis, die sich aus einer akuten Form entwickelt, und die sofort auftretende chronische Omentitis, die als einzige genau beschrieben ist und den oben beschriebenen pathologisch-anatomischen Veränderungen entspricht.

Die zunächst akute Omentitis zeigt 2 Formen:

1. Begleitomentitis

Die Symptomatik ist peritonealer, digestiver und allgemeiner Natur, die sich mit dem klinischen Bild der primären Erkrankung vermischt. Einzig eine Schürzenbildung oder eine teigige Anschwellung mit schnellem Wachstum des Netzes lassen an diese Erkrankung denken.

2. Postoperative Omentitis

Diese zeigt alle charakteristischen klinischen Zeichen der klassischen akuten Omentitis.

Die primär chronische Omentitis stellt ein von Walther und Haller beschriebenes Syndrom dar [1141, 611]. Es verbindet die klinischen Zeichen der kausalen Infektion mit den Auswirkungen einer mechanischen Omentitis auf die Nachbarorgane. Im allgemeinen handelt es sich um Frauen, die über einen Dauerschmerz in der rechten Flanke oder über dem Nabel klagen, der von Anfällen unterbrochen wird, über Schweregefühl, Koliken oder Ziehen unter Verschlimmerung beim Laufen und Übermüdung. Diese Symptome finden sich in Verbindung mit dyspeptischen Beschwerden wie Übelkeit, abdominales Völlegefühl, subokklusiven Erscheinungen und Erbrechen.

Die Palpation des Abdomens ergibt eine Schmerzempfindlichkeit des gesamten rechtsseitigen Bauchs, die entlang des inneren Rands des aszendierenden Kolons ansteigt, ein charakteristisches Zeichen, wenn es zu Erbrechen führt [274].

Inner- und außerhalb der rechten Flanke verursacht die Palpation umbilikale Schmerzen, die sowohl oberhalb des Nabels als auch in der rechten Fossa iliaca gelegen sind. Diese Schmerzen können auch bei tiefem Abtasten der rechten Fossa iliaca ausgelöst werden, indem sie ein umgekehrtes Rovsing-Zeichen entwickeln. Bei Lageänderung verstärken sich die Schmerzphänomene durch Zerrung des schweren und entzündeten Netzes. Man sollte in diesen, bei der Palpation empfindlichen Bereichen einen mehr oder weniger knotigen teigartigen Tumor sorgfältig suchen, der unregelmäßig, weich und schlecht begrenzt ist.

Der Allgemeinzustand verschlechtert sich nur allmählich, zunächst durch Gewichtsverlust, der manchmal durch eine Asthenie betont wird, und ist später mit einem Subikterus und Fieberschüben verbunden.

Aus biologischer Sicht ist nur die blutreiche Verlaufsform mit Hyperleukozytose und Polynukleose störend.

Die radiologische Untersuchung zeigt die typischen Zeichen und Bilder. Die Palpation unter Durchleuchtung der rechten Flanke und der paraumbilikalen Region löst einen sehr typischen Schmerz aus.

Nach palpatorischem Nachweis eines Tumors ist die Kombination mit Röntgenbildern ohne pathologischen Befund charakteristisch [494]. Bei einem Bariumkontrasteinlauf finden sich

- eine kanonenrohrförmige Verklebung des Colon ascendens und Colon transversum mit Verflachung der rechten Flexur
- Kalibersprünge des Kolons mit betonter Winkelbildung der inneren Lichtung des Colon aszendens, einer tiefreichenden Inzisur oder einer stenoseähnlichen Deformation der letzten Ileumschlinge
- perikolische Veränderungen mit einem Maximum in der Mittellinie, die im Röntgenbild als umgekehrter Konus erscheinen [276].

Alle diese Zeichen stehen in Verbindung mit einer intakten Kolonschleimhaut.

Die Koloskopie bestätigt die Befunde und erlaubt, die Ursache dieser pseudoneoplastischen Veränderungen als außerhalb des Kolons gelegen zu diagnostizieren.

Die Gastro- und Duodenoskopie verhindert die Fehldiagnose eines Sanduhrmagens, eines Ulcus ventriculi oder eines Magenkarzinoms.

Verschiedene klinische Formen müssen festgehalten werden:

1. Die schmerzhafte Form (neuralgische Form nach Aimes [275] mit plötzlichen Anfällen epigastrischer Schmerzen, die durchaus schwer sein können, zusammen mit einem weichen, aber druckschmerzhaften Abdomen. Man findet dabei eine „oberflächliche" Empfindlichkeit, projiziert auf die Appendix [1024], und meint, eine elastische Resistenz im Vergleich zur Gegenseite zu tasten. Dieses Schmerzsyndrom verläuft ohne intestinale Erscheinungen.

2. Dyspeptische Formen mit Anorexie sowie Übelkeit mit Passagestörungen, die bis zum Subileus reichen können.

3. Pseudotumorale Formen, bei denen alles auf eine Neoplasie verdächtige intraabdominale Masse hinweist.

4. Der anatomischen Lage entsprechende Formen
   - die Omentitiden oberhalb des Kolons sind charakterisiert durch ein Syndrom der partiellen Stenose des Duodenums mit Erweiterung des Magens, Übelkeit, biliärem Erbrechen, „intestinalen Erscheinungen" nach Carnot [401]
   - die auf das Genitale projizierten Netzentzündungen.

5. Formen der Adhäsion, die durch Dauerbeschwerden, verbunden mit intermittierenden Episoden der Passagebehinderung charakterisiert sind.

Als Komplikationen zählen wir die Netztorsion und Kompression als Ursache einer Passageverlegung auf.

11.4 Therapie

Das therapeutische Vorgehen, über das erst am offenen Bauch entschieden werden sollte, besteht in der Entfernung des erkrankten Netzes.

12 Granulomatöse Omentitis bei Fremdkörpern

Als mobiles Organ mit ausgeprägter Absorptionskraft werden vom großen Netz viele Fremdkörper eingefangen, fixiert und eingehüllt. Diese verursachen die Entwicklung eines histologisch durch Riesenzellen nachgewiesenen Fremdkörpergranuloms.

12.1 Direkt in die Abdominalhöhle eingeführte Fremdkörper

Talkum, Stärke, Sulfonamidpuder sowie jodierte Produkte, die durch die Handschuhe des Chirurgen oder diagnostische radiologische Techniken (Hysterosalpingographie) in die Abdominalhöhle eingeführt werden, können hier entzündliche Veränderungen verursachen.

12.1.1 Talkumgranulome

Ein quantitativer Nachweis ist schwierig. Das Talkumgranulom (Magnesiumsilikat) ist bekannt seit Antopol [300], Lehmans [748], German [563] und Lichtman [764]. Diese Autoren waren die ersten, die eine Verbindung zwischen den typischen granulomatösen Veränderungen und den Talkumkristallen annahmen. Aber erst Eiseman (1947) [510] verdanken wir die erste Übersichtsarbeit (37 Beobachtungen bei 1912 Operierten, entsprechend einer Frequenz von 1,9%).

In Frankreich wurde diese Erkrankung durch Cerbonnet [411] 1951, dann von Tavares [1082] 1954 beschrieben. 400 Beobachtungen wurden gesammelt von Daniel [460] im Jahre 1967 veröffentlicht. Vor kurzem haben auch wir einige neue Fälle publiziert [642, 643].

Von der Pathogenese her gibt es 2 gegensätzliche Theorien:

1. eine immunologische Hypothese, obwohl bisher eine antigene Wirkung des Siliziums nicht bekannt ist [470],
2. eine biophysikalische Hypothese, die 2 Perioden unterscheidet: eine Frühform mit einer makrophagen Einhüllung der Silikatkristalle, eine Spätform nach Art einer Sarkoidose um das Silizium, das in einen kolloidalen Zustand überführt wird.

Aus pathologisch-anatomischer Sicht lassen sich folgende peritoneale Veränderungen feststellen

- lokalisierte Veränderungen aus kleinen oder voluminösen Granulationen, die echte entzündliche Pseudotumoren bilden können
- diffuse Veränderungen in Form knotiger Läsionen mit zahlreichen Adhäsionen, die zunächst eine tuberkulöse Peritonitis oder eine Peritonealkarzinose vermuten lassen und mit einem Aszites verbunden sein können.

Die histologische Diagnose läßt sich bei Makrophagenreaktion um den Fremdkörer sowie Fibroplastenproliferation mit oder ohne Riesenzellen in Verbindung mit dem Nachweis von Talkumkristallen einfach stellen. Unter dem Lichtmikroskop zeigen diese eine geradlinige Lamellenstruktur. Unter dem Polarisationsmikroskop haben die Kristalle eine doppelte, gelbgrüne Lichtbrechung und sind geradlinig angeordnet mit spitzen Ecken und schwarzen Enden.

Im klinischen Verlauf bilden sich die Talkumgranulome in nodulärer oder pseudotumoröser Form spät aus (nach 1–10 Jahren) [470]. Bei 30% der Fälle indessen liegt die Latenzzeit innerhalb von 6 Monaten. Dann erscheinen Adhäsionen und Briden.

Das klinische Beschwerdebild ist nicht einheitlich. Es wird dominiert von einem Okklusionssyndrom, das klinisch unauffällig wird und seltener von einem nicht eindeutig projizierbaren Schmerzsyndrom begleitet ist.

Bei wenigen Fällen findet sich während der Untersuchung ein intraabdominaler Tumor. Eine allgemeine Beeinträchtigung mit Fieber, BKS-Erhöhung und manchmal einer Anämie wird meist vorgefunden.

Latente Formen können während einer Relaparotomie entdeckt werden. Die Laparoskopie spielt eine beträchtliche Rolle, denn sie zeigt die Knoten, deren Biopsie die Diagnosestellung erlaubt.

Die Krankheitsentwicklung kann schwer verlaufen, resultierend aus der Passagebehinderung und Rezidivneigung. Häufig sind diese dadurch nötig gewordenen Reinterventionen mit Komplikationen, wie Superinfektionen oder Zunahme der Entzündungszeichen [901] behaftet.

12.1.2 Stärkekörnergranulome

Aufgrund der Bedeutung und Schwere der talkumbedingten Veränderungen hat sich die Industrie bei der Produktion chirurgischer Handschuhe der Stärke zugewandt. Aber diese Stärkekörner können gleichermaßen Ursache von Fremdkörpergranulomen sein, wie es die Arbeiten von Lee [746], Lehmans [748], MacQuiddye und Tollman [788] bestätigt haben, die die Inokulation und schnelle Absorption der Stärkekörner durch das Peritoneum nachgewiesen haben.

Nach Erstbeschreibung durch MacAdams [779] im Jahre 1956 konnten anschließend zahlreiche Beobachtungen in der angelsächsischen Literatur veröffentlicht werden. Wir verdanken die erste Publikation in französischer Sprache J.N. Maillard [793] im Jahre 1973.

Aus pathologisch-anatomischer Sicht beobachtet man:

a) Makroskopisch

- eine ödematöse Verquellung des Peritoneums und des Netzes mit einer gleichzeitigen Veränderung der serösen Häute und des Fetts durch eine zelluläre entzündliche Reaktion, die manchmal an Eosinophilen reich ist und sich in Richtung auf eine Fibrose entwickelt
- eine pseudotuberkulöse oder -karzinomatöse knotige Veränderung des großen Netzes
- einen Aszites (bei 50% der Fälle).

b) Histologisch

Fremdkörperreaktionen: Die Stärkegranula in den Riesenzellen und Histiozyten stellen sich in Form von abgerundeten Körperchen dar (graubläulich bei Hämatoxylin-Eosin-Safran-Färbung, blauschwarz nach Lugol-Färbung, rot in der PAS-Färbung). Im polarisierten Licht sind sie doppellichtbrechend oder nehmen die Form eines Malteserkreuzes an.

In der Bakteriologie sind die Kulturen praktisch immer steril.

Im klinischen Erscheinungsbild ähneln sich die verschiedenen Beobachtungen so weit, daß Maillard [793] das Syndrom einer Stärkeperitonitis beschreiben konnte.

Nach freiem, asymptomatischen Intervall von 1–3 Monaten treten starke abdominale Schmerzen auf mit Fieber, wie bei einer tiefen intraabdominalen Abszeßbildung, aber ohne Störung der Passage. Manchmal kann man eine Resistenz entsprechend dem großen Netz tasten.

Die Röntgenuntersuchung bestätigt das subokklusive Syndrom, und klinisch-chemisch zeigt sich eine mäßige Leukozytose mit inkonstanter Neutrophilie und hauptsächlich einer deutlichen Eosinophilie [654].

Die Pathophysiologie solcher Störungen wird diskutiert. Eine allergische Reaktion scheint durch einige Fälle von positiver Reaktion auf Stärke bewiesen [901].

Reinterveniert wird meist bei der Diagnose eines febrilen okklusiven Syndroms unter der Annahme eines intraabdominalen Abszesses [793]. Im Gegensatz dazu wurde die Diagnose in einigen Fällen ohne Laparotomie gestellt [654]. Eine Heilung wird in 6 Wochen bis 6 Monaten erreicht. Verschiedene Autoren befürworten eine Kortikoidtherapie. Eine Vorbeugung dieses Syndroms läßt sich leicht durch eine sorgfältige präoperative Reinigung der Handschuhe erreichen.

12.1.3 Sulfonamid- und Jodgranulome

Aufgrund der Puderung der Peritonealhöhle durch ein sulfonamidhaltiges Puder oder eine Mischung aus Penizillin und Sulfonamid [1072], die schlecht resorbierbar sind, oder noch als sekundäre Veränderung nach Hysterosalpingographie [952] finden sich dieselben Veränderungen wie im vorherigen Kapitel beschrieben.

Die Diagnostik unterliegt denselben Richtlinien und ist bevorzugt histologisch. Die Vorsorge sollte dieselbe Vorsicht walten lassen und stellt die beste Behandlung dar.

12.1.4 Textilgranulome

Neben den Mikrogranulomen um in die Bauchhöhle eingebrachte Baumwollfasern, kann man ausgedehnte Pseudotumoren um Kompressen oder kleine vergessene Tupfer finden [1082]. Das große Netz spielt hierbei eine wesentliche Rolle durch Umhüllung und Isolierung der Fremdkörper.

Aus klinischer Sicht zeigen diese Mikrogranulome um Baumwollfädchen dasselbe Bild wie beim Talkumgranulom. Ausgedehnte Veränderungen können zu einem Abszeß führen.

Die Reoperation wird aufgrund einer präoperativen Sonographie durchgeführt, aber erst der Operateur stellt den wahren Grund der Veränderung fest.

Wir möchten auch die Existenz von pflanzlichen Pseudotumoren in Zystenform anzeigen, die ohne klinische Zeichen bleiben, bis sie bei der Relaparotomie entdeckt werden. Auch noch nach vielen Jahren bleiben sie in der Form einer Fremdkörperpseudozyste des Netzes klinisch völlig stumm.

12.2 Fremdkörper durch transintestinale Migration

12.2.1 Verschluckte Fremdkörper

Verschiedenartige verschluckte Fremdkörper können in die Abdominalhöhle gelangen aufgrund einer Perforation, einer traumatischen, ulkus- oder karzinombedingten Öffnung der Magen-Darm-Wand. Dieses Ereignis kann akut oder weniger akut verlaufen. Als Folge entwickelt sich eine Peritonitis, als deren Ursache man einen Netzabszeß oder ein Riesenzellgranulom mit aszendierendem Zentrum um einen Fremdkörper findet. Die Nahrungspassage ist unbehindert und symptomfrei, wenn es sich um eine minimale Öffnung handelt. Das zeigte sich in der Beobachtung von d'Allaines et al. [287], die 6 Monate nach Übernähung eines perforierten Ulkus eine schmerzlose Resistenz im Hypogastrium fanden. Bei der Laparotomie ergab sich eine plastische Peritonitis mit Behinderung der Dünndarmpassage. Das große Netz war um eine durchscheinende Gewebemasse zentriert, die in Resorption begriffen war und deren Histologie die nahrungsbedingte Natur bestätigen konnte. Tavares [1082] hat 2 ähnliche Fälle nach Perforation beschrieben, einen nach einer Magenperforation, den anderen nach einer Duodenalperforation. Delore u. Vachey [474] konnten unter denselben Bedingungen Flüssigkeit nachweisen, die die Darmwand passiert und eine plastische Peritonitis ausgelöst hatte. Diese Beobachtung bestätigt eine ältere von Tansini [1081]. Im Jahre 1952 veröffentlichte Jenkins [671] 2 Fälle mit infiziertem Pseudotumor. Im Zentrum des Netzabszesses fanden sich spitze Kaninchenknochen, die den Darm perforiert hatten.

Tavares [1082] konnte 1954 Veränderungen mit plastischer oder tumoröser, das Peritoneum und das Netz betreffende Veränderungen nachweisen, die sich symptomarm entwickelten und nach Appendizitisschüben entstanden. Gleichzeitig wurden in der Histologie Nahrungsreste gefunden, die wahrscheinlich durch eine kleine Perforation in das Peritoneum gelangt waren.

Diese Migration durch die Darmwand kann auch mit deutlichen klinischen Erscheinungen stattfinden, bedingt durch einen intestinalen Riß mit Austritt manchmal voluminöser Objekte, die zu ausgedehnten aszedierenden Veränderungen führen und eine intraperitoneale Verklebung bedingen. Settle [1020] beschreibt die Darmwandpassage einer Glühbirne am rektosigmoidalen Übergang. Bei der ersten Laparotomie konnte das Leck im Kolon durch Naht verschlossen werden. Es wurde dabei aber der Fremdkörper übersehen, der in der Folge einen ausgedehnten Abszeß des linken Unterbauchs verursachte.

12.2.2 Parasiten

Nematoden

Askaridose. Kleber (1930) [701], Thiboumery (1949) [1089] und Febres Villamil [528] berichteten über die Beobachtung von entzündlichen intraepiploischen Pseudotumoren, ausgelöst durch erwachsene Askariden, die durch die Darmwand in die Bauchhöhle gelangten. Die Histologie bestätigt einen entzündlichen, polymorphen, zystischen Tumor, der eine purulente Flüssigkeit enthielt und neben ausgewachsenen Askariden zahlreiche Parasiteneier enthielt.

Das klinische Bild zeigt eine lokalisierte Peritonitis, die sich symptomlos oder -arm entwickelt (Chifoliau [zit. nach 1089], Anagnostopoulos [294], Lapointe [zit. nach 1089]). Die Parasiten konnten aufgrund einer Perforation einer Appendix epiploica durch die Darmwand gelangen, die nur durch das große Netz abgedeckt war!

Wenn auch die verschiedenen Formen des Parasitismus einen der Krankheit entsprechenden eigenen klinischen Aspekt zeigen, werden wir hier nur einige sehr seltene Fälle von allgemeiner foudroyant verlaufender Peritonitis behandeln, wie sie von Okinczyc [zit. nach 1089] beschrieben wurden: „Bei der Autopsie fanden sich freie Askariden in der Peritonealhöhle, die nach einer Darmperforation in die Abdominalhöhle gelangt waren." Einen ähnlichen Fall berichtet auch Larvier [zit. nach 1089], der neben freien Parasiten in der Abdominalhöhle kleine, diffus verstreute Knoten im Mesenterium und Netz entdeckte, die unter dem Mikroskop eingehüllte Parasiteneier enthielten.

Oxyuriasis. Bodechtel (1929) [356] sowie Schneider (1931) [1001] sammelten verschiedene Granulome mit Zellen, die palisadenförmig, pseudotuberkulös angeordnet waren, und im Zentrum

Oxyureneier enthielten. Diese waren sowohl im periappendikulären als auch im großen Netz zu finden. Letzteres hatte die Parasiten fixiert, um sie einzufangen und zu isolieren. Auch hier entsprach die Klinik der einer akuten Appendix, wie bei dem Fall von Tennstedt [1086].

Trematoden

Bilharziose. Baugham [322] beschrieb 1960 einen Fall von Bilharziose (Schistosoma japonicum) des appendikulären Netzes durch transintestinale intramurale Wanderung, die eine akute Appendizitis simulierte.

Cestoden (Cyclophyllides — Taenia — Echinococcus)

Tirsov [1094] berichtete 1964 über einen Fall von Echinokokkose des kleinen Netzes durch transperitoneale Wanderung. Ein identisches Krankheitsbild wurde im großen Netz durch Bak [306] bei einem jungen Mann von 23 Jahren beschrieben, der eine typische Echinococcosis multilocularis zeigte.

12.3 Fremdkörper im Abdomen aufgrund transparietaler Wanderung

Fremdkörper können auch durch die Bauchwand wandern. Dort werden sie nach ihrer Penetration durch das große Netz in der Bauchhöhle erfaßt und können einen Abszeß auslösen.

Robin [970] beschreibt einen Netzabszeß um 2 Holzsplitter. Nachdem diese gewaltsam die Bauchdecke durchquert hatten, gelangten sie durch die körperlichen Anstrengungen des Patienten, der von Berufs wegen als Holzhauer arbeitete, unbemerkt in die Bauchhöhle. Nach einer Latenzzeit von 15 Tagen entwickelte sich zunehmend das klinische Bild einer Appendizitis, die die Laparotomie erforderte und die Diagnosestellung ermöglichte. Die Sekundär-Befragung erlaubte eine Rekonstruktion der Pathogenese. Es traten unspezifische Schmerzen in Höhe der vorderen Bauchdecke auf, die wieder verschwanden. Eine Veränderung der Schmerzempfindung, eher ihrer Art als ihrer Lokalisation nach, wurde von dem Patienten beschrieben. Sie erfolgte kurz vor Entwicklung der Symptomatik einer akuten Appendizitis.

12.4 Außergewöhnliche Fremdkörper

Intraepiploische Schwangerschaften

Fleischer u. Endre [535] haben 1931 über einen außergewöhnlichen Fall von Bauchhöhlenschwangerschaft berichtet. Bei einer Multipara von 31 Jahren erschienen sämtliche Zeichen einer extrauterinen linksseitigen Schwangerschaft, mit positiver Schwangerschaftsreaktion, die zur Laparotomie führten. Das linke Adnex war tatsächlich normal, aber das große Netz hing an der vorderen Bauchwand und zeigte alle Zeichen eines stark entzündeten und hämorrhagischen Pseudotumors. Nach seiner Resektion ergab die Histologie die Diagnose einer intraepiploischen Schwangerschaft. Seitdem haben wir nur noch einen einzigen Fall solcher Art gefunden [939].

Epiploisches Granulom mit Mekonium

Freedman [547] berichtet über 2 Fälle, bei denen nach Kaiserschnitt die Entwicklung epiploischer und peritonealer Granulome beobachtet wurden.

Intraepiploisches Intrauterinpessar

Vor kurzem entdeckte Manini [800], nachdem er eine junge Frau wegen akuter Abdominalsymptomatik operiert hatte, ein im großen Netz fixiertes Intrauterinpessar.

Intraepiploische Entwicklung eines überzähligen Abdominalorgans

1976 berichtete Huhn [650] über die Entwicklung im großen Netz einer dermoiden Zyste komplexer Art, wobei die Tumormatrix aus einem überzähligen intraepiploischen Ovar entstand und zwar bei einer Frau, die normale und gesunde Adnexe hatte.

Kirschner-Draht

Brade u. Hippe [372] berichten schließlich über die sonderbare transparietale und intraepiploische Wanderung eines Kirschner-Drahts, nach Epiphysiodäse der Hüfte bei einem Jungen von 14 Jahren. (Bei einem anderen Kind von 4 Jahren, das wegen Coxa vara osteotomisiert wurde, wanderte der Draht bis in die vordere Bauchwand!)

13 Primäre Tumoren

Entsprechend der Klinik und den Befunden moderner diagnostischer Methoden, wie Sonographie und Komputertomographie, erschien es uns realistisch, diese primitiven Tumoren des großen Netzes in zystische und solide Geschwülste zu unterteilen.

Solche Tumoren sind selten. Sie wurden erstmals von Robin [zit. nach 275] im Jahre 1852 erwähnt. Ihre Existenz wurde lange Zeit bestritten, insbesondere durch Lancereaux [731] und Camus [395], trotz der Beobachtungen von Gairdner [555] 1852 und Leudet [760] 1853.

Bekannt sind sie erst seit den Arbeiten von Bonamy [360] über die Sarkome des großen Netzes sowie von Guerain [596], Cordero [442] im Jahre 1910 über die einfachen Zysten des großen Netzes.

In jüngster Zeit wurden über diese Tumoren Übersichtsarbeiten veröffentlicht. Holländer [640], Prutz u. Monnier [940] und Cholmski [zit. nach 328] im Jahre 1913 und russische Autoren (Bergmann [340] 1897, Litchkovs [in 328] 1909 und Koutassof [in 328] 1910) stellten die charakteristischen Zeichen der bösartigen Tumoren des Netzes zusammen. Die folgenden zahlreichen Arbeiten erlauben die Unterscheidung zwischen benignen und malignen Tumoren sowohl von der Klinik her [328, 668, 1099] als auch durch die klinische Anatomie und Ätiopathologie.

13.1 Pathologische Anatomie

A. Batzenschlager

Heutzutage betrachtet man die Tumoren des großen Netzes, wo auch immer sie liegen, ob einzeln oder multipel, als hohl (zystenförmig) oder voll (solide). Von seiten der klinischen Diagnostik können sie entsprechend ihrer makroskopischen Erscheinung vor der histologischen Diagnose in 2 große Gruppen geteilt werden, in zystische oder solide Veränderungen.

Zystische Tumoren

Es handelt sich um kavitäre Veränderungen, die meist so voluminös sind, daß sie makroskopisch erkennbar sind. Sie entwickeln sich uni- oder multilokulär und haben eine dünne Haut und einen entweder flüssigen (serösen) oder semiliquiden (serös-hämorrhagisch, blutig oder pastösen) Inhalt.

Erstmals wurden sie aufgrund von Autopsien von Ruysh [988] 1734 und Laflize [zit. nach 596] 1772 erwähnt. Gairdner (1852) [555], Simon (1858) [1027] und Guerain (1910) [596] beschrieben sie. Beaud [328] definierte sie 1942 gemäß der Einteilung von Montgomery u. Wolman [843] als lokale Flüssigkeitsansammlungen mit Grenzmembran, ohne eine genaue histologische Definition zu geben.

Beaud unterteilte die in der Literatur gesammelten 133 Fälle von zystischen Tumoren in: 9 Dermoidzysten, 46 lymphangiomatöse Zysten, 8 dysembryonale Zysten, 1 zystisches Lymphom, 3 zystische Angiome, 33 seröse oder hämorrhagische oder serös-hämorrhagische Zysten (fibrozystische Omentitis), 13 zystische Tumoren (insbesondere zystische Sarkome), 7 zystische Hämatome, 2 Fremdkörper in einer Zyste und 9 nicht klassifizierte Zysten.

Die anatomisch-pathologische Unterschiedlichkeit dieser Klassifikation führte zum Mißerfolg der von Beaud versuchsweise vorgeschlagenen histologischen Einteilung in

- echte Lymphangiom
- fibrozystische Omentitis nach Art eines Lymphangioms oder hämorrhagischen Zyste
- dysembryonale Veränderungen
- zystische Angiome
- seröse oder hämorrhagische Zysten
- zystische Tumoren.

Solide Tumoren

Diese bestehen zum großen Teil aus einer festen Masse und zeigen eine dichte Konsistenz.

Aimes [275] schlug 1920 folgende Klassifikationen vor:

a) solide benigne Tumoren
- entzündliche Tumoren (Omentitis)
- Lipome
- Fibrome

b) solide maligne Tumoren
- Sarkome
- Endotheliome-Epitheliome.

Aus klinischer Sicht spiegelt sich in dieser Klassifikation die mangelnde Adaptierung an pathologisch-anatomische Konzepte der Neoplasien des großen Netzes wider.

Das von Pathologen wie Stout [1057], Ackerman [266] und Hadju [606] seit etwa 30 Jahren den Weichteiltumoren entgebrachte Interesse ergab eine bessere histologische Einteilung der Neoplasien.

Die klinische Unterteilung in zystische und solide Tumoren entspricht dem einfachen makroskopischen Eindruck und wird einer Neueinteilung entsprechend der Histologie unterzogen.

Die pathologische Anatomie unterscheidet 3 verschiedene Erscheinungsformen:

1. Veränderungen von entzündlicher und dystropher Natur entweder in zystischer, solider oder pseudozystischer Form
- pseudotumorale Omentitis
- parasitäre Zyste
- Hämatom
- Resorptionsgranulom
  - Cholesteatom
  - Fremdkörpergranulom

2. benigne Zysten und zystische Tumoren
- dermoide und teratoide Zyste
- mesotheliale oder peritoneale Zyste
- zystisches Lymphangiom
- kavernöses Hämangiom
- hämorrhagische Zyste (Hämatinzyste).

3. benigne und maligne Neoplasien, die immer als solide Tumoren angesehen werden, auch wenn sie teilweise Exkavationen haben
- vom Nervengewebe ausgehender Tumor
- Tumoren des fibrösen Bindegewebes
  - Fibrome und Fibromatose
  - Fibrosarkom
- lipomatöse Tumoren
  - Lipom
  - Liposarkome
    - gut ausdifferenziert
    - myxoid
    - embryonal
    - fibroplastisch
    - pleomorph
- Myxome und Myxosarkome
- Tumoren der glatten Muskulatur
  - Leiomyom
  - Leiomyosarkom
- Tumoren der quergestreiften Muskulatur
- Hämangioperizytome.

13.1.1 Entzündliche und dystrophe Veränderungen

Pseudotumorale, nichtzystische Omentitiden

Sie sind konsistenzvermehrte Verdichtungen des Netzes durch chronisch ödematöse und sklerosierende entzündliche Prozesse.

Bei der holzartigen Phlegmone zeigt die Entzündung nur lymphomonozytare und plasmozytäre Infiltrate in der ödematösen perivaskulären Kollagensklerose.

Die chronische Tuberkulose wird histologisch durch ein Granulom mit Epitheloidzellen und Langhans-Riesenzellen in einer lymphozytären Korona nachgewiesen. Der floride oder stabilisierte (eingekapselte) tuberkulöse Prozeß enthält eine mehr oder weniger kalzifizierte käsige Nekrose.

Parasitäre, zystische Omentitiden

Sie sind fast immer durch einen Echinokokkus bedingt (Hydatidenzysten).

Die zystische Echinokokkose des Netzes ist von gleicher Struktur wie die der Leber, mit der sie häufig gleichzeitig auftritt. Die Hydatidenzyste ist solitär, selten multipel und kann mehr als 20 cm im Durchmesser erreichen.

Im floriden Stadium ist sie makroskopisch charakterisiert durch den Nachweis von Tochterbläschen in der Form von Kügelchen mit gräulicher, durchscheinender dünner und weicher Wand, die in dem flüssigem Inhalt („Felswasser") der Zyste schwimmen.

Histologisch zeigt sich die Entzündungsreaktion des Netzes in der Entwicklung einer fibrosklerösen Schale mit seltenen lymphozytären Infiltraten, die den Parasiten begrenzt. Die innere Schicht der sklerosierten, wenig entzündlich veränderten Wand ist von einer durchscheinenden, geschichteten und zellenlosen Membran ausgekleidet, die reich ist an färbbaren Mukopolysacchariden, was durch das Schiff-Reagenz (PSA) nachgewiesen werden kann, und entspricht der Haut der parasitären Larve. Die darunterliegende Membran besteht aus Parasitenzellen, die einschichtig in Endothelform diese ausgleiden und dem Skolex entsprechen. Die Tochterblasen entsprechen häutchenförmigen Membranen, die von Skolizes gebildet werden. Diese sind von der darunterliegenden Membran abgelöst. Im Narbenstadium, das dem Ende der Involution der Hydatidenzyste entspricht, umhüllt die skleröse Haut einen nekrotischen gelben krümelförmigen Inhalt mit Kalkeinschlüssen. Die

Diagnosestellung zu diesem Zeitpunkt beruht von seiten der Histologie auf dem Nachweis eventueller Reste dieser häutchenförmigen Membran in oder im Kontakt mit der endozystischen Nekrose.

Hämatome

Sie sind makroskopisch ei- oder apfelförmige Pseudotumoren von sehr fester und voller Konsistenz. Ihr klumpenförmiger brauner Inhalt ist umgeben von einer mehr oder weniger dicken sklerosierten Membran. Histologisch ist das lysierte Blut mit Cholesterolteilchen gemischt und in seiner Peripherie mit Fibrozysten und Siderophagen, die die skleröse kollagene Grenzmembran des Hämatoms verstärken, durchsetzt.

Resorptionsgranulome

Davon erreichen nur die Cholesteatome eine klinisch auffällige Größe. Das Cholesteatom ist ein falscher, pseudozystischer, runder oder eiförmiger Tumor von dichter und widerstandsfähiger Konsistenz. Die dicke fibroskleröse Membran umfaßt einen dichten, gelben, semiliquiden, mit weißen, glänzenden Cholesterinkristallen durchsetzten Inhalt. Histologisch enthält das Granulom zwischen der zentralen Nekrose und der sklerosierten Haut einzellige Lipophagen, Siderophagen und Riesenzellen, die im Kontakt mit den lanzettförmigen Fettsäure- und Cholesterolkristallen stehen. Der Ursprung eines Cholesteatoms ist schwierig zu präzisieren: Es kann sich um ein aufgelöstes Hämatom, eine nekrotisierte Hydatidenzyste, eine vollkommen veränderte echte Zyste handeln.

Die Resorptionsgranulome externer Fremdkörper, wie von Talkumkristallen, Baumwollfäden, Nahrungspartikeln sind weiße, harte Granulationen von mindestens 1 cm Durchmesser, selten größer und in einem Konglomerat lokalisiert. Histologisch zeigt die Konfiguration der Fremdkörper und die Doppelbrechung im polarisierten Licht bei Kristallen den resorptiven Charakter des Granuloms mit Makrophagen und Riesenzellen.

13.1.2 Nichtparasitäre Zysten und zystische Tumoren

Zysten und zystische Tumoren sind histologisch definiert durch den Nachweis einer epithelialen, endothelialen oder mesothelialen Auskleidung der gesamten oder eines Teils der inneren Oberfläche der Zyste.

Dermoide und teratoide Zysten

Die dermoiden oder teratoiden Zysten, beschrieben durch Ruysch [988] und Laflize [zit. nach 596] und definiert durch Foucault u. Muratet [542] sind dysembryoplastisch, d.h. das Gewebe, das bei teratoiden Zysten variabler ist als bei dermoiden Zysten, zeigt keine normalen geweblichen Bestandteile des großen Netzes.

Diese unilokulären Zysten, mehrere Zentimeter im Durchmesser, sind makroskopisch von dichterer Konsistenz als seröse Zysten, denn ihr Inhalt ist von semiliquider, schuppiger und schuppig-fettiger Konsistenz. Sie enthalten manchmal Haare, wie bei dermoiden und teratoiden Zysten, die man bevorzugt in den Ovarien findet. Neben den haut- und subkutangewebeähnlichen Strukturen der einfachsten Dermoidenzysten zeigt das in den teratoiden Zysten gefundene Gewebe mehr Komplexität: Schilddrüsengewebe [542], Darm-, Muskel- und Knochengewebe (bei einem jungen Mann von 16 Jahren) [zit. nach 328].

Aus diesen Einzelgeweben der teratoiden Zysten entstandene Malignome sind außergewöhnlich selten [1129].

Mesotheliale oder peritoneale Zysten

Die mesotheliale oder peritoneale Zyste ist makroskopisch unilokulär mit serösem Inhalt, bei der Palpation weich bis derb, vergleichbar einer Lymphzyste.

Histologisch ist die fibrokollagene Wand dünn und ausgegleidet zum Inneren hin durch eine einschichtige mesotheliale Schicht mit kubischen Zellen, deren Apex tennisschlägerförmig abgerundet ist, oft abgeplattet ähnlich dem Endothel, woraus die Schwierigkeit der Differenzierung zwischen einer peritonealen und Lymph- (oder lymphangiomatösen) Zyste entsteht.

Zystische Lymphagniome

Diese wurden u.a. von Leroux [in 328], Touzard [1099] sowie Ackerman [266] beschrieben. Sie finden sich häufig unter den Zysten und zystischen Tumoren des Netzes und können ein beträchtliches Volumen erreichen, bis zu 20 oder 30 cm im Durchmesser. Sie treten multilokulär auf mit glatter oder unebener Oberfläche, fester Konsistenz, serösem klarem „Felswasser“ oder leicht milchigem Inhalt.

Histologisch sind die Zysten von variabler Größe, unter dem Mikroskop bis zu mehreren

Zentimetern, und von einer einschichtigen endothelialen Schicht ausgekleidet, die eine dünne Membran bedeckt. Diese wird von Fettgewebe umgeben sowie einer mit Spalten durchsetzten Scheidewand zwischen dem lymphatischen Zysten (kavernöse Lymphangiome). Der flüssige Inhalt der Zyste ist fein granuliert und weniger gefärbt als Blutserum. Man kann dort einige wenige Lymphozyten färben. Die wenigen Erythrozyten, die man im lymphatischen Inhalt vor oder während der Entfernung des Lymphangioms findet, erlauben es nicht, von einem Hämangiolymphangiom zu sprechen. Die sehr seltenen glatten Muskelfasern, die isoliert in der fibrokollagenen Wand liegen, und kleine Ansammlungen von intraparietalen Lymphozysten tragen zudem noch zur genauen Diagnosestellung eines zystischen Lymphangioms bei. Die zystischen Lymphangiome sind benigne.

Kavernöse Hämangiome

Von Issalene u. Quenu [660] u.a. beschrieben sind die kavernösen oder zystischen Hämangiome, die seltener und weniger voluminös als die zystischen Lymphangiome sind. Sie unterscheiden sich makroskopisch und histologisch durch ihren blutigen Inhalt und sind benigne.

Hämorrhagische Zysten (Hämatinzysten)

Sie wurden von Moynihan [856] und Rouffart [979] beschrieben und werden als traumatisch bedingt angesehen. Aufgrund einer fibrohämorrhagischen Veränderung der uni- oder multilokulären Zyste ist ihre ursprüngliche Natur, das Epithel, Mesothel oder Endothel der auskleidenden Schicht nicht durch die histologische Untersuchung zu definieren, die nur die Möglichkeit eines durch die zentrale hämorrhagische Nekrose verflüssigten Karzinoms, ausschließt.

13.1.3 Benigne und maligne Tumoren

Von den außergewöhnlichen histologischen Diagnosen bei den hämorrhagischen Zysten abgesehen, handelt es sich hier um feste oder solide Tumoren im Gegensatz zu Zysten oder zystische Tumoren. Diese echten Tumoren haben i. allg. ein beträchtliches Volumen erreicht, bis sie klinische Symptome zeigen und können partiell kavernös sein.

Es bleibt festzuhalten, daß ein Übergreifen auf das große Netz durch ein sehr seltenes Mesotheliom des Peritoneums oder eines der weniger seltenen myogenen oder myosarkomatösen Tumoren des Magens von den primären Neoplasien des Netzes abzugrenzen ist.

Tabelle 6. Vereinfachte Tabelle nach Stout et al. [1057]

Benigne Tumoren	(1)	(2)	Maligne Tumoren	(3)
Neurofibrom		1		
Fibromatose	2		Fibrosarkom	1
Lipom	3		Liposarkom	1
			Myxom	1
Leiomyom	3	4	Leiomyosarkom	3
			Rhabdomyosarkom	1
Hämangioperizytom		3	Hämangioperizytom	1

Spalte (1): kleine gutartige Tumoren
Spalte (2): beträchtliche große gutartige Tumoren
Spalte (3): bösartige Tumoren

Stout et al. [1057] analysierten 1963 nach einer kritischen Durchsicht früherer Publikationen 16 solide Tumoren des Netzes mit klinischer Manifestation und 8 kleine asymptomatische Geschwülste. Ihre Übersicht zeigt die großen Schwierigkeiten der histologischen Diagnosestellung. Die Autoren zögern nicht nur eine Einteilung festzulegen, sondern auch eine prognostische Aussage über die Neoplasien des Netzes zu wagen.

Tabelle 6 zeigt eine Zusammenstellung der Diagnosen nach Stout et al. im Jahre 1963 [1057].

In dieser Einteilung werden Tumoren des Nervensystems, des fibrösen Bindegewebes, lipomatöse Tumoren, Myxome, Tumoren der glatten Muskulatur, der quergestreiften Muskulatur und die Hämangioperizytome eingeschlossen.

Tumoren des Nervensystems

Makroskopisch:
Das von Stout et al. im Netz eines Mädchens von 5 Jahren beschriebene Neurofibrom maß 8 × 7, 5 × 6 cm, war gräulich, dicht und gut vaskularisiert.

Histologisch:
Die Struktur des Neurofibroms war ähnlich der eines Schwannoms. Die kleinen fusiformen Zellen sind weniger regelmäßig angeordnet zwischen den mehr gelockten und weniger ödematösen Fasern wie beim Schwannom. Die sklerohyaline Verdichtung der Wand der Arteriolen und Venolen und der Nachweis von Mastozyten sind supplementäre histologische Kriterien zur Diagnosestellung beim Schwannom und Neurofibrom. Etwa 13% der Neurofibrome sind bösartig.

Tumoren des fibrösen Bindegewebes

Fibrome und Fibromatosen. Es finden sich Spindelzellen von regelmäßiger Anordnung, die wenige Mitosen zeigen. Die Spindelzellen sind eingeordnet in zahlreiche dichte, faszikulierte Bindegewebsfasern.

Die Differentialdiagnose muß das Neurofibrom (s. oben) und die pseudotumoralen Omentitiden berücksichtigen, deren sklerosierte Schichten weniger gut strukturiert und mehr entzündlich verändert erscheinen.

Fibrosarkome

Makroskopisch: Sie sind voluminös, weiß-grau und fest. Bei unregelmäßiger Veränderung durch ödematöse und hämorrhagische Nekroseherde entsteht die Gefahr einer Verwechslung mit einer hämorrhagischen Zyste.

Histologisch: Es erscheint zellreicher als das Fibrom. Die Fibroblasten zeigen ungleich große Zellkerne mit häufigen Mitosen. Sie durchsetzen manchmal die Wand der Blutgefäße. Die Invasion der Blutgefäße ist ein zusätzliches Kriterium der Bösartigkeit.

Wir müssen unterscheiden zwischen
- dem Leiomyosarkom, dessen Zellen eher azidophil sind und dessen Interstitium weniger Fibrokollagen enthält
- dem spindelzelligen Liposarkom (fibroblastisches Liposarkom), das wenige Lipoblasten oder schaumige Präadipozyten enthält.

Lipomatöse Tumoren

Lipome

Makroskopisch: Sie sind von geringem Volumen, nie 10 cm im Durchmesser überschreitende, gelb, homogen und weich.

Histologisch: Sie bestehen aus mehr oder weniger großen, reifen Adipozyten mit sehr kleinem Kern, der der Zellmembran aufsitzt und über der einzelne Fettblasen ausgestülpt sind, die das gesamte Zytoplasma einnehmen.

Liposarkome

Makroskopisch: Sie sind von größerem Volumen als die Lipome, von gelber, aber weniger homogener Farbe, von manchmal weicher und fibromatöser oder im Gegensatz dazu weicherer und mukoider, gelatineartiger Konsistenz.

Histologisch: Es werden 5 Variationen entsprechend den vorherrschenden Zellen in den verschiedenen Exzisaten beschrieben:

1. Gut differenziertes Liposarkom (auch Liposarkom mit großen Lipozyten)
Die Zellen enthalten einen exzentrisch gelegenen, größeren Kern als bei den Adipozyten. Ihr reichliches Zytoplasma ist entweder eine einzelne Fettblase oder schaumig.
Differentialdiagnose: Lipom:
5-Jahres-Überlebenszeit: 100%!

2. Myxoides Liposarkom. Es ist das häufigste unter den Liposarkomen (36%). Es zeigt sternförmige Zellformationen, deren lange Ausläufer Pfützen von schleimiger interstitieller Substanz begrenzen. Dieser Tumor kann nur durch den Nachweis von einigen Präadipozyten mit Fettvakuolen als myxoides Liposarkom vom Myxom oder Myxosarkom unterschieden werden.
Differentialdiagnose: Myxom.
5-Jahres-Überlebenszeit: 95%. In einem von Stout et al. [1057] berichteten Fall, eine Patientin von 60 Jahren, hatte das Liposarkom ins Peritoneum, die Pleura und Leber metastasiert.

3. Embryonales Liposarkom (oder Liposarkom mit Rundzellen oder Liposarkom mit kleinen Lipoblasten)
Die Zellen sind klein mit wenig und klarem Zytoplasma um einen runden Zentralkern.
Differentialdiagnose: Hämangioperizytom, dessen Zellen kleine Fettvakuolen enthalten und ringförmig in einem feinen Netz retikulärer Fasern mit perivaskulärer Einstrahlung angeordnet sind.
5-Jahres-Überlebenszeit: 50%.

4. Fibroblastisches Liposarkom (oder das Liposarkom mit spindelförmigen Lipoblasten)
Die Diagnosestellung beruht auf dem Nachweis von Lipoblasten oder schaumigen Präadipozyten.
Differentialdiagnose: Fibrosarkom, dessen Fibroblasten (mit Nekroseherden) keine Fettvakuolen enthalten.
5-Jahres-Überlebenszeit: 60%.

5. Pleomorphes oder polymorphes Liposarkom
Eine der häufigsten (33%) Formen des Liposarkoms. Es enthält Spindel- und runde Zellen sehr unterschiedlicher Größe mit einreihigen und manchmal multiplen Zellkernen. Der Nachweis von „Spinnenzellen“, deren sternförmig ausgedehntes Zytoplasma den zentralen Kern umgibt, bedingt die Suche nach Lipoblasten oder Präadipozyten zur Diagnosestellung.
Differentialdiagnose: pleomorphes Rhabdomyosarkom, das transversale Streifen in bandörmigen Zellen enthält.
5-Jahres-Überlebenszeit: etwa 40%.

Myxome und Myxosarkome

Makroskopisch: Man findet ausgedehnte, grauweiße Tumoren, deren weichliche Konsistenz mit der Wharton-Sulze, die die Blutgefäße der Nabelschnur umfaßt, verglichen werden kann.

Histologisch: Kleine Sternzellen sind von seltenen Retikulum- und Fibrokollagenenfasern in sehr lockerer Anordnung umgeben in mehr oder weniger weiten Maschen um Lachen von muzinöser, schwach mukopolysaccharidhaltiger interstitieller Substanz.

Das von Stout et al. [1057] beschriebene Myxom bei einem Mann von 33 Jahren wog 7 kg.

Differentialdiagnose: myxoides Liposarkom, unter Ausfüllung der Lücken mit schaumigen Präadipozyten.

Tumoren der glatten Muskulatur

Diese sind paradoxerweise häufiger als Tumoren aus den normalen Bestandteilen des Netzes.

Leiomyome

Makroskopisch: Sie zeigen sich isoliert, rund oder oval, graubeige, und können ein beträchtliches Volumen erreichen. Sie können durch große Höhlen und Pseudozysten verändert sein. Stout berichtet über einen Patienten von 51 Jahren, dessen Leiomyom 60 cm im Durchmesser maß [1057].

Histologisch: Wir können 2 Formen unterscheiden:

1. Das *gemeine Leiomyom* mit faszikulierten Spindelzellen und mitosefreien palisadenförmig angeordneten Zellkernen. Das Zytoplasma dieser Zellen ist azidophiler als das der Fibroblasten oder Schwann-Zellen. Das Interstitium enthält weniger Fibrokollagen als das von Fibromen und Neurofibromen.

2. Das *Leiomyoblastom* enthält runde, bizarr geformte myoide Zellen, die von denen des Hämangioperizytoms und des embryonalen Liposarkoms oder mit Hilfe von kleinen Lipoblasten unterschieden werden müssen.

Leiomyosarkome

Makroskopisch: Sie sind mit Leiomyomen vergleichbar, allerdings treten Leiomyosarkome häufiger multipel auf.

Histologisch: Es fällt die große Zellzahl mit der Überfülle von Zellkernanomalien und Mitosen der Zellpleomorphismus, auf. Das ist um so deutlicher, je undifferenzierter das Leiomyosarkom ist.
Differentialdiagnostik:

- pleomorphes oder polymorphes Liposarkom, das vereinzelt Präadipozyten enthält
- pleomorphes oder polymorphes Rhabdomyosarkom mit vereinzelten transversalen Streifen.

5-Jahres-Überlebenszeit: annähernd 40%. Bei den 3 Fällen von Stout et al. [1057] starb ein Patient von 38 Jahren 48 h nach der Biopsie, er hatte peritoneale Metastasen. Eine Patientin von 29 Jahren verstarb 18 Monate nach Tumorentfernung mit peritonealen Metastasen, eine Frau von 26 Jahren 36 h nach der Operation ohne Residualtumor oder Metastasen.

Tumoren der quergestreiften Muskulatur

Makroskopisch: Die äußerst seltenen Rhabdomyosarkome sind beige-grau, fest und zeigen manchmal Nekrosen und Pseudozysten. Das myxoide oder botryoide Rhabdomyosarkom wird nicht im großen Netz gefunden.

Histologisch: Es besteht eine pleomorphe oder polymorphe Verschiedenheit des Tumorgewebes bei Zellen sehr unterschiedlicher Größe und Form. Diese sind rund, spinnenförmig, bandförmige Anordnungen mit unruhigen transversalen Streifen fallen auf.

Differentialdiagnostik: Pleomorphes Liposarkom und pleomorphes Leiomyosarkom.
5-Jahres-Überlebensrate: etwa 40%. In dem von Stout et al. [1057] beschriebenen Fall starb ein Patient von 53 Jahren $5^1/_2$ Wochen nach Entfernung eines Rhabdomyosarkoms von $8 \times 6 \times 4$ cm Größe mit Mesenterialmetastasen.

Hämangioperizytome

Makroskopisch: Es handelt sich um umschriebene, viellappige, weiche, graurötliche, manchmal durch mehr oder weniger hämorrhagische Nekrosen begrenzte Tumoren.

Histologisch: Die Silberfärbung des Retikulins zeigt eine große Zahl von Kapillaren und kleinen Blutgefäßen, die zumeist zerrissen und kollabiert sind. Die Perizyten, kleine runde oder kurzspindelförmige Zellen mit klarem Zytoplasma und zentralem Kern sind von einem feinen, retikulinhaltigen Haarnetz umgeben, einer Verlängerung der Gefäßadventitia.

13.2 Klinik

Die klassische Einteilung zwischen den zystischen Tumoren (etwa 300 Fälle bisher publiziert) und den soliden Tumoren (etwa 250 Fälle in der Literatur) muß aufrecht erhalten werden, obwohl die klinische Untersuchung keine Unterscheidung der pathologisch-anatomischen Veränderungen erlaubt.

13.2.1 Zystische Veränderungen

Inzidenz

Man findet diese in jedem Alter mit einem leichten Überwiegen beim Kind: Fort [539] und Hasbrouk [624] diagnostizierten 50% der Fälle vor dem 10. Lebensjahr. Guerain [596] spricht von 33% zwischen dem 1. und 11. Jahr. Beaud [328] konnte in seiner Doktorarbeit 133 Fälle mit zystischen Tumoren des großen Netzes sammeln, von denen 44 (=33%) vor dem 10. Lebensjahr auftraten. Diese Veränderungen finden sich häufiger beim weiblichen Geschlecht, in 70–75% der Fälle.

Klinischer Verlauf

Die kleinen Veränderungen zeigen keine klinische Symptomatik und Pean [911] interpretierte dieses Fehlen einer funktionellen Symptomatologie als ein besonderes Zeichen der Tumoren des großen Netzes unter der Annahme, daß die einzigen diagnostizierten Zeichen spät erscheinen und entweder durch die Tumorgröße mit den Erscheinungen der Kompression (Obstipation oder Dyspnoe) oder aufgrund der Malignität auffielen. Tatsächlich scheint es uns eher wahrscheinlich, daß die von ihm beobachteten Tumoren sofort maligne waren.

Nur die Tumoren einer gewissen Größe werden von einem klinischen Erscheinungsbild begleitet, das im übrigen häufig diffus ist.

Der Beginn dieser Erkrankung ist heimtückisch und durch vage Bauchschmerzen charakterisiert ohne bestimmte Lokalisation. Diese erregen nur wenig Aufmerksamkeit. Der Umfang des Bauchs nimmt langsam zu, ohne daß eine palpatorische Untersuchung die geringste Anomalie feststellen könnte.

Sehr selten beginnt die Klinik direkt aufgrund einer Komplikation. Dann finden sich

- dyspeptische Phänomene mit Erbrechen, Obstipation, ausnahmsweise Diarrhöen
- Schmerzen nach Art eines Schweregefühls bis zum starken Schmerz in Verbindung mit Kompressionszeichen, die ein uncharakteristisches Krankheitsbild beenden.

Bei sehr großen Tumoren tritt eine Dyspnoe in Verbindung mit allgemeinen Zeichen, wie Anorexie und Gewichtsverlust, auf.

Die Untersuchung des Abdomens zeigt eine meist periumbilikale oberflächlich gelegene, runde, von unten nach oben mobile, flukturierende oder feste Wölbung in Verbindung mit einer Dämpfung bei der Perkussion.

Es findet sich kein Aszites, kein Kollateralkreislauf, der Nabel ist nicht verstrichen.

In verschiedenen Fällen konnte der Tumor in der rechten Fossa iliaca getastet werden [980], in der linken [1099] oder rechten Lumbalregion [976], bei vaginaler Untersuchung sogar im Douglas-Raum [zit. nach 328]. Eine Besonderheit wäre zu erwähnen [342]: Die Resistenz ist in bestimmten Fällen so mobil, daß sie vom Hypochondrium zu einer Fossa iliaca und zurück gleiten kann.

Komplikationen

Ohne Behandlung entwickeln sich bei diesen zystischen Tumoren in 10% der Fälle Komplikationen [843]. Sie können das klinische Bild des akuten Abdomens bieten. So fanden sich bei 17 Zystenkomplikationen 8 Torsionen, 1 Ruptur und 1 intrazystische Blutung [891]:

a) die Torsion zeigt ein breites klinisches Bild mit einer akuten, sehr heftigen Schmerzkrise, ähnlich wie bei einer Perforation mit brettharter Abwehrspannung. Diese stellt die Indikation zur Operation und führt zur Entfernung des Tumors.

b) Die Infektion der Zyste ist mit dem klinischen Bild eines festen fixierten Abdominaltumors als Zeichen eines intraabdominalen Abszesses verbunden.

c) Obwohl seltener, wird der Ileus von Boario [355] beschrieben, und zwar wegen eines umfangreichen zystischen Lymphangioms, das an der Milz eines 2jährigen Kindes fixiert war.

d) Die Ruptur zeigt das verschiedenartige klinische Bild zwischen einer Perforation im Bauchraum und, in seltenen Fällen, einem Krankheitsbild mittlerer Intensität, das dem ersten Anschein nach keine dringende Operation erfordert [840].

13.2.2 Solide Tumoren

Ihre Beschreibung muß unterschiedlich sein, je nachdem, ob es sich um gut- oder bösartige Geschwülste handelt.

Die benignen Tumoren werden aufgrund einer Volumenvermehrung des Abdomens gefunden und können ohne ernstere funktionelle Störungen eine enorme Größe erreichen. Es handelt sich hierbei um in der Mitte des Bauchs gelegene, sehr mobile, meist unregelmäßig begrenzte, empfindliche Tumoren an der Grenze zur Verlegung der Darmpassage. Die Leeraufnahme, die Kontrastdarstellung des Darms, die Sonographie und die Computertomographie des Abdomens erlauben eine genaue Diagnosestellung.

Die malignen Tumoren treten in jedem Alter auf. Der 1. Fall, der veröffentlicht wurde, betraf ein kleines Mädchen von 5 Jahren mit einem Neurofibrom [1057]. Am häufigsten finden sich diese Tumoren bei Erwachsenen im Alter zwischen 23 und 92 Jahren.

Funktionell bietet sich das Bild einer akuten Baucherkrankung, charakterisiert durch peri-umbilikale oder rechtsseitige hartnäckige Unterbauchschmerzen ohne Ausstrahlung oder genauen Zeitbezug [630, 423]. Transitorische Beschwerden mit Auftreibung des Abdomens und einer gewissen Bauchdeckenspannung entwickeln sich sekundär, abhängig von der Volumenvermehrung des Tumors.

Aus klinischer Sicht können sich diese Tumoren entweder als sehr harte, große Massen präsentieren oder als kleine, mehr oder weniger fluktuierende Tumoren, die mit einer Zyste oder einem Hämatom verwechselt werden können. Die Untersuchung zeigt keine echte Abwehrspannung, aber oft eine leichte Defense, und die Palpation enthüllt eine diffuse, teigige Anschwellung, eine abdominale Spannung in Abhängigkeit von der Größe des Tumors, der besonders periumbilikal nachzuweisen ist.

Der Allgemeinzustand verschlechtert sich schnell. Kompressionszeichen treten auf: Ein Ödem der abhängigen Extremitäten und Magenentleerungsstörungen, die sich konstant ab einem bestimmten Tumorvolumen finden, entwickeln sich gleichzeitig mit einem meist hämorrhagischen Aszites.

Aus radiologischer Sicht ergibt nur eine konsequente Anwendung der Technik Diagnosezeichen von einigem Wert:

a) die Abdomenleeraufnahme zeigt manchmal einen Tumorschatten in der periumbilikalen Region;

b) die Dünndarmpassage mit Barium ergibt die wesentlichen Zeichen: der Darmtrakt ist intakt, die Dünndarmschlingen sind nach hinten gedrängt unter dem Bild des leeren Abdomens, der Tumor verdrängt den Magen nach oben und hinten und das Colon transversum nach unten und vorn [527, 649].

Diese Ergebnisse werden durch die endoskopische Untersuchung bestätigt. Die Sonographie objektiviert

- den Tumor ab einem Durchmesser von 4–5 cm und um so eher, je größer er ist
- das Zurückdrängen der benachbarten Eingeweide bei ausgedehntem Tumorwachstum

und hauptsächlich

- den Aszites.

Die selektive Arteriographie bestätigt die Diagnose eines malignen Tumors, indem sie die Hypervaskularisation meist ab dem Abgang der A. gastroduodenalis zeigt. Die Bilder von irregulären, anarchisch anmutenden Gefäßverläufen kontrastieren mit den gebogenen und abgerundeten Bildern der Gefäße bei benignen Tumoren [58].

Die computertomographische Untersuchung spielt eine besondere Rolle, denn wie von Steckel [1047] 1979 beschrieben, erlaubt sie die Bestätigung eines Netztumors, der zunächst als Syndrom einer Blutung verdächtigt wurde.

Letzte diagnostische Maßnahme ist die explorative Laparotomie, die die Entfernung des Tumors und dessen histologische Untersuchung erlaubt.

13.3 Behandlung

Die Behandlung der bösartigen Tumoren des großen Netzes erfolgt in erster Linie chirurgisch. Die Entfernung des Netzes durch totale Omentektomie ist praktisch immer möglich aufgrund der Anatomie und der besonderen Gefäßversorgung des großen Netzes. Bei Infiltration von Nachbarorganen sollten diese vollständig entfernt werden. Radiotherapie und Chemotherapie sind Zusatztherapien, besonders bei entdifferenzierten histologischen Formen. In der Praxis erfolgt die Therapie abhängig von der Tumorgröße:

a) Tumoren mit einem Durchmesser unter 10 cm und lokalbegrenzter Invasion werden durch eine erweiterte Tumorektomie, gefolgt von Radiotherapie (50 Gy in 5 Wochen) behandelt;

b) für die generalisierten Tumoren mit einem Durchmesser unter 10 cm wird eine ausgedehnte, soweit wie möglich vollständige Tumorentfernung durchgeführt, gefolgt von einer postoperativen Radiotherapie (50–60 Gy in 5–6 Wochen) und einer kurativen Chemotherapie (Aktinomyzin, Deticene, Endoxan, Vincristin) über Monate; Behandlungsdauer insgesamt 8 Monate;

c) Tumoren mit einem Durchmesser über 10 cm sind aufgrund ihrer Größe bei lokaler Begrenzung nicht zu exstirpieren und werden zunächst einer Radiotherapie unterzogen (50 Gy in 5 Wochen), danach erfolgt der chirurgische Eingriff;

d) Tumoren über 10 cm, die generalisiert sind und Metastasen gebildet haben, werden auch zunächst bestrahlt (60 Gy in 6 Wochen) und dann chemotherapeutisch behandelt.

13.4 Prognose

Sie ist von der Tumorgröße und seiner Histologie abhängig.

Bei lokal begrenztem Tumorwachstum erreicht die 5-Jahres-Überlebensrate 90%. Bei generalisiertem Tumorleiden liegt die globale Fünfjahresüberlebensrate bei 45% mit folgenden Unterschieden:

Fünfjahresüberlebensrate von

20% für Tumoren der Muskulatur,
30% für Tumoren des Gefäßsystems,
45% bei Tumoren des Bindegewebes,
55% bei Tumoren des Fettgewebes.

Die Prognose ist außerdem abhängig von der Größe des Tumors. Die Fünfjahresüberlebensrate ist unterschiedlich mit

80% bei einem Tumordurchmesser unter 3 cm,
25% bei Tumoren mit einem Durchmesser zwischen 3 und 10 cm,
10% bei Tumoren über 10 cm Durchmesser.

Die Behandlung der Mesotheliome bietet wesentlich mehr Enttäuschungen. Deren Prognose muß deshalb getrennt betrachtet werden. Die Behandlung der Mesotheleome ist oft nur palliativ, auch wenn ein radikaler chirurgischer Eingriff möglich war. In den wenigen Fällen, bei denen ein einzelner oder wenige exstirpierbare lokalisierte Tumoren vorlagen, ist die radikale Tumorchirurgie die Regel und muß von einer postoperativen Radiotherapie gefolgt sein (45 Grays in 5 Wochen).

Bei generalisierter Ausbreitung des Mesothelioms besteht die Primärtherapie in der Chemotherapie (Aktinomyzin und Cis-Platinum) über Monate, wenn möglich über einen Zeitraum von 9 Monaten. Bei Schmerzen sollte zusätzlich eine Radiotherapie eingeleitet werden (45–50 Gy in 5–6 Wochen).

Die Prognose dieser Mesotheliome ist denkbar ungünstig. Die mittlere Lebenserwartung liegt bei 9 Monaten.

Fernmetastasen primärer bösartiger Tumoren des großen Netzes sind meist in Leber und Lunge lokalisiert.

Häufiger als Fernabsiedlungen finden sich lokale peritoneale Metastasen, die oft während des primären Eingriffs ausgesät werden. Diese sollten, wenn möglich, chirurgisch entfernt werden. Eine radikale Entfernung dieser Peritonealmetastasen bietet die Möglichkeit zur Kuration [681].

14 Metastatische Tumoren

Als sekundäre Dissemination eines bekannten Neoplasmas finden sich häufig Absiedlungen in das Peritoneum und das große Netz. Diese Tumoren können aber auch Ausdruck eines kleinen und übersehenen Primärtumors sein. Metastasen stellen die häufigsten Netztumoren dar [222, 223, 473, 759].

14.1 Ätiologie

Beide Geschlechter sind gleichermaßen betroffen mit vielleicht einer leichten Prädominanz des weiblichen Geschlechts. Das mittlere Erkrankungsalter liegt zwischen 55 und 60 Jahren [473]. Bei der Mehrzahl der Fälle handelt es sich mit abnehmender Häufigkeit um Metastasen, bei der Frau um ein primäres uni- oder bilaterales Ovarialkarzinom, beim Mann um ein Karzinom des Magens oder der Bauchspeicheldrüse. Andere Lokalisationen von Primärtumoren sind wesentlich seltener.

Bei der Therapie ergeben sich 2 Möglichkeiten, abhängig davon, ob der Primärtumor bekannt ist oder nicht. In mehr als $^{2}/_{3}$ der Fälle wird der Primärtumor aufgrund des Peritonealkarzinoms entdeckt [473] mit einem leichten Unterschied zwischen den beiden Geschlechtern, denn die Peritonealkarzinose führt in 75% der Fälle bei den Frauen und bei 60% der Männer zum Primärtumor. Bei einer großen Zahl von Laparotomien findet sich eine peritoneale Aussaat (20%) während der Operation zur Entfernung eines nachgewiesenen Primärtumors.

14.2 Pathologische Anatomie

Auch wenn histologisch die Zellen der Morphologie des Primärtumors entsprechen, ist das makroskopische Bild variabel. Wir unterscheiden mit anderen Autoren [424, 759]:

a) *Miliarkarzinose* — findet sich am häufigsten (bei 45% der Fälle [473]). Sie besteht aus weißgelblichen Granulationen mit einer Größe von einigen Millimetern in Verbindung mit Adhäsionen und einem hämorrhagischen Aszites. Mikroskopisch handelt es sich hier um neoplastische Granulome, die einem Primärtumor entsprechen in Form von Abtropfmetastasen und dissiminierten Zellen, die auf der Serosa implantiert sind und die darunterliegenden Schichten infiltrieren.

b) *Noduläre Karzinose* — besteht aus kleinen Tumoren von 10–20 mm oder einigen Zentimetern im Durchmesser. Dieser kann bis zu 10 cm betragen. Topographisch sind diese sowohl über das parietale und viszerale Peritoneum als auch hauptsächlich über das große Netz verteilt.

c) *Peritonealkarzinose* — in Form von derben Plaques. Sie dehnt sich besonders auf der Oberfläche der Dünndarmschlingen aus und führt durch Einstülpung der Schleimhaut zur Passagebehinderung.

d) *Mikronoduläre Karzinose* — tritt in disseminierter Form auf, mit kleinen, transparenten, zentral eingezogenen Knoten.

e) *Carcinosis confluens* — besteht aus einem Zusammenwachsen kleiner, oft unregelmäßiger, in ihrer Größe und Farbe unterschiedlicher Knoten. Sie bedingt eine Verziehung des großen Netzes und formt in Höhe des Mesenteriums das Karzinom wie ein „Radkranz“ nach Carnot [402].

f) *Carcinosis adhaesiva* — entsteht durch Verklebungen zwischen den intraperitonealen Darmanteilen, dem großen Netz, den flottierenden Netzzipfeln und bildet einen Konglomerattumor, der oft Ausgang einer Passagestörung des Darms sein kann.

g) *Carcinosis verrucosa* — stellt sich dergestalt dar, daß sich sowohl auf dem parietalen wie viszeralen Peritoneum eine oder mehrere Tumoren finden (die übrigens wie der Primärtumor aussehen können). Diese sind mit warzenförmigen Vegetationen verbunden, die in den schwersten Fällen die Peritonealhöhle als ein Bild des „Chaos des Weltuntergangs“ erscheinen lassen. Bei dieser Form kann keine anatomische Struktur mehr differenziert werden.

Erwähnen möchten wir auch einige besondere Formen:

- runde Flecken, die blutgefüllten Metastasen entsprechen;
- sessile oder gestielte Zysten, die häufig aus einem Zystadenoma papilliforme des Ovars entstehen;
- peritoneale Pseudomyxome, die in ihrer sekundären Form durch peritoneale Aussaat von gelatinösen Massen aus einem muzinösen Zystadenoma des Ovars, einem Adenokarzinom der Appendix und einem schleimbildenden Magen- oder Intestinalkarzinom entstehen.

Alle diese Erscheinungsformen können zusammen auftreten, unter Bildung verschiedener Aspekte mit Betonung miliarer Formen oder unter hämorrhagischer Form mit einer generalisierten, blutigen Infiltration wie bei intratumoraler Infarzierung durch eine Nekrose des Krebsgewebes.

Alle diese Elemente finden wir zumeist im Aszites, der gewöhnlich hämorrhagisch, Rivalta positiv, albuminreich ist und dessen Zentrifugat den Nachweis von Krebszellen und deren Identifikation erlaubt (89% Ovarialkarzinome, 83% Pankreaskarzinome, 66% Magenkarzinome). Hier lassen sich insgesamt bei 80% der Fälle positive Resultate erreichen.

Die Enzymanalyse dieses Aszites zeigt eine auf das doppelte erhöhte Aktivität der β-Glukuronidase im Verhältnis zum normalen Aszites. Die 3fach erhöhte Aktivität der Leuzin-Amino-Peptidase, deren diagnostischer Wert gesichert ist [423], spricht für einen tumorösen Aszites.

Die lokale Tumorausbreitung der sekundären Netztumoren erfolgt folgendermaßen:

a) Auf lymphatischem Wege: Die Tumorzellen dissoziieren die mesothelialen und anschließend die endothelialen Zellen der Lymphgefäße aufgrund einer intraabdominalen Druckerhöhung durch den Aszites. Diese Ausbreitung kann bei einigen Fällen mit unbewaffnetem Auge als weißliches, mit Knötchen besetztes Netz gesehen werden [473]. Die Lymphkollektoren laufen transdiaphragmatisch aus dem Peritoneum und entlang dem Pfortadersystem aus dem großen Netz.

b) Durch Infiltration in die Umgebung oder durch Aussaat auf Distanz durch Transplantationsmetastasen: Diese bedingen einen Circulus viciosus, denn die Ausdehnung des primären Karzinoms auf das Peritoneum wird durch die weitere Aussaat kompliziert. Die dadurch entstehenden miliaren Kolonien proliferieren, konfluieren und erzeugen Tumormassen, die wieder als Folge einer Nekrobiose durch Zellexfoliation seröse Zellen ausstreuen und durch Transsudation bei der Entstehung des Aszites mitwirken. Der Aszites in Verbindung mit einer entzündlichen Exsudation bleibt auf die Peritonealhöhle beschränkt [1074] als Folge der Hypoproteinämie, der Stase im portalen Kreislauf, der Insuffizienz der Lymphgefäße und der gestörten Natriumexkretion über die Niere. Der Nachweis eines Aszites, das spezifische Gewicht, die Bewegung der Darmschlingen erklären die Bevorzugung bestimmter Lokalisationen der peritonealen Metastasen im Peritoneum des kleinen Beckens und abschüssigen Lokalisationen. Für die Verteilung der Metastasen sowie den häufigen und ausgedehnten Befall des großen Netzes sind die „Mischbewegungen" des Netzes für einen großen Teil verantwortlich.

c) Über die Venen, bedingt durch den Tumorkontakt über neugebildete Kapillaren [473].

d) Über die Arterien. Trotz experimenteller Arbeiten [282] bleiben hier noch offene Fragen.

14.3 Klinik

Außer bei den Ovarialkarzinomen, bei denen Netzmetastasen bei 75% der Fälle erst auf den Tumor hinweisen, ist der Primärtumor bekannt und wird zumeist schon behandelt.

Das klinische Bild wird beherrscht durch atypische Schmerzen, die sich in ihrem Auftreten, in ihrem Charakter, in ihrer Topographie und Ausstrahlung unterscheiden. Sie sind häufig lebhaft und begleitet von dyspeptischen Beschwerden mit Übelkeit und Erbrechen.

Der Allgemeinzustand des Patienten ist selten konstant und bei der Untersuchung findet sich Gewichtsverlust trotz Aszites (60% der Fälle) in Verbindung mit Appetitlosigkeit, Schwächegefühl, aber ohne Fieber.

Die Hauptelemente der Diagnose sind:

a) Schmerzhafte Blähung des Abdomens als Hinweis auf eine latente Darmokklusion (bei 30% der Fälle [473]). Echte Okklusionserscheinungen können auftreten.

b) Bestimmtes Ausmaß abdominaler Resistenz, ein „Panzerbauch". Der Bauch ist insgesamt vergrößert durch einen Aszites, der den Nabel verstreicht und mit einem Umgehungskreislauf und Ödemen der abhängigen Extremitäten in 14% der Fälle auftritt. Manchmal erweist sich der Aszites als derart ausgedehnt, daß die Bauchdeckenspannung jegliche weitere Untersuchung vor einer Entlastungspunktion unmöglich macht.

c) Die Palpation zeigt einen (bei 19%) oder mehrere Tumoren (bei 9%).

d) Die rektale Untersuchung ergibt bei 28% der Fälle, besonders bei gynäkologischen Tumoren, Metastasen im Douglas-Raum. Die weiteren Untersuchungen bestätigen die Diagnose und erlauben eine Aussage über die Ausdehnung des neoplastischen Leidens.

Die Röntgenuntersuchung verbindet auf der Abdomenleeraufnahme [678] den Nachweis des Aszites und manchmal einen schattengebenden Tumor mit einem gut zu lokalisierenden luftgefüllten Kolon und Ileum. Die Kontrastdarstellung des Gastrointestinaltrakts zeigt ein Segment des Darms komprimiert, zurückgedrängt und unbeweglich, insgesamt anormal fixiert mit dystonen Funktionsabläufen auf Höhe dieser Stelle [473]. Die begrenzten Veränderungen der Eingeweide entwickeln sich bis zur totalen Einschnürung unter Bildung von Unregelmäßigkeiten mit Kalibersprüngen bis zum kompletten Stop.

Die Sonographie ist in ihrer Aussagekraft sehr hilfreich und zeigt sofort die Lage der Tumoren (deren Ausdehnung und Topographie) und besonders den Aszites.

Laboruntersuchungen zeigen neben der Klinik in Verbindung mit Anämie, Leukozytose und BKS-Erhöhung — nicht alle Zeichen treten regelmäßig auf — eine Erhöhung des CEA.

Die Laparoskopie ist die Hauptstütze der Diagnostik, auch wenn sie nicht gänzlich ohne Risiko ist [901]. Sie erlaubt die Aspiration von Aszites, die intraperitoneale Revision mit Blickdiagnostik und insbesondere die Entnahme einer Biopsie zur histologischen Bestätigung.

14.4 Therapie

(mit E. Achille)

Die per continuitatem entstandenen sekundären Tumoren des großen Netzes werden chirurgisch durch Monoblocentfernung zusammen mit dem primären Karzinom behandelt.

Tumormassen können ausnahmsweise Grund zu einer Tumorektomie auf Wunsch während einer onkologischen Therapie sein, wenn diese Aussicht auf Erfolg verspricht.

14.4.1 Radiotherapie

Sie kann auf das Becken, das Abdomen oder pelviabdominal ausgerichtet werden. Wegen ihrer sekundären Nebenwirkungen wird auf die abdominale Bestrahlung zunehmend verzichtet zugunsten der

- Chemotherapie, obwohl in den letzten Jahren einige Enttäuschungen registriert wurden
- und besonders bei der Beckenbestrahlung.

Davon gibt es 4 Ausnahmen:

1. Beim Adenokarzinom des Ovars nach Secondlook-Eingriff und Nachweis von Tumoren unter 2 mm Durchmesser ist eine abdominoperineale Bestrahlung indiziert.

2. Das Seminom des Ovars ist sehr strahlensensibel. Bei Nachweis von Peritonealmetastasen (sehr selten) muß eine totale Bestrahlung des Abdomens durchgeführt werden entweder mit Photonen sehr hoher Energie durch vordere und hintere Felder oder durch Pendeltechnik („moving strip“). Die Dosis beträgt 25 Grays innerhalb von 3 Wochen mit Abdeckung der Leber und der Nieren.

3. Die schmerzstillende Radiotherapie über einem eingegrenzten abdominalen Gebiet. Die Dosis variiert hier zwischen 40 und 60 Grays in 4–6 Wochen.

4. Die Radiotherapie des Beckens ist die zu bevorzugende Therapie vor jedem chirurgischen Eingriff bei Karzinomen des Collum uteri im Stadium IV und den ausgedehnten (Stadium IV) oder inoperablen Endometriumkarzinomen. Hier handelt es sich meist um eine transkutane Radiotherapie mit sehr schnellen Photonen (50–60 Grays in 6–8 Wochen).

Anschließend wird eine uterovaginale Curietherapie (30 Grays in 2 Applikationen, unterbrochen durch ein Intervall von 15 Tagen) durchgeführt, wenn es der Zustand der Patientin erlaubt.

14.4.2 Chemotherapie

Eine Polychemotherapie mit diskontinuierlichen Zyklen, deren Nebenwirkungen bekannt sein müssen, wird durchgeführt. Der Patient muß auf kontraindizierende Erkrankungen vor und nach jeder Applikation untersucht werden.

Das Ansprechen der Chemotherapie ist abhängig vom histologischen Typ: Tumoren der Plazenta werden im wesentlichen und fast ausschließlich mit folgenden Medikamenten behandelt: Methotrexat, Vincristin, Aktinomyzin D, VP 16213 und Cis-Platinum. Wesentliche Therapiebasis in Verbindung mit Radiotherapie und Chirurgie bei germinalen Tumoren sind Adriamyzin, Velbe, Bleomyzin, Aktinomyzin D, Endoxan und Cisplatinum.

Die Wirksamkeit der Chemotherapie scheint fraglicher bei den Karzinomen des Ovars. Hier wird sie in Verbindung mit Chirurgie und Radiotherapie mit folgenden Antimitotika zusammen angewandt: Adriamyzin, VM 26, 5 Fluoro-urazil, Zyclophosphamid, Cis-Platinum.

Bei Metastasen von Darm- oder gynäkologischen Karzinomen kann man auch Adriamyzin, VM 26, 5 Fluor-uracil, Belustin, Velbe, Detinen, Mitomyzin C anwenden. Diese Therapie erweist sich meist als wenig wirksam.

Intraperitoneale Injektionen von radioaktiven Partikeln zeigen nur einen palliativen und provisorischen Effekt. Die intraperitoneale Injektion von radioaktivem Chromphosphat in unterschiedlicher Dosierung, abhängig von der Körperoberfläche des Patienten, nach Entleerung des Aszites alle 3 Wochen muß unter ständiger Kontrolle des Blutbilds durchgeführt werden.

15 Omentotomie

Sie erfolgt zwischen der großen Magenkurvatur und dem Colon transversum in Höhe des Lig. gastrocolicum und stellt einen geläufigen Zugang zur Bursa omentalis dar [1527], der die Exploration der Hinterwand des Magens, der Vorderwand des Isthmus, des Korpus und des Schwanzes des Pankreas sowie des Milzstiels gestattet. Gleichzeitig handelt es sich hier um einen typischen Operationsschritt bei der Magenresektion und Gastroenterostomie. Die Omentotomie besteht in einer Durchtrennung der durchscheinenden Gefäßzone [51] mit Ligatur und von Netzgefäßen der gastroepiploischen Arterien.

Wenn es der Situs erlaubt, sollte die Omentotomie im Lig. gastrocolicum zwischen großer Magenkurvatur und den gastroepiploischen Gefäßen erfolgen. Dadurch kann das große Netz geschont und bei Bedarf gebraucht werden.

Anschließend erfolgt die Präparation in der Horizontallinie, parallel zur großen Kurvatur nach links bis zur sog. avaskulären Zone, nach rechts bis 3–4 cm vor dem Pylorus. Dadurch kann man den Bereich des Antrums und Pylorus schonen, der von aufsteigenden Ästen der rechtsseitigen A. gastroepiploica versorgt wird.

Die Desinsertion des Netzes vom Kolon ist ein operationstaktischer Schritt bei zahlreichen onkologischen Operationen vor Entfernung des großen Netzes. Die Präparation wird, so weit wie möglich, durch Desinsertion des Netzes vom Kolon durchgeführt [45, 51], denn, wie histologische Untersuchungen gezeigt haben, besteht seit Geburt einer Verklebung des Netzes mit dem Colon transversum.

16 Omentektomie

Die partielle Entfernung des großen Netzes ist indiziert bei mechanischen, vaskulären, infektiösen und entzündlichen Erkrankungen, die eine Entfernung des Krankheitsherds erforderlich machen. Bei dünnen Netzlappen genügt eine einfache Massenligatur mit einer Durchstechung, bei der der Faden durch das Zentrum des Lappens geführt und nach Verknotung auf beiden Seiten des Lappens fixiert wird. Diese Art der Durchstechung erweist sich in den meisten Fällen als genügend. Eine Durchstechung nach Lawson Tait ist ebenfalls möglich: Eine Fadenschlinge wird durch den Traktus epiploicus, die beiden Enden werden durch die Schlinge geführt und der Knoten festgezogen. Anschließend wird das eine Fadenende nach vorn, das andere nach hinten geführt. Sie werden über der 2. Hälfte des zu legierenden Stiels verknotet.

Bei voluminösem Netz werden unterstützende Massenligaturen erforderlich, denn ein in der freien Bauchhöhle vergessener Netzstumpf kann sehr stark bluten [1431]. Sollte die Massenligatur das Risiko großer Netzstümpfe tragen, ist es besser, die Ligaturen unter Bildung so kleiner Stiele wie möglich zu vervielfachen (Abb. 30a–c).

Die totale Omentektomie ist bei allen großen benignen Tumoren und neoplastischen Erkrankungen des großen Netzes indiziert. Hierzu erfolgt die Desinsertion des Netzes entlang des Colon transversum bis zur rechten und linken Flexur, der Verbindungen zum Mesokolon bis zum hinteren Blatt sowie die Freipräparation der großen Magenkurvatur. Zuvor sollten die beiden Aa. gastricae epiploicae sowie alle aus der Magenarkade aufsteigenden Äste ligiert sein.

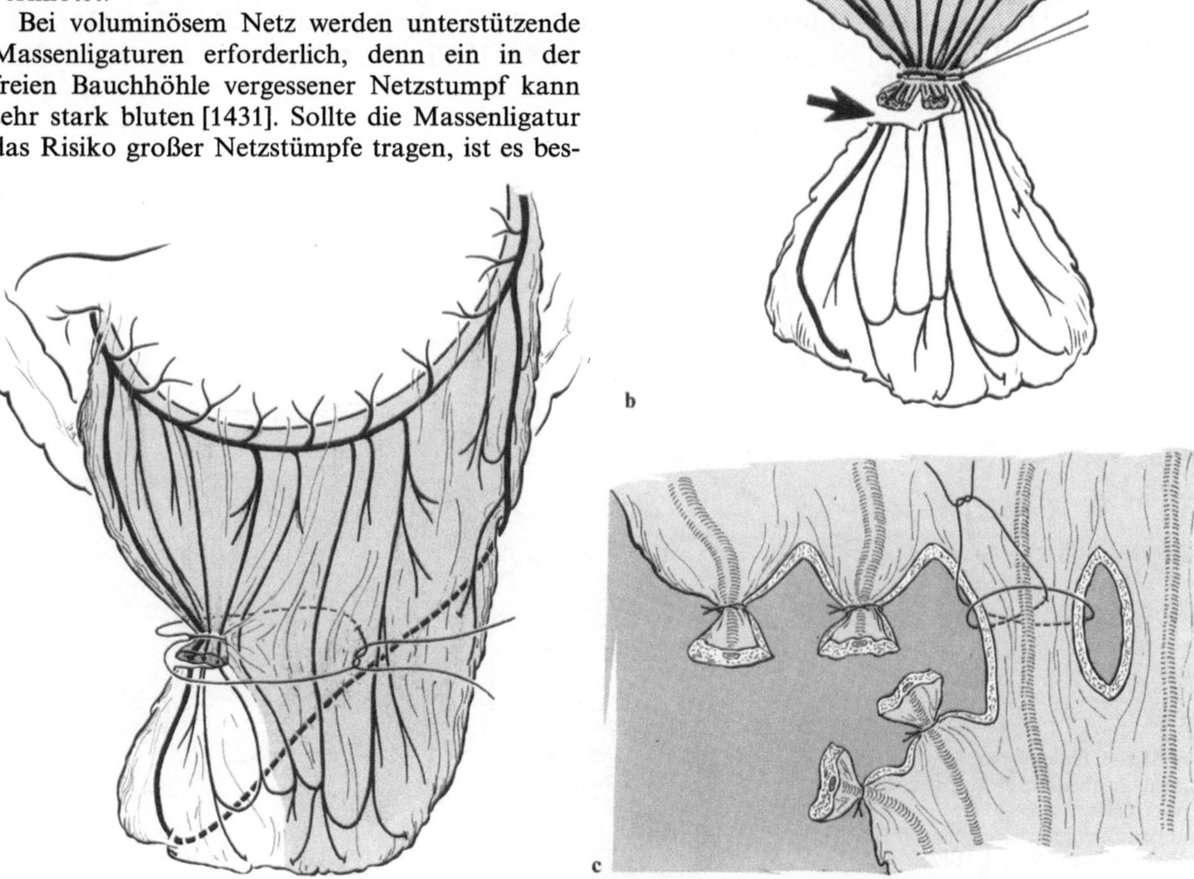

Abb. 30 a–c. Technik der Omentektomie. **a** Partielle Ligatur; **b** Massenligatur; **c** isolierte Gefäßligatur

17 Omentopexie

Ziel der Omentopexie ist es, eine Befestigung des großen Netzes an der vorderen Bauchwand zur Bildung von Gefäßanastomosen zwischen dem Pfortadersystem und dem System der V. cava inferior durchzuführen.

Der erste Eingriff dieser Art wurde 1887 durch Kümmel durchgeführt. Beim Verschluß der Bauchhöhle einer Patientin mit Aszites bei Leberzirrhose fixierte er aus Versehen das große Netz in der Wunde. Nach 3 Monaten hatte die Leber wieder eine normale Größe erreicht, und der Aszites war nicht mehr nachweisbar.

Allerdings verdanken wir Talma [1570] die Idee zu dieser Operation, die ihre Sternstunde zu Anfang unseres Jahrhunderts hatte. Talma war kein Chirurg und ließ die Operation, die seinen Namen trägt, nur durchführen. Nach 2 Mißerfolgen (1819 und 1891) erzielte Lens [1527] ein gutes Resultat. Zunächst wurde diese Operationsmethode für eine gewisse Zeit propagiert, aber dann aufgrund ihrer häufigen Mißerfolge und Operationskomplikationen allmählich wieder aufgegeben. Allerdings gab es einige Verfechter; Fiolle (1924) [1295], Kirschmayr (1927), Bircher (1930) [1212] und neuerdings Couinaud [1253] und El Zawhary [1285], die die Omentopexie unter die Operationsverfahren zur Therapie des Aszites aufnahmen.

Die Operationstechnik besteht in der Befestigung des großen Netzes an der Bauch- oder Thoraxwand.

Die abdominalen Omentopexien können nach der intraperitonealen Technik von Morison und Terrier [1487] durch Befestigung des Netzes an der tiefen Schicht des Peritoneums durchgeführt werden, durch die subperitoneale Technik von Schiassi [1547] oder nach Narath [1491], der das

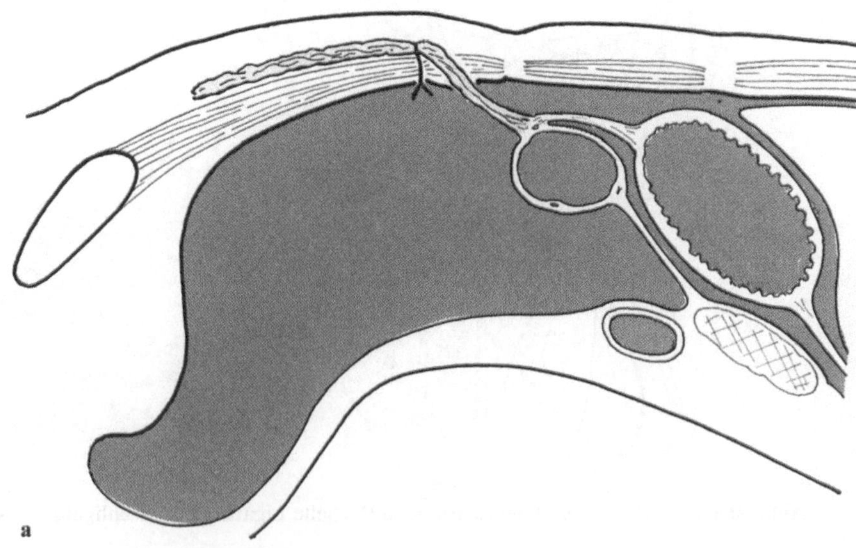

Abb. 31 a–c. Omentopexie.
a Intraperitoneal nach Morison u. Terrier [1487];
b subperitoneal nach Schiassi (in [1527]);
c subkutan nach Narath [1491]

große Netz im subkutanen Gewebe nach Ablösung der Haut ausbreitete (Abb. 31 a–c).

Die intrathorakalen Omentopexien bestehen in der Befestigung des großen Netzes im Thorax nach Ausbreitung oberhalb des Zwerchfells.

Die Technik von Couinaud [1253], die zunächst auf eine Thoraco-phreno-Laparotomie zurückging, hat sich zu einer einfachen Laparotomie entwickelt mit transabdominaler Eröffnung des Zwerchfells, die eine Ausbreitung des linksseitigen Drittels des großen Netzes auf das Zwerchfell erlaubt (Abb. 32a, b).

El Zawhari [1285] führt diese Operation mit einem rechtsseitigen Netzlappen durch, den er in den Thorax transponiert. Die Ergebnisse sind unter Berücksichtigung der Grundkrankheit (Leberzirrhose bei Zustand nach Blutung) befriedigend. Bei 17 Operierten konnte Couinaud [1253] erstaunlich unkomplizierte Verläufe beobachten mit einem einzigen Todesfall durch Blutung am 10. Tag. El Zawhary [1285] beobachtete ähnliche (8 gute Resultate bei 10 Operierten).

Der Hauptnachteil dieser Omentopexie besteht in der Zeitdauer, bis sich ein Kollateralkreislauf entwickelt mit dem Risiko zur Blutung während dieser Latenzzeit. Die meisten Patienten, die diese Phase überstehen, erreichen ein befriedigendes Ergebnis mit Resorption des Aszites und einer dauernden Verkleinerung der Ösophagusvarizen.

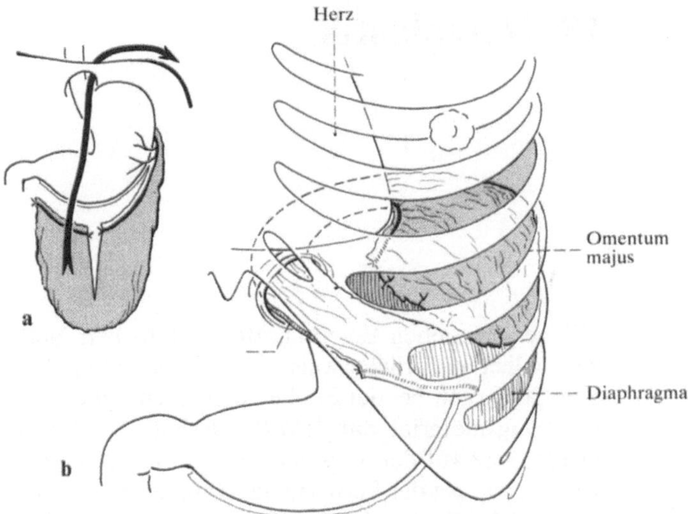

Abb. 32 a, b. Supradiaphragmatische Omentopexie nach Couinaud. **a** Verlagerung des Omentum majus durch Hiatusschlitze in den Thorax; **b** Fixierung des Omentum majus über dem Diaphragma

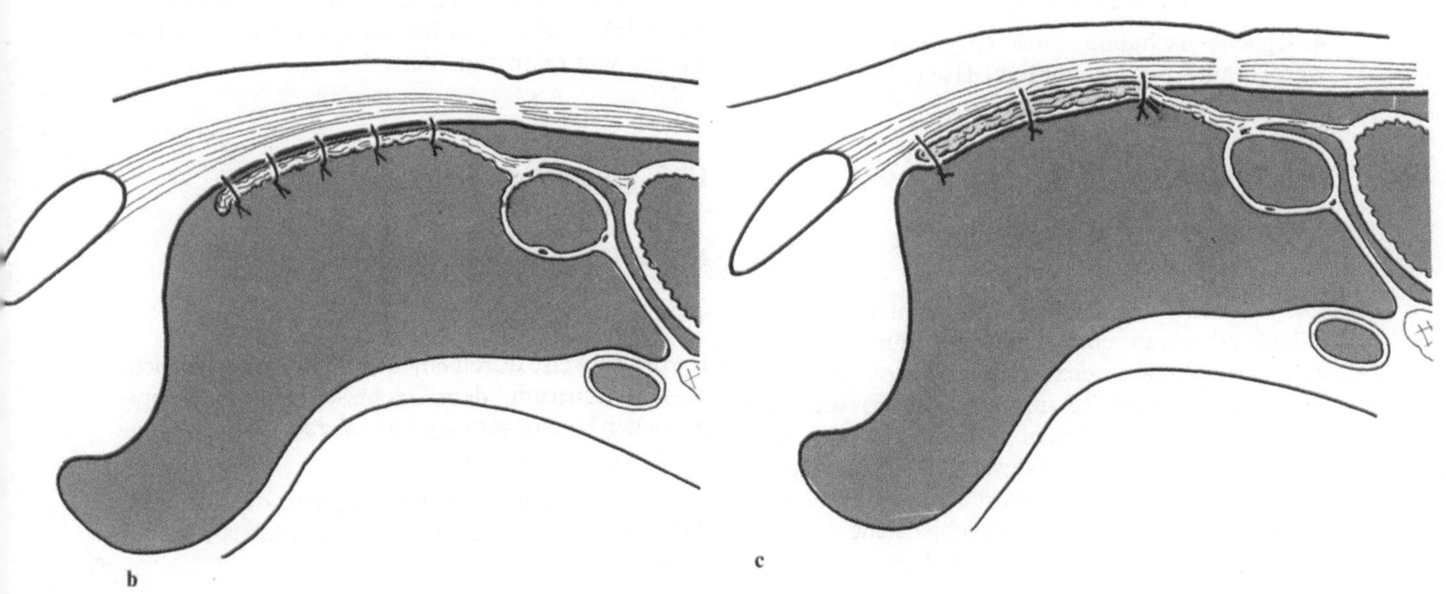

18 Netzplastik

Die verschiedenen Eigenschaften des großen Netzes stellen natürlicherweise eine Versuchung für den Chirurgen bei der Suche nach einem lebenden Deckungsmaterial dar [1527]. Deshalb wird das große Netz auf den verschiedensten Gebieten verwendet wie bei der Peritonealisierung einer deserosierten Oberfläche, der Ausfüllung einer Höhle, bei der Deckung eines Hautverlusts, zum Schutz einer Darmnaht, sogar zur Revaskularisation eines ischämischen Organs [1474]. Wir müssen noch hinzufügen, daß auf die Transplantation des großen Netzes in der Form eines „Stopfens" heutzutage aufgrund seiner Degeneration zu fibrösem Bindegewebe verzichtet wird.

Im Falle der Transposition eines gestielten Netzlappens durch Rotation um eines seiner Gefäßbünde beherrschen 4 Faktoren die Anwendung:

1. Es darf nur ein vollständig vaskularisierter Netzlappen transponiert werden.

2. Zuvor muß sorgfältig das Kaliber der Vasa gastroepiploica dextra et sinistra untersucht werden, um eine spätere Durchblutung zu gewährleisten.

3. Die Größe des zu transponierenden Lappens sollte entsprechend den Gefäßverbindungen zwischen rechts- und linksseitigen gastroepiploischen Gefäßen ausgewählt werden.

4. Jegliche Ischämie muß sorgfältig vermieden werden, und zwar sowohl auf Höhe des Netzstiels wie des Magens.

18.1 Chirurgische Anatomie

Die Arbeiten von Micheau [1474] und Hoshino [1350] erlaubten eine genaue Kalibrierung der A. gastroepiploica dextra mit einem mittleren Durchmesser von 2,5 mm (1,5–3 mm) und der V. gastroepiploica dextra mit einem mittleren Durchmesser von 4 mm (zwischen 3 und 4 mm). Diese beiden Gefäße stellen die Hauptversorgung mit einem weiten Versorgungsgebiet sicher, wie arteriographische Studien gezeigt haben.

Aus dem rechtsseitigen gastroepiploischen Versorgungsgebiet entspringen in Höhe des Pylorus die ersten Gefäße zum Magen. Diese versorgen den unteren Teil des präpylorischen Antrums [82]. Man muß deshalb auf jeden Fall die ersten 5 cm dieses Stiels schonen, um nicht Gefahr zu laufen, die Gefäßversorgung des Magens zu gefährden.

Die rechtsseitige gastroepiploische Gefäßversorgung bildet mit den linksseitigen Vasa gastroepiploica weite Anastomosen, die für Testut [105], Rouviere [98] und Poirier [92] immer nachgewiesen werden können, nur in der Hälfte der Fälle von Rio-Branco [97] und selten von Paitre [1503]. Nach Meinung von Descomps [66] fehlen sie immer. Levasseur u. Couinaud [82] fanden nur bei 66% der Fälle eine Anastomose, und diese war nur in 37% funktionstüchtig. Deshalb besteht die Hauptverbindung zwischen den beiden Gefäßversorgungsgebieten des Netzes über die queren Äste der A. coronaria ventriculi. Diese Untersuchungen wurden durch die Arbeiten von Micheau [1474], der ein Anastomosensystem auf Höhe des intraparietalen Magenplexus (bei 78% der Fälle), und Hoshino [1350] bei 82% der Fälle) bestätigt.

Die intraepiploischen Anastomosen zwischen beiden Versorgungsarten werden durch die Barkov-Arkade [44] gebildet. Diese ist allerdings durch inkonstantes Auftreten und geringes Gefäßkaliber von relativem Wert.

18.2 Operationsmethoden

18.2.1 Gestielte Netzplastik nach Kiricuta

Man kann sie auf dreierlei Weise durchführen:

1. vorzugsweise durch einen rechtsseitigen Lappen, dessen Zentrum dem rechtsseitigen gastroepiploischen Versorgungstyp mit Versorgung des Magenantrums entspricht;

2. durch einen linksseitigen Lappen, der die Ausdehnung der intragastralen Gefäßplexus berücksichtigen muß;

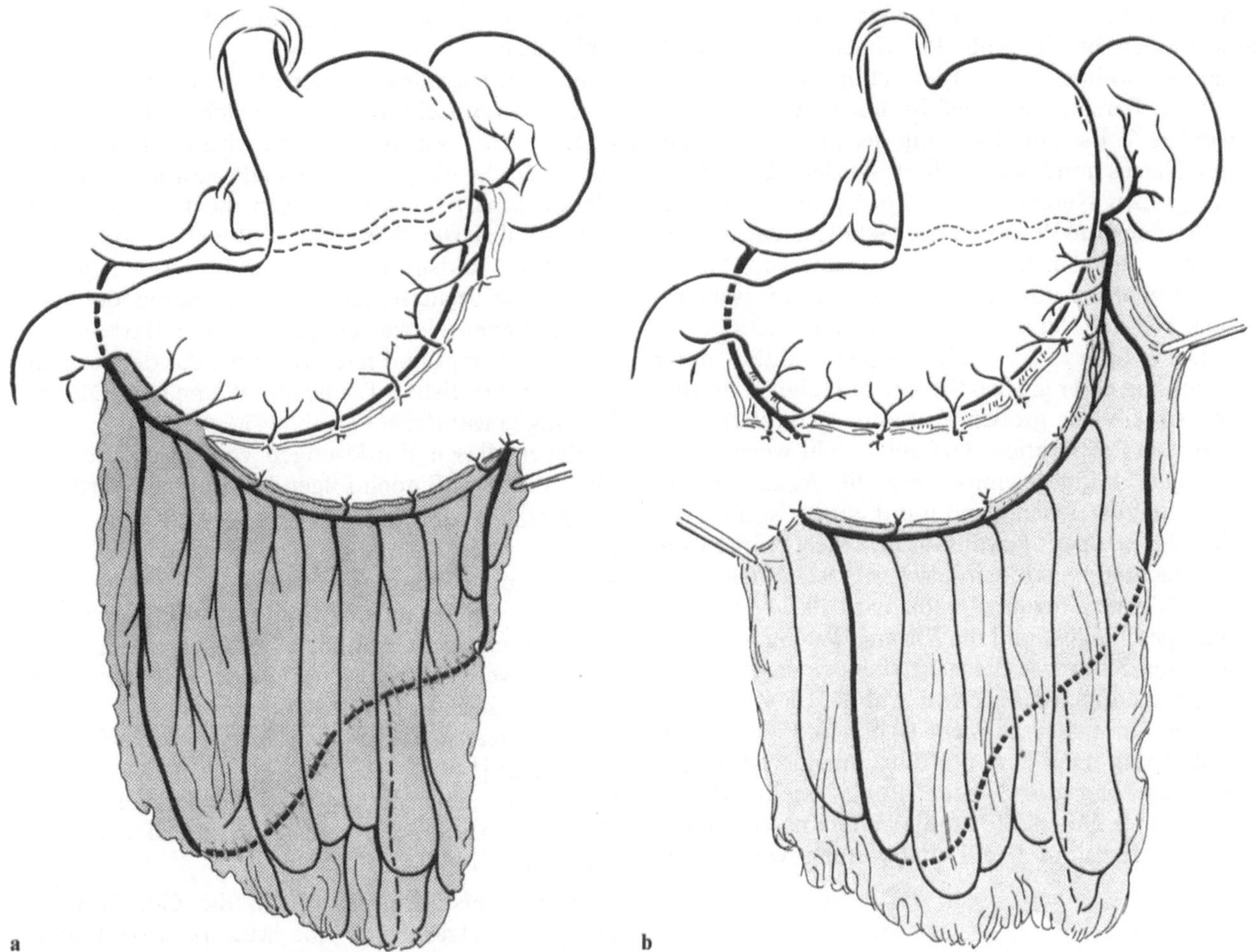

Abb. 33 a, b. Gestielter Lappen nach Kiricuta. **a** Rechtsseitig, **b** linksseitig. (Aus Allgöwer M, Harder F, Hollender LF, Peiper HJ, Siewert JR (Hrsg) (1981) Chirurgische Gastroenterologie, Bd 2, Springer, Berlin Heidelberg New York)

3. durch einen doppelten Lappen nach radialer Inzision, auch Netzstrang nach Kiricuta genannt, der nur nach Nachweis einer intraepiploischen unteren Anastomose durchgeführt werden darf.

Freipräparation des Netzes vom Magen: Nach Lösung von peritonealen Verwachsungen des Netzes wird die Bursa omentalis durch das Lig. gastrocolicum zwischen der gastroepiploischen Arkade und der großen Magenkurvatur eröffnet: Das Vorgehen sollte, soweit wie möglich, entlang des Magens erfolgen, um jegliche Gefäßverletzung der Arkade zu vermeiden. Es sollten Durchstechungsligaturen auf beiden Seiten angelegt werden, um Ausrissen der Ligatur vorzubeugen. In einigen Fällen zögert Kiricuta nicht, die Magenserosa in die Ligatur zu nehmen. Diese Freipräparation des Netzes reicht rechtsseitig bis zur rechtsseitigen gefährlichen präpylorischen Region (5 cm vom Ursprung der A. gastroepiploica dextra) und auf der linken Seite bis 3 cm an die sog. avaskuläre Zone unter Berücksichtigung der anastomosierenden intra- und perigastrischen Gefäßplexus. Das Lig. gastrocolicum wird in diesem Bereich vom Magen abgelöst (Abb. 33a, b).

Man kann den Eingriff nach Wahl erweitern unter Darstellung der Gefäße durch Transillumination, bei der die beiden gefährdeten Regionen respektiert werden und keine zusätzliche Mobilisation durchgeführt werden darf.

Der rechtsseitige Lappen, ausgehend von einem rechtsseitigen gastroepiploischen Stiel, etwa 5 cm vom Pylorus, gestattet die Durchtrennung der linksseitigen Gefäßversorgung wie oben beschrieben. Bei dessen Darstellung wird die linke Seite des großen Netzes mobilisiert. Der Netzlappen kann dann nach rechts umgeschlagen werden. Die Lösung des Netzes vom Kolon ist danach einfach. Hierbei ist darauf zu achten, daß das große Netz nicht verletzt wird. Nach der Präparation ist der

rechtsseitige Netzlappen zu verschiedenen Transpositionen bereit (Abb. 35). Zwei Vorsichtsmaßnahmen sollten noch berücksichtigt werden:
1. jede Torsion des Gefäßstiels muß vermieden werden, 2. die Durchblutung der äußeren Ränder des Netzes muß kontrolliert werden. Der Rand des großen Netzes sollte rosig erscheinen, und es sollte eine gute Pulsation der Gefäße nachgewiesen werden. Bei grauem, stonem Aussehen des Netzes in Verbindung mit leeren Gefäßen ist der ischämische Teil des Netzes zu opfern (s. Abb. 33a).

Der linksseitige Netzlappen muß unter Schonung einer großen Strecke in Höhe des mittleren Anteils der großen Kurvatur dargestellt werden. Die Präparation darf auch nicht wegen eines geringen Längegewinns über die Anastomosenzone hinausreichen, denn nur dadurch ist die Vitalität des Lappens gewährleistet. Nach Präparation des rechten gastroepiploischen Gefäßstiels über der Pylorus-Antrum-Region wird das Netz nach links geschlagen, und die Lösung der Verwachsungen vom Kolon ist gleichermaßen wie beim rechtsseitigen Lappen möglich (s. Abb. 33b).

Der doppelte Lappen (Abb. 36,3) oder der Netzstrang nach Kiricuta führt zu einer stärkeren Verlängerung des Netzes durch Aneinanderreihung einer Netzhälfte an die andere nach longitudinaler Inzision. Die Durchblutung wird durch Anschluß an die gastroepiploische Arkade gewährleistet.

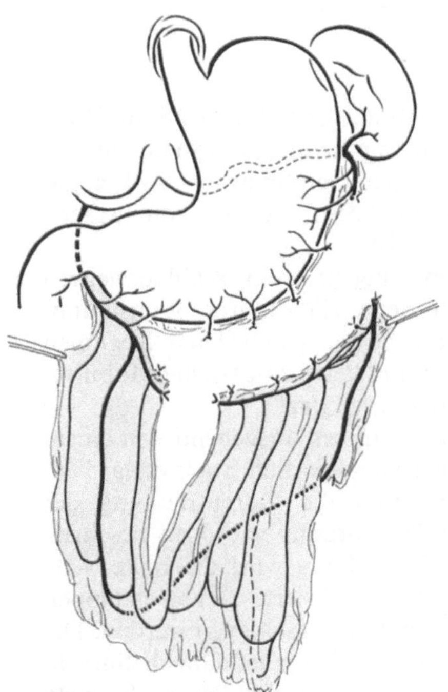

Abb. 34. Doppelgestielter Netzlappen nach Kiricuta

Nach Einschränkung der intraepiploischen Gefäße und Beurteilung einer möglichen Barkov-Arkade durch Transillumination wird die radiale Inzision direkt über dieser Arkade gestoppt. Dieses Gefäß sichert im wesentlichen die Durchblutung des mobilisierten Netzstücks. Bouchet [51] sowie Alday u. Goldsmith [1185] bestätigen den Nachweis einer rechtsseitigen oder mittleren deutlich ausgebildeten Netzarterie, die aus der Barkov-Arkade entspringt und nach Belassen auf der rechten Seite für das distale Transplantat eine gute Durchblutung gewährleistet (Abb. 34).

Neben diesen Forderungen von seiten des Gefäßsystems muß noch folgendes beachtet werden

- der Netzlappen darf in keinem Fall eine Bride bilden
- er darf nicht eingeengt sein
- bei extraabdominaler Anwendung muß der transmuskuläre und transaponeurotische Durchtritt genügend weit sein, was u. U. eine Resektion der Aponeurose erfordern [1576] kann.
- Der Netzaustritt aus dem Abdomen darf nicht abknicken [1489]
- im subkutanen Verlauf muß der Tunnel ausreichend groß sein, um eine sekundäre Torsion zu vermeiden [1474].

In Zweifelsfällen kann man die Gefäßversorgung des Netzes durch eine intraoperative Doppler-Untersuchung kontrollieren [1489].

So bleibt nur noch das Problem der Befestigung des Netztransplantats

- bei Gebrauch des Netzes innerhalb der Peritonealhöhle wird es durch einige Einzelknopfstiche fixiert, z. B. auf Höhe der viszeralen Öffnung einer Fistel, an der Wand eines geleerten Beckens, an den Exzisionsrändern nach Tumorektomie oder einer Radionekrose
- bei extraabdominaler Anwendung genügen einige Einzelknopfnähte am Rand der zu bedeckenden Fläche, um den Rand des Netzlappens am Platz zu halten.

Die Deckung des Netzlappens kann sofort durchgeführt werden [1474] durch eine Verschiebelappenplastik bei guter Qualität der umgebenden Gewebe oder durch eine Thiersch-Lappenplastik (i. allg. in Form eines Maschentransplantats zur Vermeidung eines Hämatoms [1277]. Das Transplantat wird auf diesem gut vaskularisierten Gewebe exzellent anwachsen.

Wir selbst bevorzugen die sekundäre Deckung nach durchschnittlich 10 Tagen durch ein Hautmaschentransplantat.

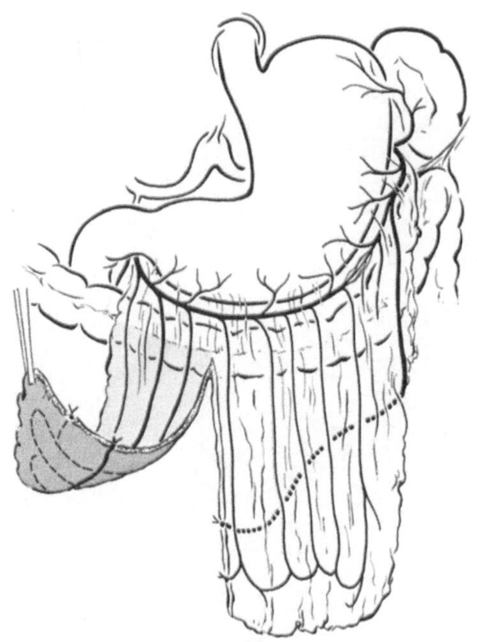

Abb. 35. Gestieltes Netzsegment

18.2.2 Omentumplastik durch ein gestieltes Netzsegment

Das große Netz kann, ohne Unterbrechung der Gefäßversorgung, für eine Netzplastik über oder unter dem Mesokolon direkt neben seinen Fixpunkten mobilisiert werden. Zunächst erfolgt die Entscheidung, ob das gesamte Netz oder nur ein Teil desselben transponiert wird.

Im letzten Falle wird das Netz geteilt. Nach Lösung der Verwachsungen mit dem Kolon wird die Randarkade von Haller und der Barkov-Gefäßbogen senkrecht in der Achse der gastroepiploischen Arkade bis wenige cm vor dieser durchtrennt. Die beiden Netzlappen, rechts und links, die man dabei erhält, stellen keine außergewöhnlichen Durchblutungsprobleme und können mobilisiert werden. Diese Mobilisation erfolgt beim rechten Netzlappen in die rechte Bauchhöhle, beim linken zur linken Seite (Abb. 35).

Die oben beschriebenen Vorsichtsmaßnahmen müssen befolgt werden, um eine Torsion des Gefäßstiels, die Entwicklung einer Bride oder einer inneren Hernie während der Transposition des Netzes und seiner Fixation zu vermeiden.

18.2.3 Mobilisation des gesamten Netzes

Ein solches Verfahren findet seine Anwendung im breiten Spektrum der chirurgischen Abdominalonkologie. Pujol [1526] berichtet über die Anwendung dieser Technik in 33 Fällen bei 297 Netztranspositionen (also bei 11,15% der Fälle).

18.2.4 Mobilisation des zentralen Netzes

Zavaleta u. Marino [1622] berichteten 1963 über eine Technik, die in der Freipräparation der zentralen Anteile des Netzes besteht. Nach Lösung des Netzes vom Kolon werden die lateralen Anteile ligiert und entfernt. Nur die 3 zentralen Stiellappen, die von der Arkade der großen Magenkur-

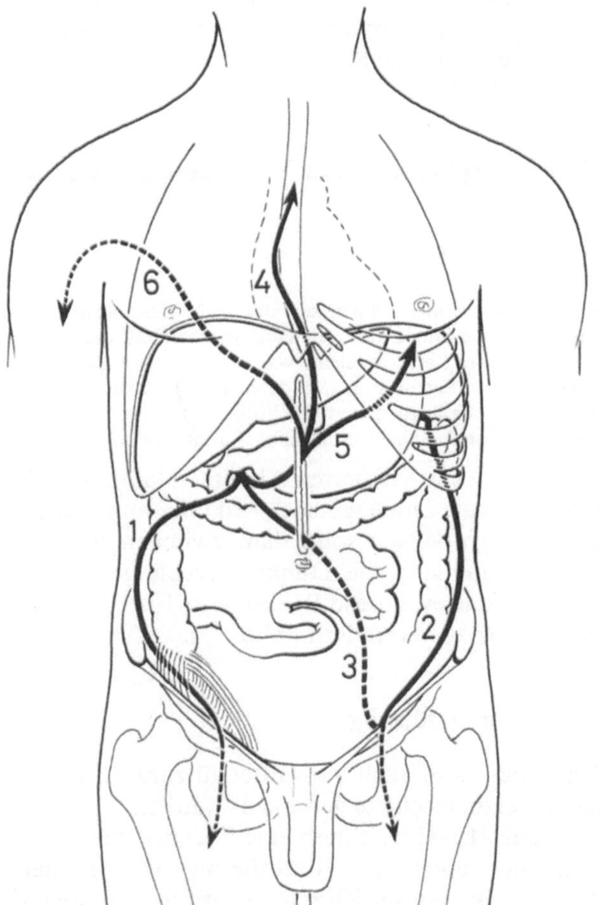

Abb. 36. Verschiedene Transpositionsmöglichkeiten des großen Netzes. (Nach Murat u. Vaur [1489])

vatur versorgt werden, werden konserviert. Die weitere Mobilisation dieses Teils erfolgt nach der oben beschriebenen Technik (Abb. 36).

18.2.5 Komplikationen

Eine Übersicht findet sich besonders bei Pujol [1526]. Sie zeigt, daß die Verwendung des großen Netzes kein harmloser Eingriff ist, 8 Todesfälle sind im Gefolge dieser Methode (durch Operationsschock, Peritonitis oder Pyopneumothorax) sowie aufgrund des Allgemeinzustands des Patienten zu beklagen. Man muß aber unterstreichen, daß es sich um Patienten in sehr schlechtem Allgemeinzustand — fast alle Träger eines Karzinoms — handelte.

Das transponierte Netz zeigte bei 8 Fällen eine Totalnekrose (2,7%) und bei 14 Fällen eine partielle Nekrose (4,72%) aufgrund einer venösen Rückflußbehinderung durch Streckung oder Zerstörung des Gefäßstiels im subkutanen Verlauf. In 6 Fällen war bei den Komplikationen die Bauchwand betroffen (1,7% der Fälle), wobei es sich um einen Darmprolaps oder Abszeß handelte, häufig beschriebene Komplikationen [1308, 1220].

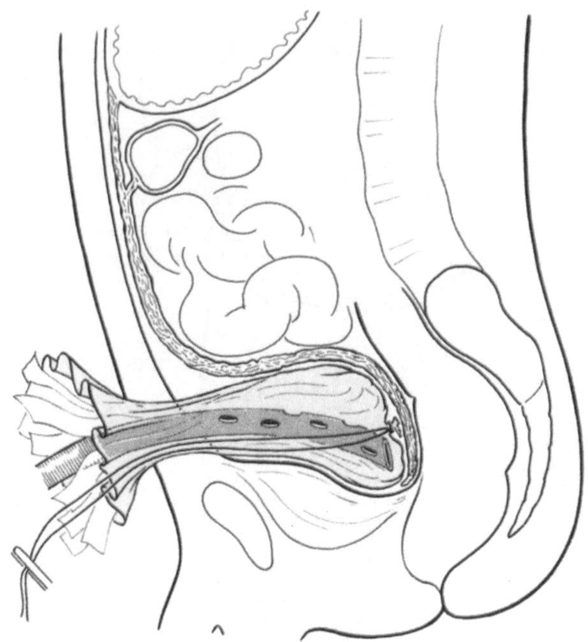

Abb. 37. Suprapubale Drainage nach Mikulicz

18.3 Netzplastik in der Verdauungschirurgie

18.3.1 Schutz

Es gibt kaum einen Chirurgen, der nicht eine perforierte Appendix oder eine Darmverletzung gesehen hat, die durch einen Netzpfropfen abgedeckt war, mit ziemlich genauem Verschluß der Perforation und deren Rändern verwachsen war. Die Netzplastik zur Abdichtung des Darms ist nur eine Nachahmung eines natürlichen Vorgangs [1527].

In einem sehr infizierten Abdomen kann die supraumbilikale Drainage nach Mikulicz angebracht sein. Das große Netz sollte dann zwischen den Mikulicz-Beutel und die Dünndarmschlingen kommen, um das eventuelle Risiko einer Fistelbildung durch Reiz zu verhindern (Abb. 37).

18.3.2 Unterstützung

Das Netz kann auch zur Unterstützung in Form einer Netzmanschette gebraucht werden.

Cesnik [1238] beschrieb eine Technik zur Fixation einer reponierten Hiatushernie mit Hilfe der Netzplastik: Ein gestielter linksseitiger Netzlappen wird um die Kardia gelegt, an sich selbst und der Vorderseite des Magens fixiert (Abb. 38).

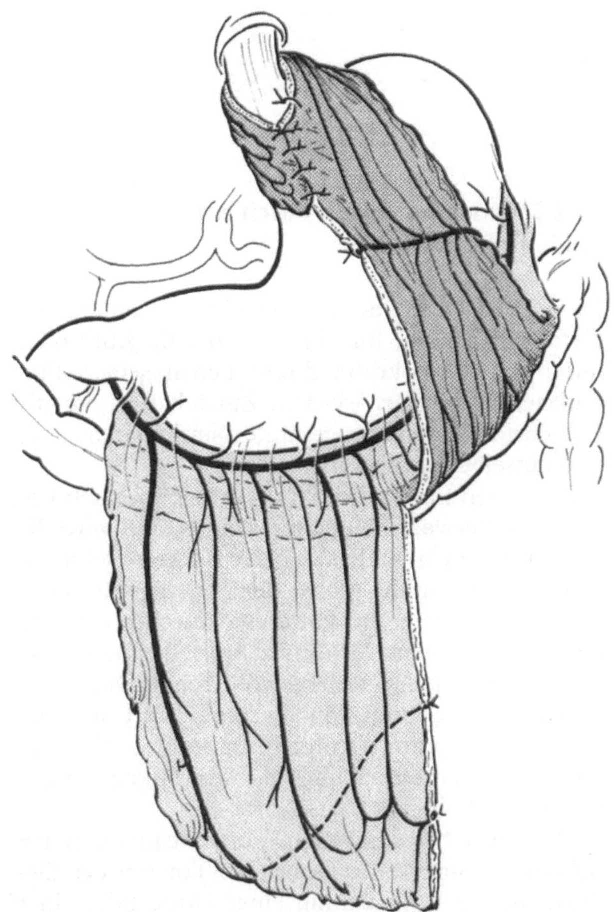

Abb. 38. Fixierung einer reponierten Hiatushernie mittels Omentum nach Cesnik [1238])

Die erzielten Resultate waren gut, auch wenn die Langzeitergebnisse mit einer gewissen Zurückhaltung betrachtet werden sollten.

Unter einer ähnlichen Vorstellung gebrauchen Aubert [zit. nach 1527] und Lamy [1421] den gestielten Netzlappen zur Spornbildung beim künstlichen Querkolon anus.

18.3.3 Peritoneumersatz

Durch Transposition des gesamten Netzes mit seinem natürlichen Aufhängeapparat in Form einer gestielten Platte findet das Netz in der Peritonealisierung großer deperitonealisierter Flächen eine seiner gebräuchlichsten Verwendungen.

Grundlegende Arbeiten zu diesem Thema wurden von Kolaczck u. Gray [1326] veröffentlicht. Später kleidete Duval [zit. nach 1527] deserosierte Oberflächen nach Kolektomie mit freien Netzteilen aus. Die experimentellen Untersuchungen von Brocq et al. [1228] scheinen dieser Methode allerdings die Begründung zu entziehen.

Wir müssen auch festhalten, daß Forgue [zit. nach 1527] nach bestimmten gynäkologischen Eingriffen, Pollison [zit. nach 1527] nach Entfernung ausgedehnter bösartiger Tumoren schon das große Netz zur Peritonealisierung verwandte, und daß Wessel [1613] die Netztransposition häufiger als eine Mikulicz-Tamponade gebrauchte.

Lamballe [1362] empfahl zum Verschluß von Öffnungen des Darmtrakts
„... das große Netz zu nehmen, einen kleinen Netzteil zwischen die Ränder der Öffnung zu interponieren, ohne diesen von seinem Ursprung abzutrennen, die Ränder der Öffnung aneinanderzulegen und durch eine Naht nach Ledran zu vereinigen".

Diese Netzverstärkung ist bis auf unsere Tage häufig überall im Gastrointestinaltrakt angewandt worden [1492].

Aber das Motiv der Rückkehr zu dieser Form der Plastik sind immer besondere Umstände, bei denen die normalen Operationsverfahren ein Gefühl des Ungenügens zurücklassen" [1455].

Tatsächlich sollte keine Art der Netzplastik uns erlauben, bei einer Magen-Darm-Naht insuffizient zu arbeiten [15] ohne zu bedenken, daß die Interposition eines Netzsegments immer Ursprung und Ursache von Briden, Adhäsionen, mechanischer Behinderungen, ja sogar von Anastomosenstenosen sein kann. Wir wissen, daß das Risiko einer Fistelbildung steigt, wenn die Naht in einem deperitonealisierten Darmsegment angelegt wird, und daß gestielte Transplantate keinem Nekroserisiko unterliegen und eine ausreichende Blutversorgung gewährleistet ist. Das transponierte Netz, als peritoneale Serosa, erhöht die Wahrscheinlichkeit einer komplikationsfreien Wundheilung [185, 1492].

Anwendung in der Magenchirurgie

Im Notfall eines perforierten Ulkus.

a) Bei einem perforierten Magenulkus fügt Guadagno [1329] nach Legen der Nähte zum Verschluß der Perforation ein Segment freien Netzes zwischen die perforierenden Ränder des kallösen Ulkus ein.
Diese am Anfang des Jahrhunderts entwickelte Technik, worauf Dubranov [1280] in den Jahren 1948/57 bestand, wurde ab 1952 von Gaillard [zit. nach 1329] wieder angewandt.

b) Viele Chirurgen benutzen auch eine Netzplastik, um die Naht eines perforierten Ulkus zu verstärken, wobei allerdings ein gestieltes Netzsegment benutzt wird (Chalstrey [1242], Hirai [1347], Neumann [1493]).

In der standardisierten Chirurgie des duodenalen Ulkus. Manche Autoren, wie z. B. Neidhart [zit. nach 1536], benützen das große Netz, um eine Pyloroplastik nach Vagotomie zu verstärken, nach Transposition eines gestielten Netzsegments.

Magenresektionschirurgie mit komplexem Duodenalstumpf.

a) Nach einer Magenresektion Typ Billroth II verstärken viele den Duodenalstumpf mittels eines verlängerten Netzsegments (Abb. 39).

b) Nach einer Billroth-II-Resektion, wenn der Duodenalstumpf nicht vernäht werden kann und wo für eine Fistelbildung mit einem Pezzer-Katheder entschieden wurde, wird die Plastik mit einem Netzsegment, der den Drain des Duodenalstumpfs umhüllt, durchgeführt, und zwar bis zur Bauchwand, damit der Verlauf unter Tunnel geschieht (Abb. 40a, b).

In der Teilresektion nach Péan. Wenn sie nicht „zuverlässig" scheint, kann die Abdeckung der gastroduodenalen Anastomose durch einen Netzlappen nach der Technik von Rampal [zit. nach 1536] erfolgen, indem man vermeidet, das große Netz einzurollen, damit jegliche Stenose verhindert wird (Abb. 41a, b).

In der Chirurgie der Magendrainage: Der Gastrostomiedrain wird in seinem intragastroparietalen

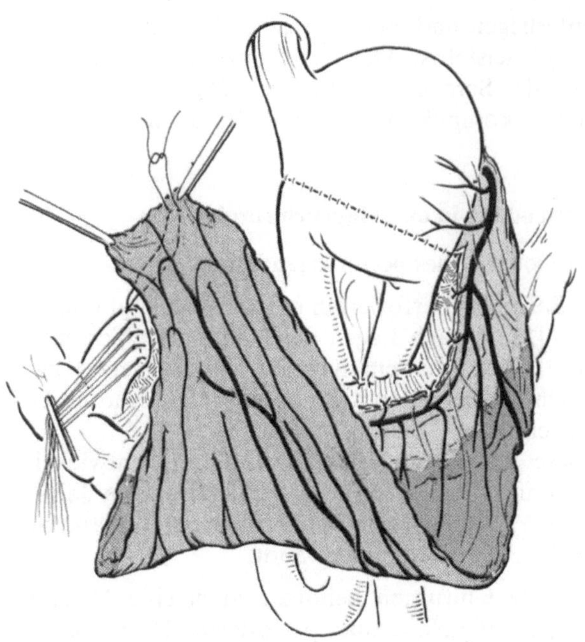

Abb. 39. Deckung des Duodenalstumpfs während einer Billroth-II-Magenresektion

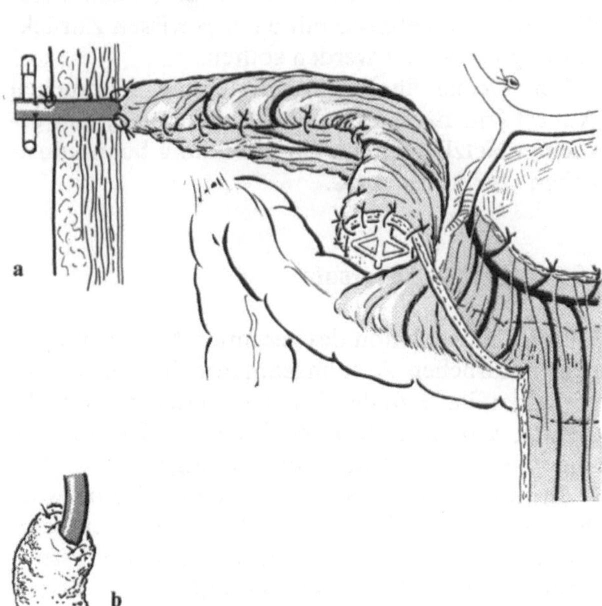

Abb. 40 a, b. Umhüllung des Drains eines Duodenalstumpfs mit einem Netzsegment

Verlauf nach der Technik von Malafosse [1455] umhüllt (Abb. 42).

Probleme der Chirurgie einer erweiterten Magenresektion. Die Abdeckung der ösophagojejunalen Anastomose nach totaler Gastrektomie fordert außer der Bewahrung des großen Netzes mit seinen karzinologischen Problemen(!) auch die des gastroepiploischen Stiels (des rechten selbstverständlich!), so daß eine Netzplastik in diesen Fällen nicht in Frage kommt.

Anwendung in der Ösophaguschirurgie

Nach den gleichen Prinzipien wird sie in der Dekkung der intrathorakalen Anastomosen angewandt, wo verschiedene Verfahren beschrieben wurden und alle einen linken gestielten Netzlappen benützen:

a) Mit Vernähung der ösophagogastrischen Perforationen für Lantin [1422], Otte [1501] und Moore [1485];

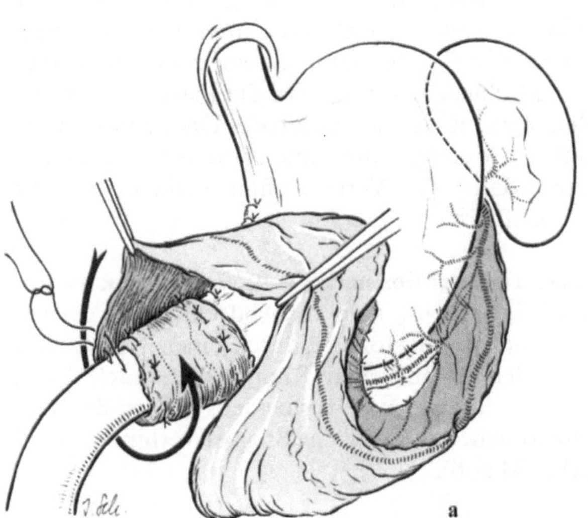

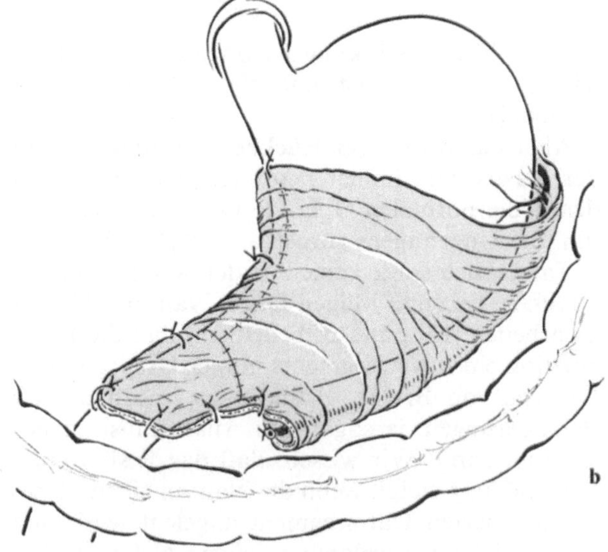

Abb. 41 a, b. Deckung einer gastroduodenalen Anastomose. **a** Falsch, **b** korrekt

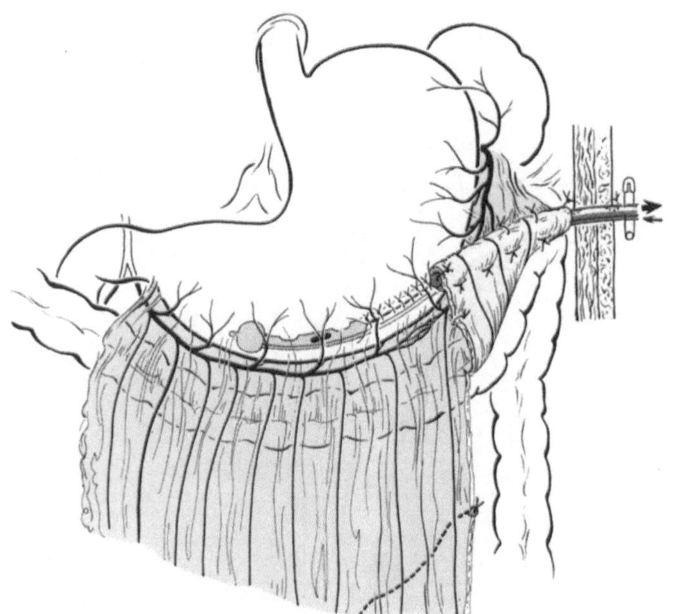

Abb. 42. Umhüllung eines Gastrotomiedrains

b) nach Ösophagogastrektomien wegen Karzinom mit Wiederherstellung der Passage durch eine End-zu-End ösophagogastrische Anastomose mit dem EEA-Nahtapparat und Plastik durch gestieltem Netzlappen.
In 30 Fällen von Fekete [1293] wird die Qualität der 26 Anastomosen ohne Fistel betont, während bei den 4 Anastomosen ohne Netzplastik eine Insuffizienz festgestellt wurde (Abb. 43).

c) Lantin [1422] schildert den Fall eines Patienten, der gleichzeitig eine untere Lobektomie sowie eine Ösophagektomie wegen Karzinoms mit Colon-

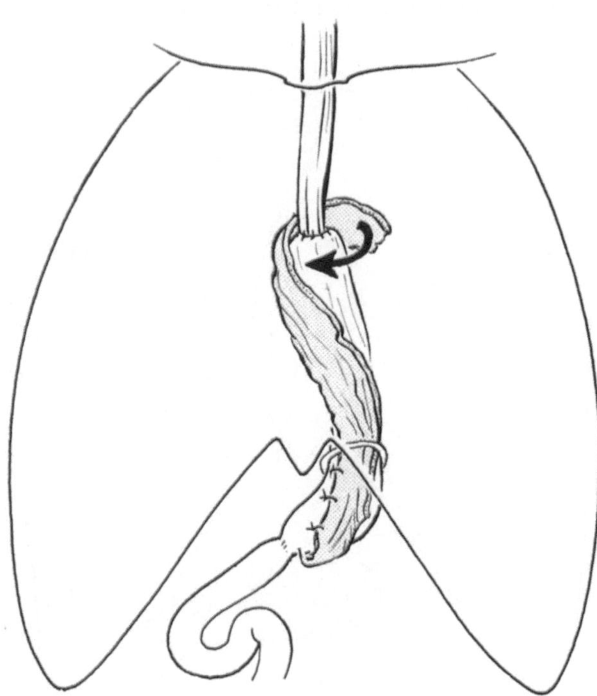

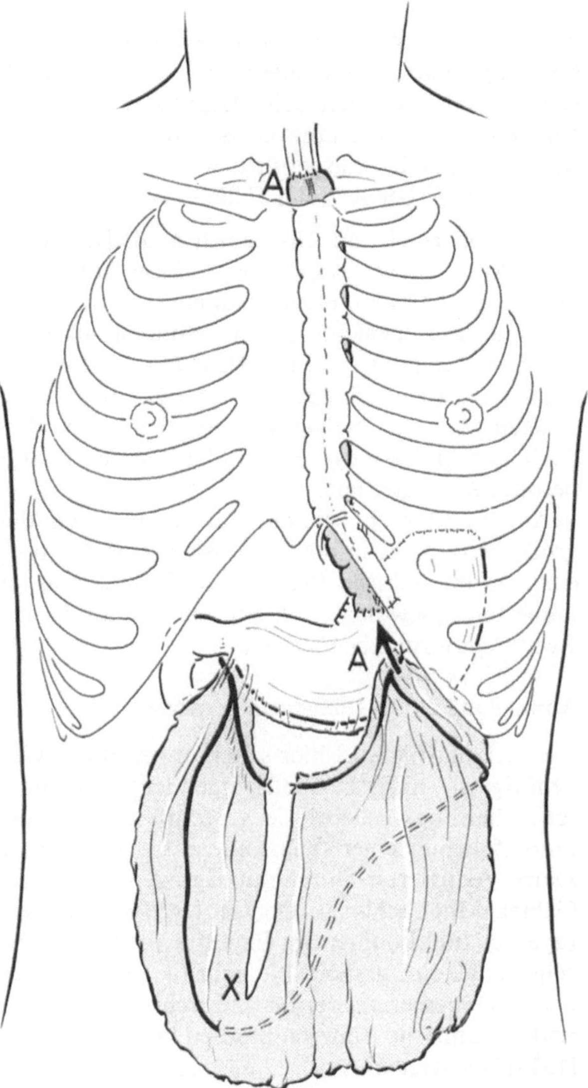

Abb. 44. Deckung einer Ösophagokoloplastik. Präparationsschnitte zur Netzplastik

transversum-Transplantation erlitt und bei dem die ösophagokolische Anastomose und der Bronchienstumpf mit einem Netzlappen bedeckt wurde bei sehr gutem Ergebnis! (Abb. 44, 45a, b).

Aus experimenteller Sicht:

a) Bei einer Serie von 12 Hunden konnte Goldsmith [1320] das große Netz (gestielter Lappen) mobilisieren, es in den Thoraxraum einfügen und eine Manschette um eine intrathorakale Ösophagusanastomose, die gewollt unvollständig war, bilden, mit Ergebnissen, die die Wirksamkeit dieser Technik bestätigten!

Abb. 43. Deckung einer ösophagogastrischen Anastomose nach Ösophagektomie und Wiederherstellung der Passage nach Sweet

b) Das große Netz wird auch bei Substanzverlusten des Ösophagus eingesetzt: Moore u. Goldstein [1485] erreichten beim Hund mit einer Plastik, die einen Substanzverlust überbrückte und wie ein „patch" ausgeführt war, eine primäre Wundheilung bei 90% der Fälle.

c) Schließlich ist von Goldsmith et al. [1313] die Abdeckung einer Ösophagusprothese durch das große Netz beim Hund zu erwähnen: Nach Thorakotomie und segmentarischer Ösophagotektomie mit Erhaltung der Äste des N. vagus wird erfolgreich eine Prothese eingesetzt, die mit einem linksseitigen gestielten Netzlappen versehen ist, und in die Thoraxhöhle eingeführt, indem sie den Hiatus oesophageus erweitert.

Andere Studien zeigten, daß wenn auch das große Netz nicht in der Lage ist, als Abdichtung einer grobmaschigen Prothese zu fungieren es sie immerhin „bewohnen" kann und dadurch ihre Reepithelisierung begünstigt.

Anwendung in der Dünndarmchirurgie

Die Netzplastik wird hier selten angewandt: Man benötigt sie nicht bei befriedigenden Anastomosen; allerdings scheint sie gerechtfertigt bei der Durchführung einer Anastomose am erkrankten Darm, reduzierter Durchblutung oder septischem Gebiet. MacLachlin u. Denton [1451], später Hirayama [168] konnten im Experiment beim Hund zeigen, daß eine gestielte Netzplastik zu einer deutlichen Verbesserung der Darmdurchblutung führte und dadurch die früheren Studien von Pettet et al. [1514] bestätigten.

Anwendung in der Colonchirurgie

a) Nach verschiedenen Experimenten (MaxLachlin [1452]) scheint die Verwendung des Netzlappens, der bei einer ileokolischen, kolokolischen und kolorektalen Anastomose (Abb. 46) transponiert wird, durch die Qualität der ersten Ergebnisse gerechtfertigt (Ferguson [1294]).

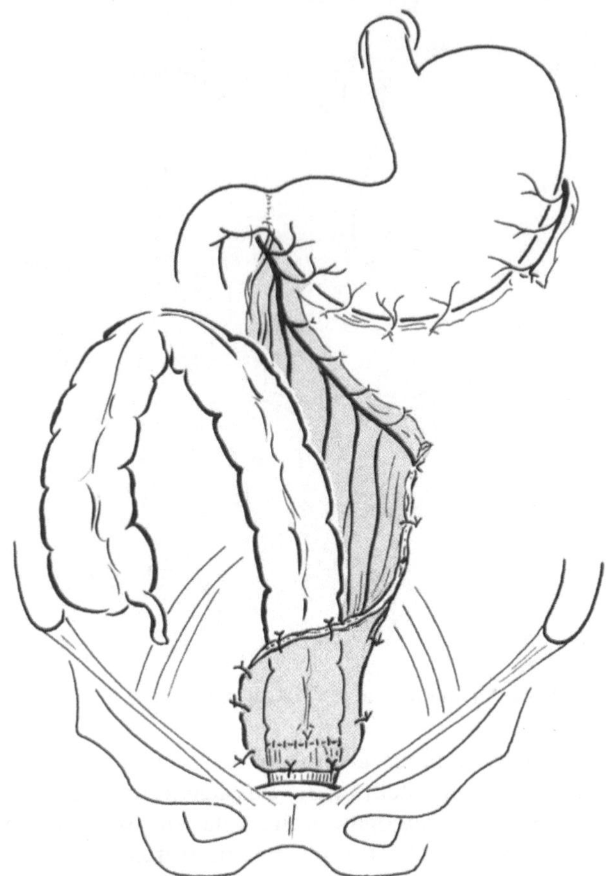

Abb. 46. Deckung einer kolorektalen Anastomose mit rechtgestieltem Netzlappen

Moreau [1486] hat bei 10 Patienten einen Lappen benützt, um eine Naht des unteren Rektums abzudecken, nach einer Hartmann-Operation, und dies mit hervorragenden Ergebnissen.

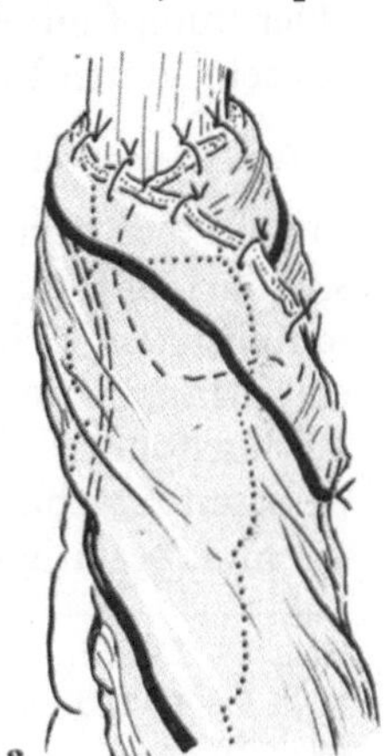

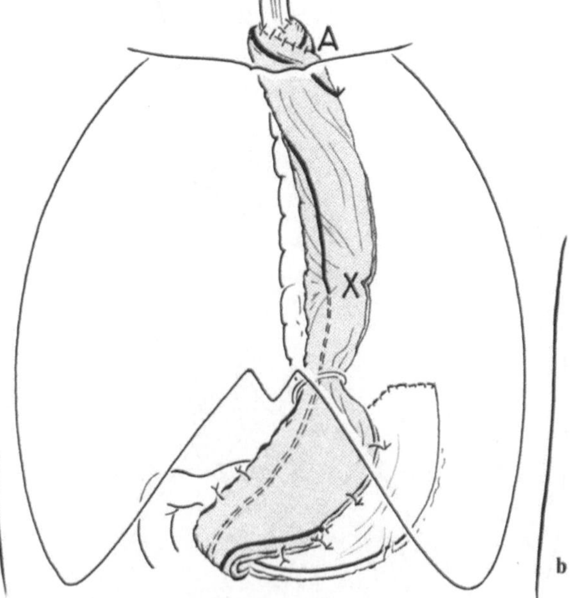

Abb. 45 a, b. Deckung einer Ösophagokoloplastik.
a Deckung der Anastomose;
b Gesamtübersicht nach Beendigung des Eingriffs

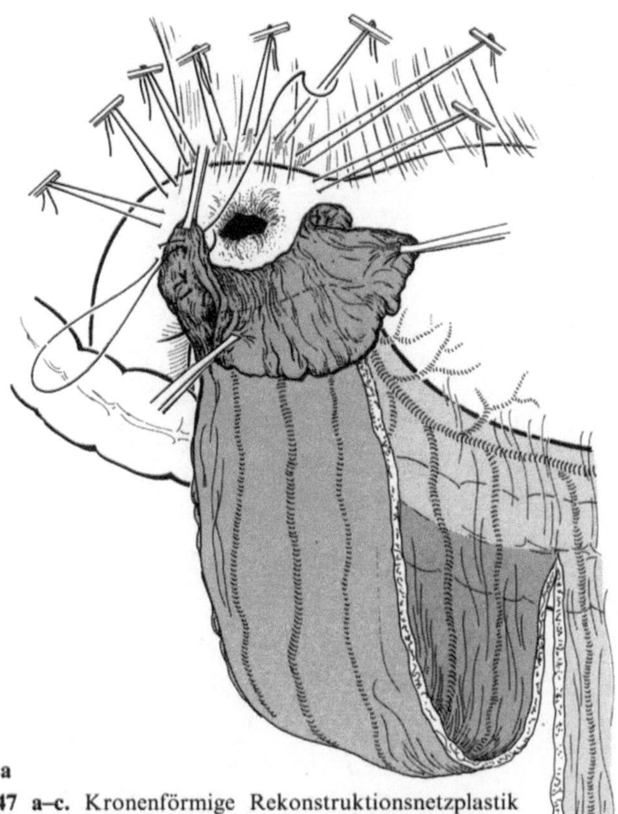

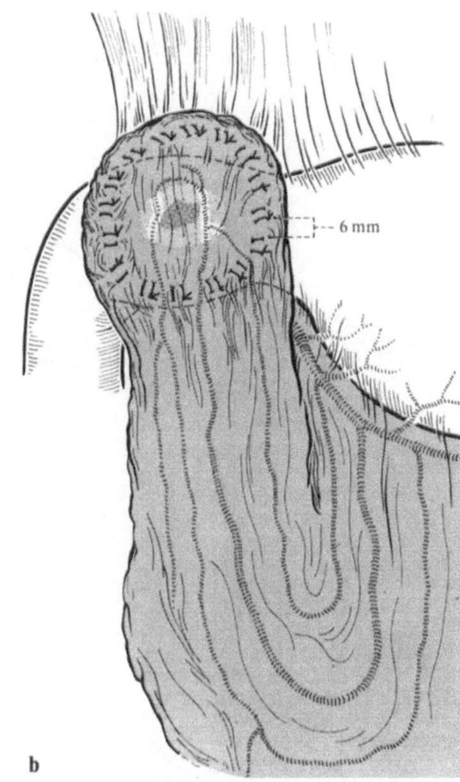

Abb. 47 a–c. Kronenförmige Rekonstruktionsnetzplastik nach Rives [1538, 1539]. Behandlung von perforierten Duodenalulzera mit oder ohne selektiv proximaler Vagotomie. **a** Nahttechnik im Bereich der Krone; **b** Stichführung; **c** nach Beendigung des Eingriffs

b) Schließlich gab Wolff [1618] vor kurzem der „Caecostomie mit Schlauch" eine „zweite Jugend", da sie obligatorisch vom Netz umhüllt sein muß und deren Vorteile er für vielfältig hält gegenüber einer einfachen Geste.

Anwendung in der Wiederherstellungschirurgie

a) Sie entspricht einer echten Wiederherstellung und unterscheidet sich dadurch von den anderen Plastiken.

b) In diesem Sinne benutzte sie Rives [1538] zum ersten Mal, der seit 1956 systematisch darauf zurückgreift, und zwar bei wichtigem Substanzverlust oder bei einem Ulkus mit perforierenden und entzündlichen Rändern. Sie entspricht dann nicht mehr einer komplementarischen Geste, sondern fordert die „Prinzipien und die Genauigkeit der Chirurgie der digestiven Nähte" [1538]. Rives gibt eine präzise Beschreibung dieser „kronförmigen Netzplastik" [1538] (Abb. 47a–c):

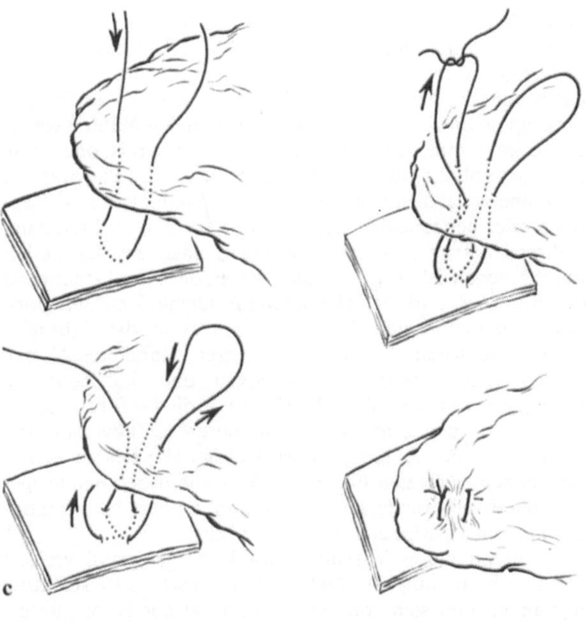

Wir untersuchen die Gegend, indem wir das Ausmaß der Perforation und die Ausbreitung des callösen Randwalles feststellen. Um diese Zone und darüber hinaus legen wir einen Kreis von Fäden, die x-förmig gestochen werden und lang gelassen werden. Nadel und Faden durchstechen gesundes Gewebe, nicht zu nah und nicht zu weit des pathologischen Bereichs, ohne sich um das erkrankte Organ zu kümmern. In der Mehrzahl dieser Fälle werden diese Fäden

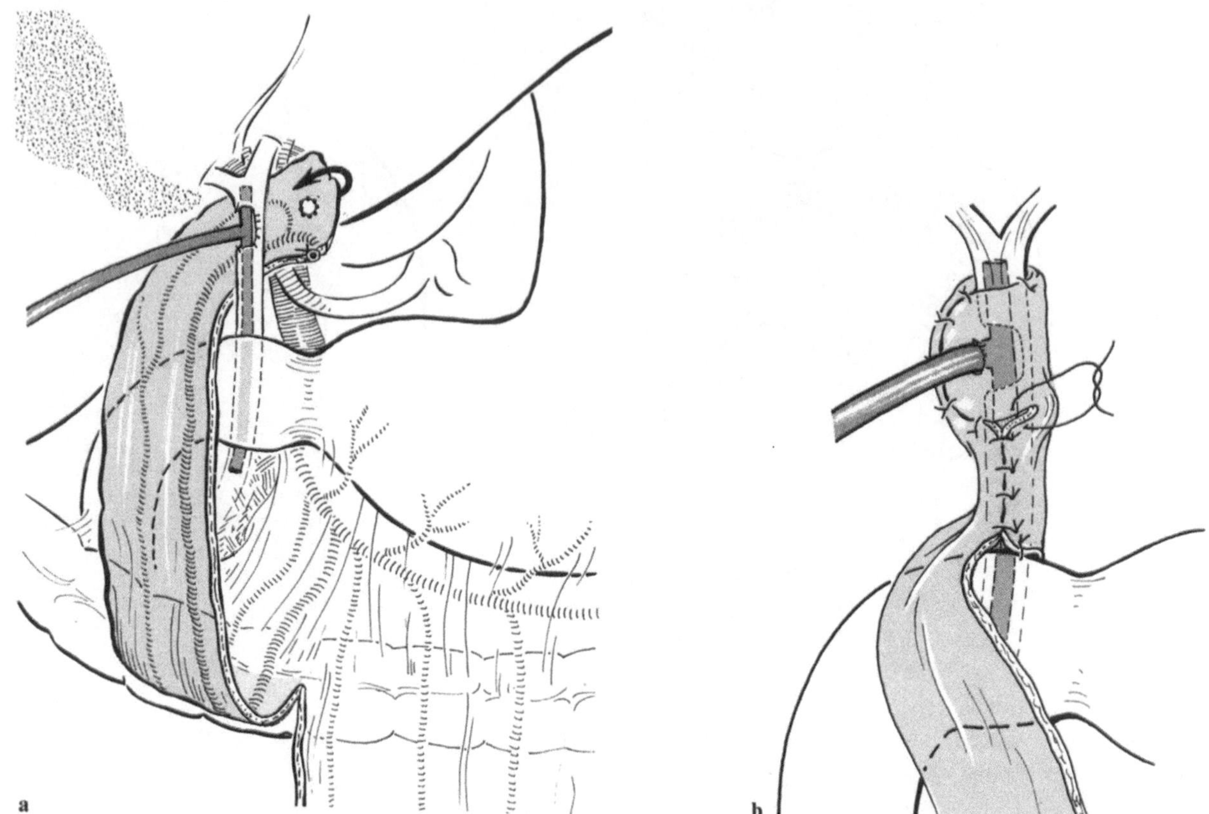

Abb. 48 a, b. Rekonstruktionsnetzplastik bei Hepatocholedochusdefekt nach Kandil [1367]. **a** Umhüllung des Kehr-Drains; **b** nach dem Eingriff

durch Pars II des Duodenum, kurz vor dem Genu superior, durch das Peritoneum, das den Leberhilus bedeckt, in Höhe des letzten Centimeters des Magenantrum und durch das gastrokolische Netz, einige Millimeter unterhalb des Bulbus duodeni, geführt. Die Abstände zwischen den Nähten betragen etwa 8 mm, und diese bilden einen Kreis oder eine „Krone" von 2,5 bis 4 cm Durchmesser um die Perforation. Man überzeugt sich von der Widerstandsfähigkeit des viszeralen oder peritonealen Gewebes durch einen leichten Zug, während man die Nadel durchsticht, nachdem der Faden durchgezogen ist. Im Fall, daß der Faden durchtrennt, ist es ein Beweis, daß man sich noch im ödematösen und empfindlichen Gebiet befindet, und es ist ratsam, die Naht weiter weg zu legen. Dann wird der freie Rand des Netzes in den Operationsbereich eingezogen, und eine Zone des freien Randes aufgesucht, die leicht vor die Perforationsöffnung gezogen werden kann und deren Gefäßversorgung durch wichtige Gefäße gewährleistet ist. Die beiden Enden der zunächst gelegten Fäden werden dann durch den ausgewählten Rand des Netzes gezogen und vor dem Netz geknotet, um einen peripheren Wulst zu bilden.

Während dieses Vorgangs darf kein Netzgefäß verletzt werden, man muß das Netz vor der Perforationsöffnung ausbreiten und sich von der Kontinuität der Naht „unterhalb" der Perforation in dem vom Netzstiel verdeckten Bereich überzeugen. Schließlich wird die Öffnung im Peritoneum, die aus dieser Umdrehung entsteht, mit Hilfe einiger Einzelknopfnähte verschlossen.

Wir haben selten eine Drainage angelegt (in 15 Fällen von 50) und dies nur, wenn der Zustand des Peritoneum, sowie das Ausmaß und die Art des Ergusses es begründeten. Unseren Kranken wird immer postoperativ eine Magensonde angelegt. Diese postoperative Periode hängt von der Dauer der Wiederaufnahme der Darmfunktion ab, etwa 3 bis 5 Tage.

Bei 100 operierten Patienten gibt Rives nur 2 Todesfälle im Zusammenhang mit dieser Technik an. Zum einen handelte es sich um eine Perforation durch Autodigestion der Netzplastik mit rezidivierender Peritonitis, zum anderen trat am 3. Tag eine hyperakute Hämatemesis durch Wiederauftreten eines Ulkus ein.

Später verband Rives diese „kronenförmige Netzplastik" mit einer supraselektiven Vagotomie und behandelte damit gleichzeitig die Ulkuskrankheit und deren Komplikation [1539].

Die Indikation zu dieser Operation muß sicherlich mit Zurückhaltung betrachtet werden und vom Allgemeinzustand des Patienten und von den septischen Eigenschaften der Peritonealhöhle abhängen.

c) Krausz [1415] folgt den gleichen technischen Prinzipien mit ähnlichen Ergebnissen, aber auch mit den gleichen Bedenken, was die Operationsindikation betrifft.

d) Eine Wiederherstellungsplastik wegen Substanzdefekts des Hauptgallenwegs, also auch eine Rekonstruktionsplastik wurde 1983 von Kandil [1367] benützt, um eine Zystikocholedochoverbindung, die teilweise durch ein Gallensteinkarzinom befallen war und entfernt wurde, zu rekonstruieren! Bei dieser Frau von 61 Jahren schloß ein peroperativer Herzanfall die biliodigestive Ableitung mit ausgeschlossener Y-Schlinge aus: Die Umhüllung des Hepatocholedochusdefekt durch einen Netzrand mit Kehr-Kanüle entsprach einer „raschen Notlösung", die sich letztlich erfolgreich zeigte (Abb. 48a, b).

18.3.4 Revaskularisation

Beker [zit. nach 1527] versuchte eine Revaskularisation der Niere durch eine Omentonephropexie unter Umhüllung der dekapsulierten Niere durch das Netz. Homi (1907), Isoba (1909) sowie Torikata [1580] (1911) befestigten das Netz an der Niere des Hunds. Letzius [1436] schlug ein ähnliches Verfahren vor. Rudler [1544] nahm diese Technik 1944 bei 2 Kranken wieder auf und erreichte eine deutliche Befundbesserung.

Die Revaskularisierung des Darms, die 1907 durch Lanz [1423] versucht wurde, schien eine deutliche Verbesserung der Kolondurchblutung nach Ligatur der Arterien zu bringen. Aber von Haberer [zit. nach 1527] bezweifelte 1910 experimentell die Ergebnisse von Lanz. Die Neovaskularisation nach Netzplastik tritt nur sehr langsam ein und kann eine ausgedehnte intestinale Nekrose nicht verhindern.

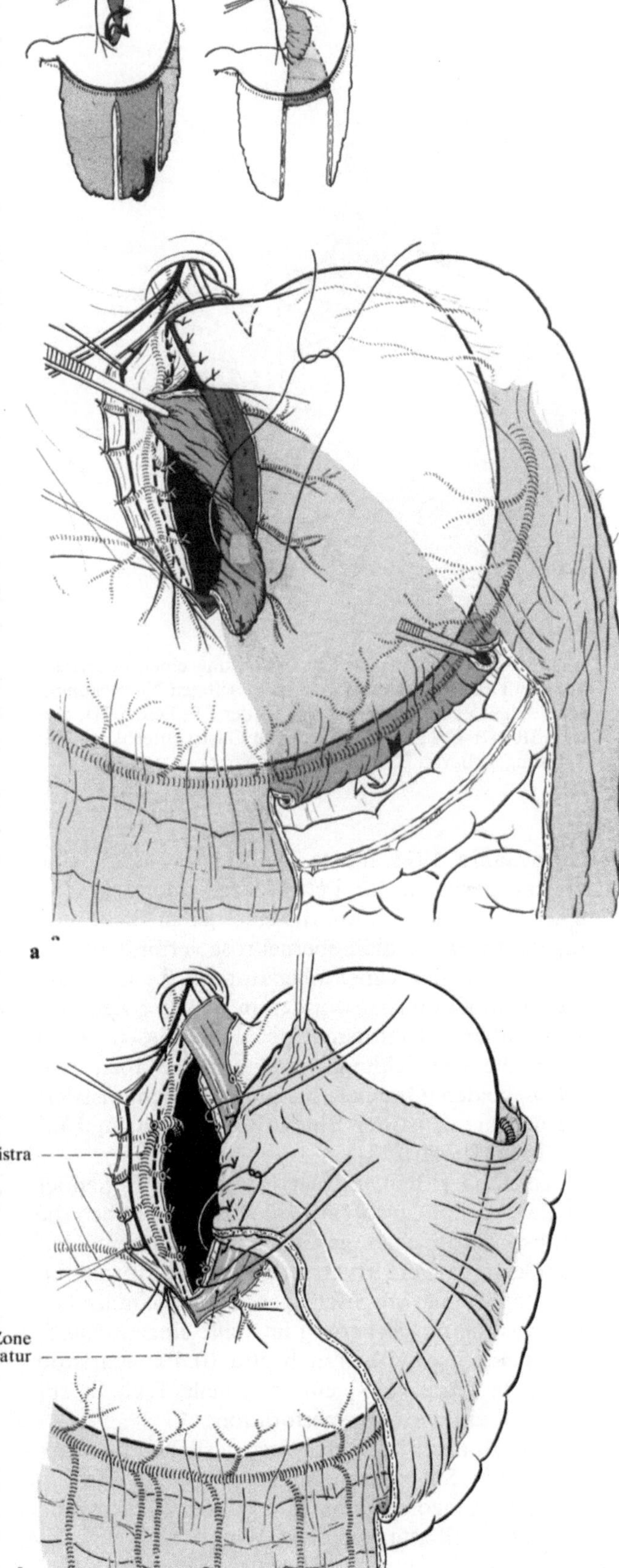

Abb. 49 a, b. Netzplastik zur Deckung der kleinen Kurvatur nach selektiv proximaler Vagotomie. Transponieren von gestieltem Netzsegment. **a** retrogastrisch (*1–3*); **b** prägastrisch

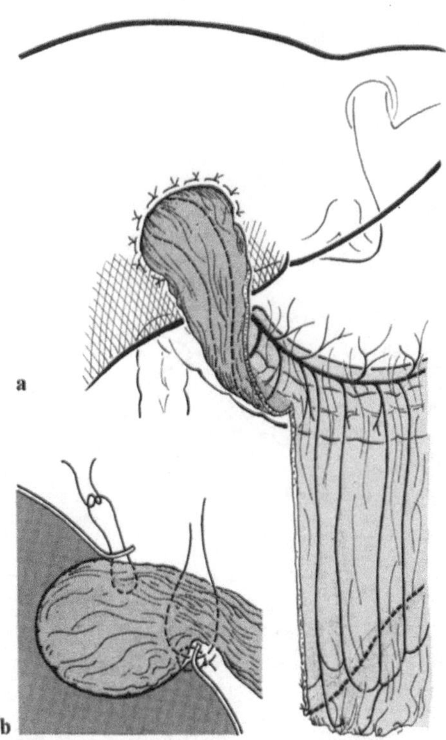

Abb. 50 a, b. Netzplastik zur Ausfüllung einer Leberresthöhle mit einem transponierten rechtsseitigen Netzsegment. (Aus Allgöwer M, Harder F, Hollender LF, Peiper HJ, Siewert JR (Hrsg) (1981) Chirurgische Gastroenterologie, Bd 2. Springer, Berlin Heidelberg New York)

Im Jahre 1911 führte Bourdenko [1222] eine Omentopexie an der Leber durch, mit dem Ziel einer Revaskularisation dieses Organs. Er konnte in einigen Fällen die Lebernekrose verhindern.

Versuche der Omentohepatopexie beim Hund und beim Kaninchen wurden in jüngerer Zeit versucht, aber mit mittelmäßigen Ergebnissen. Auch wenn die Entwicklung von neuen Gefäßen zwischen beiden Organen histologisch demonstriert werden kann, ist der Blutzufluß minimal und insuffizient [1241, 1281].

Kalemba [1366], Bittner [1213] und Hollender et al. (Journal Chirurgie 1983, 120:569) haben die Transposition eines gestielten Netzsegments auf die kleine Magenkurvatur nach selektiv proximaler Vagotomie vorgeschlagen zur mechanischen und vaskulären Sicherung im Falle einer ischämischen Nekrose (Abb. 49a–b, 50a, b). Papachristou [1505] beschrieb 1977 eine originelle Technik zur Behandlung der Ulkusperforation:
Präparation eines rechtsseitigen gestielten Netzlappens unter Schonung der intraparietalen Magenanastomosenzone. Dann wird aus der Magenwand eine kleine Platte mit allen Wandschichten exzidiert, der Magen wieder durch eine klassische Gastroraphie verschlossen. Das exzidierte Magenwandstück wird dann in das zuvor ausgeschnittene perforierte Ulkus eingenäht. Dieses Verfahren entspricht einer Magenwandtransplantation. Die Durchblutung des Transplantats wird durch das große Netz gewährleistet.

18.3.5 Ausfüllung von Höhlen

Ausfüllung von Resthöhlen

Mauclaire [zit. nach 1307] war der erste, der ein freies Netztransplantat zum Verschluß einer Gallenfistel nach Masurpialisation einer Hydatidenzyste der Leber benutzte.

Im Jahre 1950 verschloß Goinard [1307] die Höhle nach Perizystenresektion einer Hydatidenzyste der Leber in gleicher Weise.

Der Gebrauch des großen Netzes zur Ausfüllung von Resthöhlen der Leber hat sich in der Folge weit verbreitet. Barsotti, Bourgeon, Dalmas, Fekete, Guntz, Stoppa [zit. nach 1536] berichteten uns über ihre Erfahrungen in diesem Verfahren.

Die Operationstechnik umfaßt die Einlage eines gestielten Netzsegments in die Resthöhle und Verschluß der Öffnung durch das transponierte Netz (s. Abb. 50a, b).

Wir müssen allerdings feststellen, daß neuere Forschungen durch Chaimoff [1241], der Patienten mit Hydatidenzysten der Leber durch Komputertomogramme kontrolliert hat, gezeigt haben, daß die Resthöhle in der Leber nach Perizystenresektion und Ausfüllung durch ein Netztransplantat noch nach 1 Jahr unverändert bestand. Dies bestätigt das Fehlen einer Leberregeneration in Kontakt mit dem großen Netz.

Ausfüllung einer Pseudozyste

Die Netzplastik zur Ausfüllung der Höhle einer Pseudozyste des Pankreas wurde Anfang der 60er Jahre dieses Jahrhunderts entwickelt. Suarez [1567] berichtet über 2 Fälle mit exzellentem Ergebnis.

Houdard u. Menage [1351] bestätigten den Vorteil der Tamponade kleiner Exkretionsöffnungen des Pankreas, die nach Eröffnung zystischer oder pseudozystischer Veränderungen bestehen können, durch das große Netz.

Ausfüllung des Pelvis

In der Sakralhöhle, nach abdominoperinealer Rektumamputation in Form der Miles-Operation leistet die Netzplastik den größten Dienst. Ruckley u. Smith [1541] waren unter den ersten, die die entstehende Lücke im kleinen Becken durch einen gestielten rechts- oder linksseitigen Netzlappen oder einen doppelten Lappen nach Kiricuta ausfüllten. Sie erhielten ausgezeichnete Resultate, und die klassischen Komplikationen der Miles-Operation verschwanden (Platzbäuche, Abszeßbildungen, Eröffnung des Peritonealverschlusses über der „leeren" Sakralhöhle, die für die Inkarzeration von Dünndarmschlingen verantwortlich waren).

In jüngerer Zeit kamen Gignoux [1536] und Chai [1239] zu den gleichen Schlußfolgerungen. Pujol [1526] weist in einer Sammelstudie der Krebsforschungszentren 60mal auf diese Technik hin (28 Rektumamputationen und 32 Pelvektomien) mit 100%igem Erfolg.

Moreau et al. [1486] haben 1979 die gleiche Technik bei 44 Patienten angewandt, davon wurden 38 zuvor bestrahlt (3000 rads), mit 75% hervorragenden Ergebnissen.

Wir selbst berufen uns seit 5 Jahren auf diese Plastik, die bei weitem die Vernarbung der peritonealen Wunde erleichtert und zur Verminderung der postoperativen Morbidität beigetragen hat (Abb. 51 a–e).

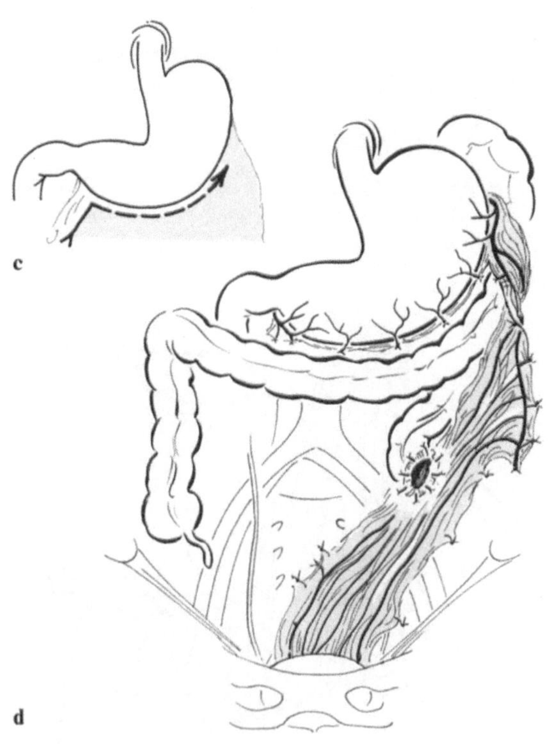

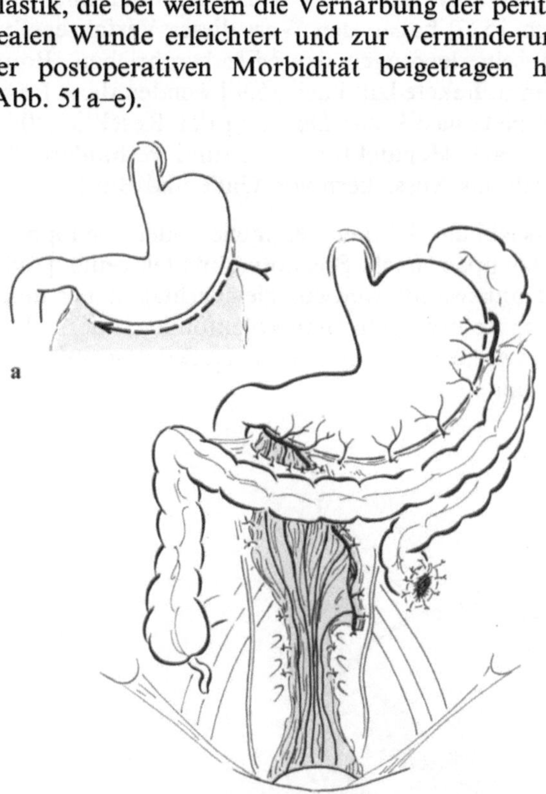

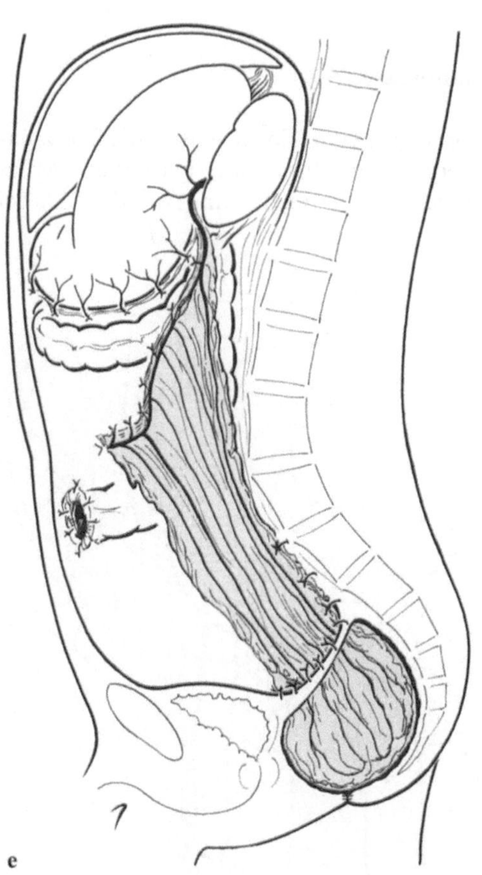

Abb. 51 a–e. Verschlußnetzplastik. Transposition von einem Netzsegment (*Ns*) in die Sakralhöhle nach abdominoperinealer Rektumexstirpation. **a** Schnittführung bei rechtsseitigem Ns; **b** Aufsicht nach Fixierung des Ns; **c** Schnittführung bei linksseitigem Ns; **d** Aufsicht nach Fixierung; **e** Seitenansicht. (Aus Allgöwer M, Harder F, Hollender LF, Peiper HJ, Siewert JR (Hrsg) (1981) Chirurgische Gastroenterologie, Bd 2 Springer, Berlin Heidelberg New York)

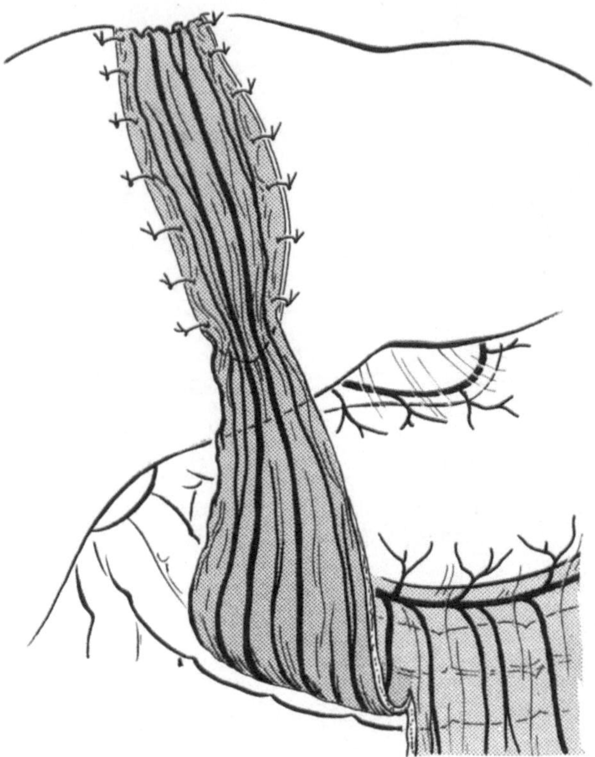

Abb. 52. Deckung einer Leberruptur mit rechtsseitigem Netzsegment

18.3.6 Hämostase

In freier oder gestielter Form wurde die Netzplastik, seit langem zur Blutstillung bei Leber-, Milz- und Pankreasverletzungen angewandt. Dabei wirkt das Netz als ein Tampon, über dem sich die Nähte knüpfen lassen [1410].

Schon 1901 beschrieb Loewy [1442] die 3 grundlegenden Verfahren:

1. Pfropfung (Abb. 52): Das mobilisierte Netz, meist in Form eines gestielten Segmentlappens, wird über den Parenchymdefekt gelegt, in die Lücke hineingestopft und durch Nähte fixiert. Dadurch wird ein Block gebildet, über dem durchgreifende Nähte geknüpft werden können, ohne die Gefahr der Zerreißung des ganzen Organs [1349, 1549, 1521, 1562].

2. Plattenbildung (Abb. 53a, b): Das Netz wird über die zu unterstützende Nahtlinie gelegt. Newton (zit. nach 1527] hat bei einer kompletten Ruptur des Pankreashalses diesen in einen Netzlappen eingehüllt, mit gutem Resultat.

3. Kapuzenbildung (Abb. 54). Das Netz umgibt den blutenden Organteil und manchmal das ganze Organ. Payr [zit. nach 1527] und Kirchner [zit. nach 1527] haben den Wert dieses Verfahrens bei Kapselverletzungen der Milz beschrieben. Bourgeon u. Fekete [zit. nach 1536] wenden diese Form der Netzplastik zur Deckung der Resektionsflächen nach Hepatektomie an (und verhindern dadurch das Aussickern von Galle und Blut).

Tatsächlich können einfache oder gedoppelte Netzlappen nach Splenopankreatektomie [1489] gut angewandt werden, gleichermaßen bei links- oder rechtseitigen Hemikolektomien oder, allgemein gesprochen, immer zur Deckung großer Peritonealdefekte.

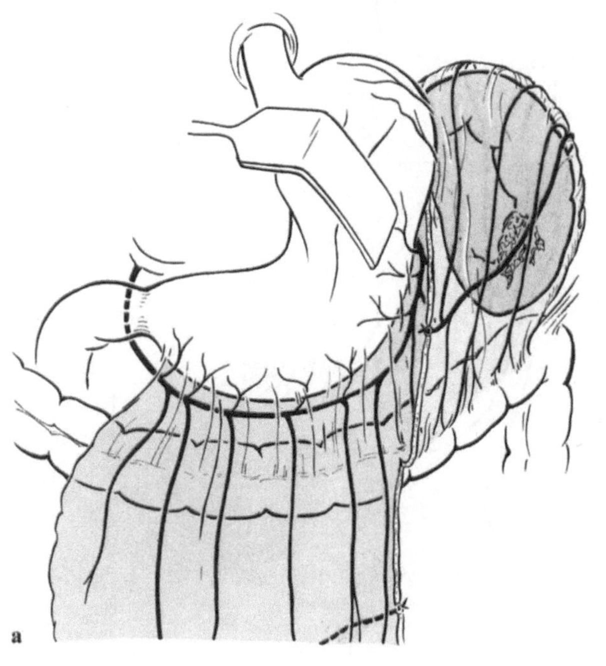

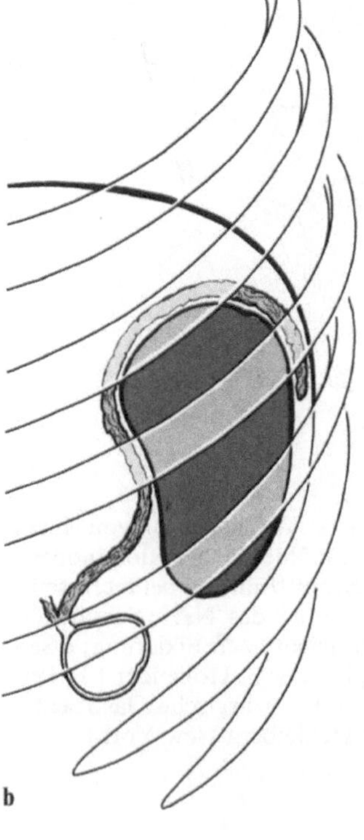

a b

Abb. 53 a, b. Deckung der Milz mit großem Netz. **a** Vorderansicht; **b** schematische Seitenansicht

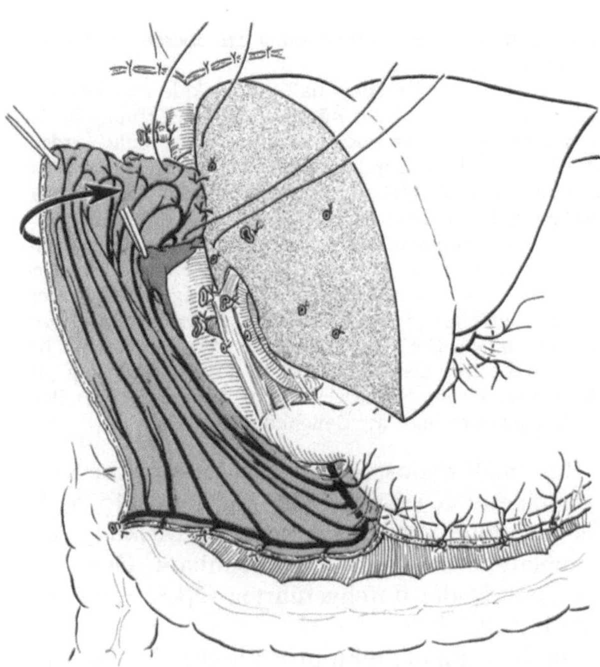

Abb. 54. Netzplastik zur „Blutstillung" nach rechtsseitiger Hepatektomie

18.3.7 Deckung der Bauchhöhle

Bei großen Verlusten im Bereich des parietalen Bauchfells spielt die Netzplastik eine wichtige Rolle. Sollte sich der Verschluß der Bauchwand als unmöglich erweisen, so ist das große Netz in der Darmprotektion von wesentlichem Nutzen.

Dies gilt gleichzeitig für ausgedehnte parietale Substanzverluste, wenn die Einführung einer intraperitonealen Prothese erforderlich ist. Zuletzt ist es bei der neuen Technik der natürlichen Drainage ausgedehnter Bauchfellentzündungen durch breites Offenlassen des Abdomens von entscheidender Bedeutung, den Darm durch das große Netz abzudecken.

18.4 Anwendungsbereiche

18.4.1 Urologie

Eine sehr gute Indikation zur Netzplastik findet sich bei postoperativen Blasen-Scheiden-Fisteln oder nach strahlenchirurgischen Behandlungen von Karzinomen der Gebärmutter und bei rektoprostatischen Fisteln nach Enukleation eines Adenoms oder eines Adenokarzinoms.

Der Netzlappen bei Blasen-Scheiden-Fisteln wird entsprechend der Technik von Kiricuta gebildet [1372] (Abb. 55a, b).

Mediane Unterbauchlaparotomie mit Umschneidung des Nabels. Prüfung der Möglichkeit zum Gebrauch des großen Netzes (Länge, Ausdehnung, Vaskularisation).

Breite mediane Zystostomie mit Darstellung der vesikovaginalen Fistelöffnung und Inzision des oberen Randes der Fistel. Die Freilegung der Fistelränder erfolgt um die Fistelöffnung. Darstellung der darunterliegenden Fistel auf

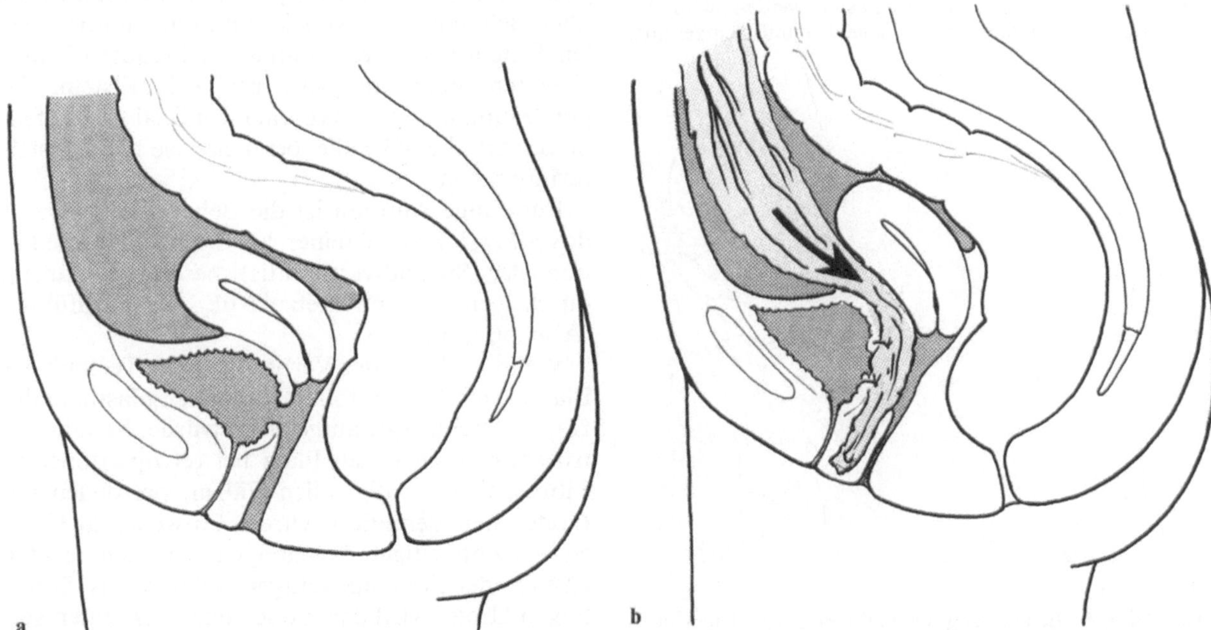

Abb. 55 a, b. Behandlung von vesikovaginalen Fisteln nach Kiricuta. **a** Vor dem Eingriff; **b** nach dem Eingriff

4–5 mm. Wenn die Lage der Ureteröffnungen dies nicht gestatten und diese sich direkt neben den Fistelöffnungen befinden, wird die en bloc uretero-vesikale Freilegung in einer gewissen Entfernung zu den Ureteren durchgeführt, um diese nicht zu verletzen. Sind einmal die Fistelränder freigelegt, ist deren Anfrischen nicht mehr erforderlich. Ohne daß dies zwingend wäre, ist aber die Präparation der Fistelöffnung in die Scheide von Vorteil. Anschließend wird durch zwei bis drei Einzelknopfnähte die Scheide verschlossen.

Die Präparation des Netzes im Hinblick auf seine Verlagerung in die Fistel ist abhängig von dessen Ausdehnung, seiner Größe und Durchblutung und wird meist durchgeführt in Form des gedoppelten Lappens nach Kiricuta. Vorzuziehen ist entweder die En-bloc-Mobilisation des Netzes mit der gastroepiploischen Arkade oder der gedoppelten Form. Bei schwacher Randarkade von Haller ist die Doppelung des Netzes zu vermeiden. Um den Eingriff nicht unnötig auszuweiten und wenn es die große Länge des Netzes erlaubt, kann man den freien Rand des Netzes ohne spezielle Präparation direkt ins kleine Netz transponieren. Das mobilisierte und ins kleine Netz hinabgeführte Netz wird mit Einzelknopfnähten fixiert, entweder neben dem Kolon an der Bauchwand (bevorzugt links) oder an der vorderen Bauchwand. So wird die Möglichkeit eines Dünndarmvolvolus um das Netz vermieden.

Die Netzplastik der Fistelöffnung an der Blase: Die Plikatur des Netzes wird in Achsenrichtung (und nicht transversal) durchgeführt, um die Durchblutung nicht zu gefährden. Man erhält dadurch einen dicken Netzstreifen. Diesen führt man hinter der vesikalen Fistelöffnung nach unten und fixiert sein Ende mit Hilfe eines groben Catgutfadens durch die Blasenwand. Diese Naht sollte so tief wie möglich unter dem unteren Rand der dargestellten Fistel durchgeführt werden, und zwar in Form eines U und Versenkung des Knotens in die Blase. Bei dieser Technik gibt es nur diese obligatorische Naht der Fistelöffnung. Der Netzstreifen verschließt segelförmig die Fistelöffnung durch Interposition zwischen Blase und Scheide. Sollte es nicht möglich sein, den Netzstreifen an seinem Ende an der Blase zu fixieren, kann man diese Befestigung auch an einem anderen Platz zwischen Blase und Netz durchführen. Konnte die Scheide nicht durch Naht verschlossen werden, wird der Netzstreifen auf 3–6 cm in das Scheidenlumen eingeführt. Er verschließt so nach Anfrischung der oberen Anteile das Scheidenlumen.

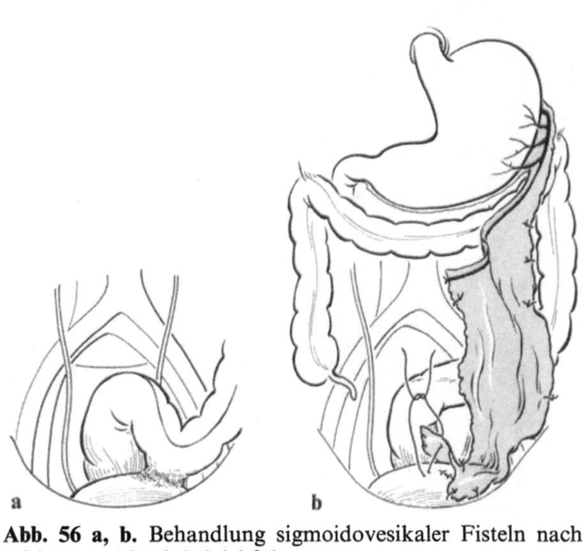

Es muß erwähnt werden, daß die vesikale Fistelöffnung breit offen bleibt und die Ränder der Fistelöffnung in der Blase weder unter sich noch mit dem Netz vernäht werden. (Das Netz wird nur durch zwei laterale Nähte an der Blase befestigt): Die Verklebung erfolgt aufgrund der fibroblastischen Aktivität des mesenchymalen Netzgewebes.

Das Vorhandensein des Netzes mit einer außergewöhnlichen Absorptionskraft und Phagozytose garantiert eine aseptische Wundheilung. Die korrekte Lage eines Pezzer-Katheters im Harnleiter (intraoperativ eingeführt) muß kontrolliert werden. Die Naht der Inzision zur Zystostomie beginnt direkt über dem oberen Rand der Fistelöffnung (die Blasenfistelöffnung bleibt weit offen). Suprapubischer Bekkendrainageverschluß der Bauchhöhle.

Regelmäßige postoperative endoskopische Kontrollen erlaubten Kuss [1418] und Pujol [1526] die Beobachtung der zunehmenden Deckung der Netzplatte durch vesikale Schleimhaut. Dies zeigt die Qualität der durchgeführten Operation (75% gute Resultate).

Die Behandlung rektoprostatischer Fisteln wird auf 2 Wegen durchgeführt:

1. mediane Unterbauchlaparotomie zur Verlagerung des großen Netzes bis auf Höhe des Perineums zwischen Rektum und Prostata, den

2. perinealen Zugang, der eine Fixierung in einer besseren Position erlaubt. Diese Technik ist allerdings schwierig und die Ergebnisse sind unsicher.

Auch andere Fisteln des Urogenitaltrakts wurden durch diese Operationsmethode behandelt. Turner-Warwick et al. [36, 37] unterstreichen die guten Ergebnisse dieser Operation, sie berichteten über Behandlungen von komplexen uretovaginalen Fisteln nach Bestrahlung mit Stenosen beider Ureteren, über komplette perineale Fisteln, die posttraumatisch vesiko-vagino-rektal verliefen, insgesamt über 43 Fälle, bei denen sie nur 1 Fistelrezidiv sahen.

Für einige Autoren ist die Behandlung sigmoidovesikaler Fisteln (einer klassischen Komplikation der Sigmadivertikulitis) besonders günstig durch eine Schutznetzplastik durchzuführen (Abb. 56a, b).

Wenn auch seit der Verbreitung der Technik der Blasen- und Conduitbildung die Netzplastik in der Harnleiterchirurgie aufgegeben wurde, bewahrt sie trotzdem ihren festen Platz bei retroperitonealen Fibrosen und i. allg. allen Fällen, bei denen der Ureter weit denudiert wurde. Entweder in Form eines rechtsseitigen Netzlappens für den rechten Ureter oder eines linksseitigen Netzlappens für den linken Ureter wird das große Netz nach unten verlagert und nach Überquerung des Mesenteriums

a b

Abb. 56 a, b. Behandlung sigmoidovesikaler Fisteln nach Kiricuta. **a** Fistel; **b** Stichführung

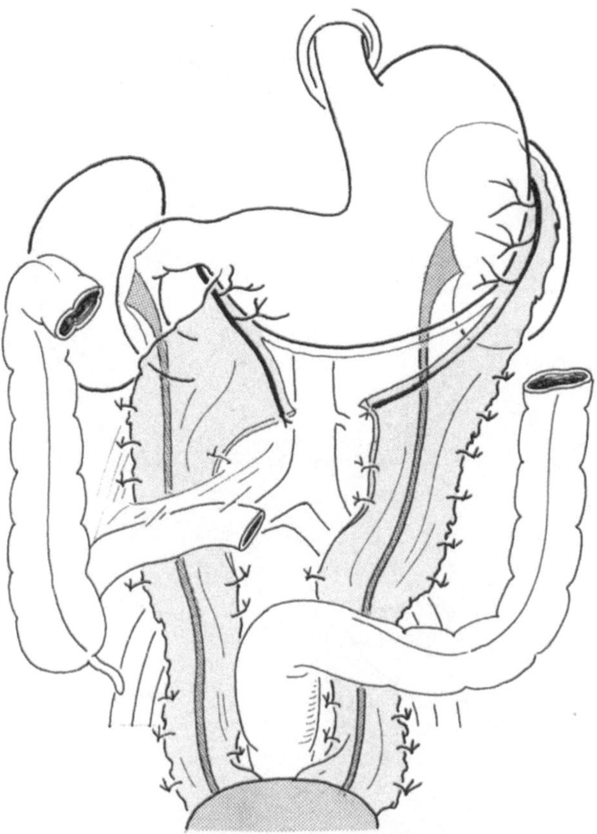

Abb. 57. Abdeckung breiterer Denudationen der Ureteren nach Turner-Warwick [36, 37]

zur Einhüllung der Ureteren verwandt, die dadurch revaskularisiert und reperitonealisiert werden [1470, 1328, 36, 37] (Abb. 57).

Roth [zit. nach 1617] beschreibt eine Technik der Omentoureterostomie durch Umhüllung, bei der der Ureter nach kompletter Umhüllung mit einem gestielten Netzlappen in sehr seltenen Fällen stenotische Komplikationen zeigt.

Kuss [1417] berichtete vor kurzem über einen Patienten, bei dem er eine Netzplastik zum Verschluß einer Nierenkelchfistel mit gutem Resultat durchführte.

18.4.2 Gynäkologie

In der Behandlung rektovaginaler Fisteln nach radiochirurgischer Behandlung von Kollumkarzinomen ist die Netzplastik sehr erfolgreich (Abb. 58a, b). Die Technik mit Hilfe eines Doppellappens nach Kiricuta kann zusätzlich zu der oben beschriebenen, in der Behandlung der vesikovaginalen Fisteln angewandten Technik angewandt werden, die Erfolge sind bei 75% der Fälle gut.

Die Ausbreitung des Netzes über die Beckenwand nach erweiterter totaler Hysterektomie bei schon bestrahltem gynäkologischem Karzinom ist ein exzellenter Eingriff zur Prävention von Fisteln bei diesen schlecht durchbluteten Geweben.

Wir möchten hier auch noch das Verfahren der reversierten chirurgischen Kontrazeption durch Netzumhüllung der Tuben vorstellen. Nach einem Bericht von Assued [1190] ist hier aber Vorsicht angebracht, und diese Operationsmethode sollte sehr zurückhaltend beurteilt werden.

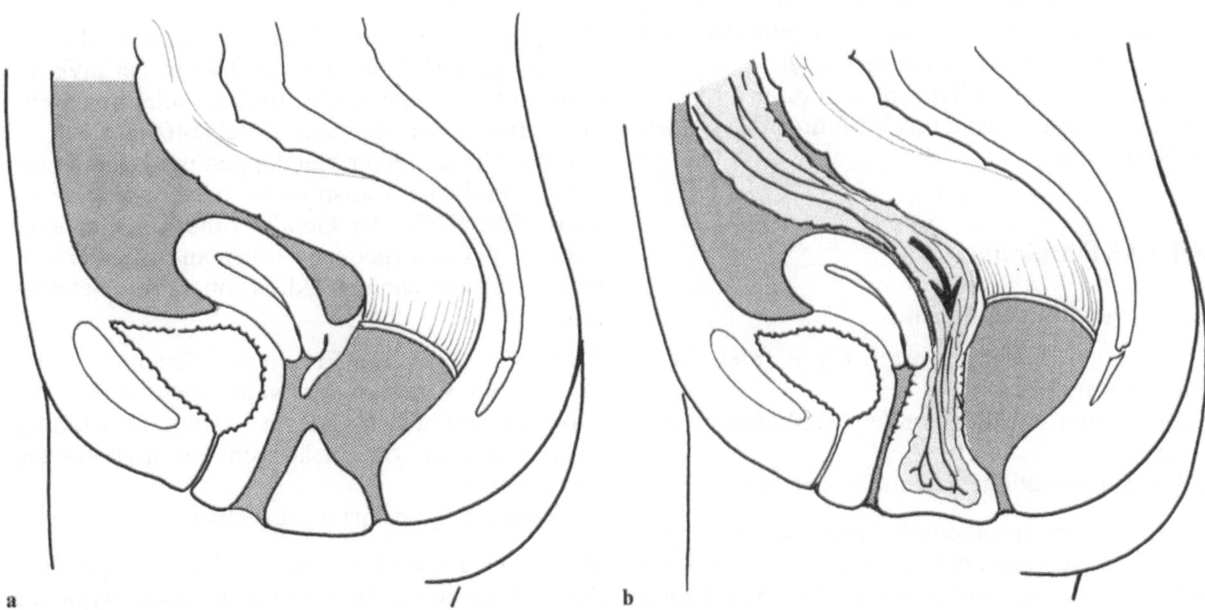

Abb. 58 a, b. Behandlung rektovaginaler Fisteln nach Kiricuta. **a** Vor dem Eingriff; **b** nach dem Eingriff

18.4.3 Herzchirurgie

Die wirkungsvolle Anwendung der Netzplastik in der Herzchirurgie scheint z. Zt. von der Mehrzahl der Autoren diskutiert zu werden. Die Indikation in der Chirurgie der Herzkranzgefäße unterliegt der 1968 durch Goldsmith beschriebenen Technik, die er nach einer bemerkenswerten experimentellen Studie beim Hund entwickelte.

O'Shaughnessy veröffentlichte 1930 eine Technik der Omentokardiopexie, indem er einen linksseitigen transdiaphragmatischen Netzlappen am Myokard mit dem Ziel der Revaskularisation fixierte. Der bei 6 Kranken durchgeführte Eingriff führte 3mal zum Erfolg [1499, 1500].

Diese experimentellen Ergebnisse konnten durch Strieder [1565] und danach Friedbacher [1300] bestätigt werden, wobei nach deren Ergebnissen allerdings die Erfolge nur sporadisch eintraten und die Mortalität erhöht war.

Neuere experimentelle Arbeiten berechtigen allerdings zur Hoffnung auf bessere Ergebnisse der Revaskularisation der omentomyokardialen Revaskularisation nach Entfernung des Epikards. Henry [1342] konnte in einer sehr schönen experimentellen Studie die Neubildung von Gefäßen nach Omentoperikardiopexie beim Hund nachweisen.

Vineberg [1607] erweiterte diese Technik durch die Implantation der A. mammaria interna und konnte so die Mortalität auf 4% senken und bei 90% der Fälle gute Resultate erzielen. Nach Mobilisierung des großen Netzes durch eine kleine mediane Oberbauchlaparotomie, Freilegen und Öffnen des Perikards durch den 6. Interkostalraum wird das vor dem Xyphoid durchgeführte Netz über den linken Ventrikel ausgebreitet.

Zur Zeit ersetzt die Transplantation mit Mikroanastomose zunehmend das Verfahren des gestielten Netzlappens.

18.4.4 Gefäßchirurgie

Es bestehen 3 Indikationen:

1. Schutz von Gefäßprothesen gegen Infektionen und Mikrotraumen,
2. Abdeckung axillofemoraler subkutaner Bypässe,
3. Revaskularisation der unteren Extremität.

Zu 1: Die periprothetische Netzplastik in der Technik von Goldsmith [1319] nach Resektion und Ersatz von Aneurysmen der Bauchaorta scheint die Häufigkeit von 2 bemerkenswerten

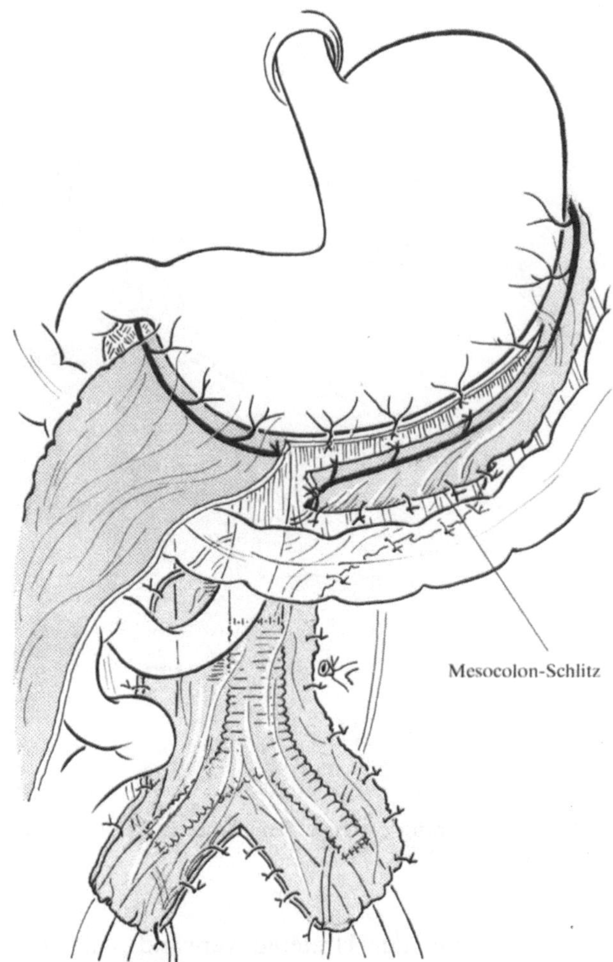

Abb. 59. Abdeckung einer Bifurkationsprothese gegen Infektion und Mikrotrauma nach Goldsmith [1319]

Komplikationen deutlich zu vermindern, die Infektion der Prothese, die sich häufig bei mykotischen Aneurysmen findet, und die allerdings sehr viel seltenere aortojejunale Fistel [1469].

Ein gestielter linker Netzlappen wird durch eine Mesokolonlücke transponiert und über die gesamte Oberfläche der Gefäßprothese ausgebreitet (Abb. 59). Die Ergebnisse scheinen zufriedenstellend. Es bestehen 3 Indikationen zur Netzplastik:

1. bei aortodigestiven Fisteln (bei denen die Netzplastik den Kontakt des Nahrungsbreis mit der Prothese verhindert und die Darmnaht schützt),
2. bei Infektion (hauptsächlich bei mykotischen Aneurysmen),
3. Vorbeugung vor arteriodigestiven Fisteln.

Zu 2: Die Exposition oder drohende Exposition durch Hautkeime bei axillofemoralen Bypässen wird kompliziert durch Blutung, Pseudoaneurysmen sowie septische Thrombosen und führt regelmäßig zur Prothesenentfernung. Die Netzplastik nach Goldsmith [1312] bildet einen Tunnel durch Ausfüllen der Maschen der Gefäßprothese und erreicht dadurch eine intraluminale Endothelausgleidung [1420].

In der Praxis stellt diese Technik 2 Probleme, einerseits das der Freipräparation des Netzes, das bei kurzem Omentum am einfachsten durch die doppelte Netzplastik nach Kiricuta gelöst wird, und andererseits das der Tunnelbildung in Abhängigkeit von der Topographie. Auf Höhe der Skarpafaszie wird eine Tasche gebildet und das Netz subkutan bis zur Axilla hochgeführt.

Die Ergebnisse sind befriedigend mit 6 Erfolgen bei 10 Patienten in der Serie von Lagneau [1420]. Die Mißerfolge beruhten in 1 Fall auf einer sekundären Exulzeration und in 2 Fällen auf postoperativen Nahtinsuffizienzen.

Zu 3: Goldsmith [1312], Beattie u. Casten [1237] haben eine Revaskularisation der unteren Extremitäten durch Anwendung des doppelten Netzlappens nach Kiricuta versucht.

Das Netztransplantat wird im Falle eines Mißerfolgs der rekonstruktiven Arterienchirurgie bis zur kruralen Arkade geführt, unter der Fascia lata durchgezogen und bis zum Knie ausgebreitet. Nach diesem Eingriff sahen die Autoren eine Neubildung von Gefäßen zwischen 3 und 6 Monaten bei Patienten mit Diabetes mellitus und solchen mit Morbus Winiwarter-Bürger. Sie erreichten bei 20 Fällen gute Ergebnisse. (28 operierte Patienten in der Serie nach Casten [1237], d.h. 75% Heilungen, die sogar eine Wiederaufnahme der Berufstätigkeit der Patienten erlaubten.

Diese Technik wird aber wenig angewandt, und gegenwärtig findet sich immer häufiger die Anwendung eines freien Netztransplantats mit neuen Methoden der Bildung von Gefäßmikroanastomosen.

18.4.5 Lymphbahnenchirurgie

In der chirurgischen Behandlung des Lymphödems scheint die Netzplastik nicht die in sie gesetzten Hoffnungen zu erfüllen.

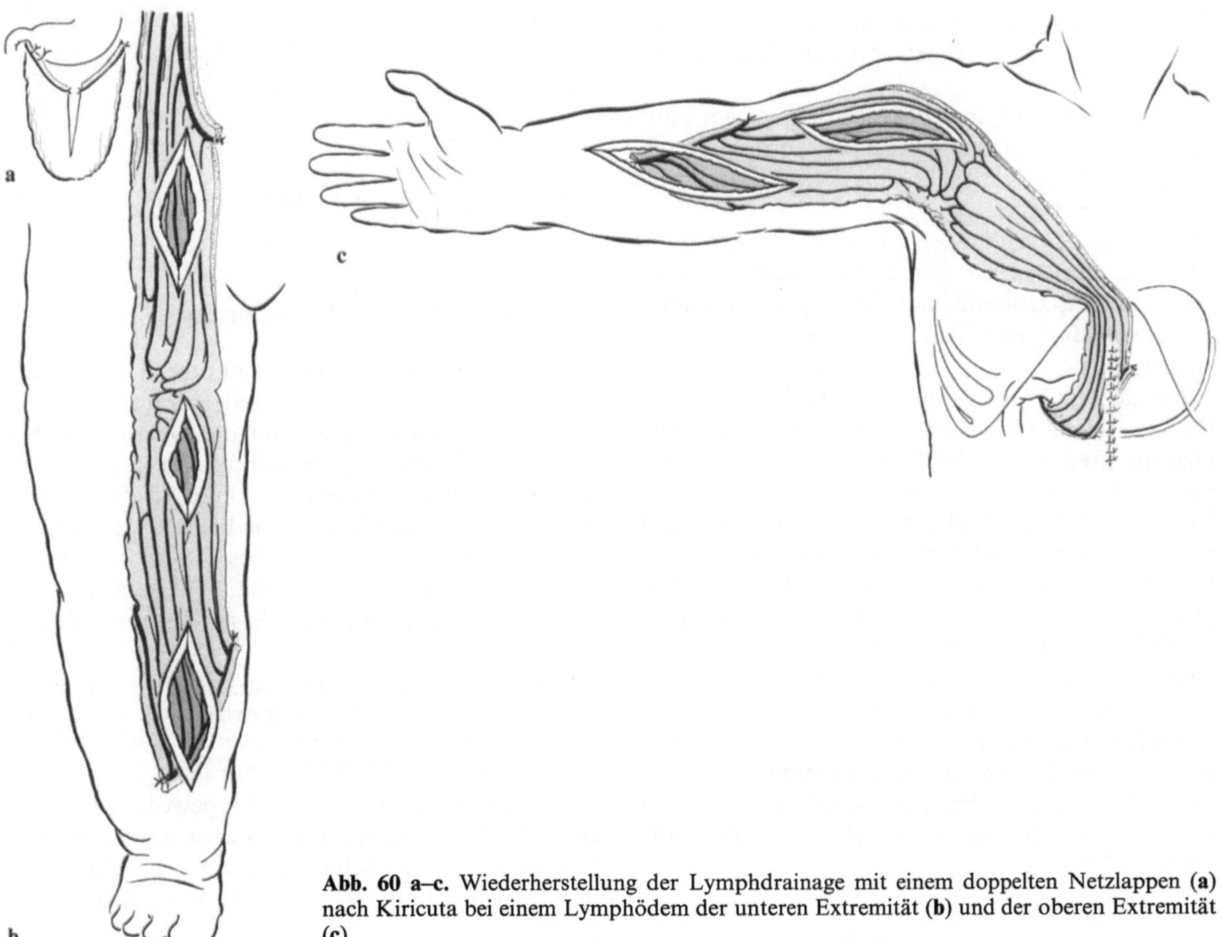

Abb. 60 a–c. Wiederherstellung der Lymphdrainage mit einem doppelten Netzlappen (**a**) nach Kiricuta bei einem Lymphödem der unteren Extremität (**b**) und der oberen Extremität (**c**)

Als Folge der Arbeiten über die Transposition des großen Netzes von Kiricuta schlug De Reyes-Pugnaire [1263] die Implantation des Netzes in der Achselhöhe beim sekundären Armödem nach Ablatio mammae beim Mammakarzinom vor.

In der Folge wandte Goldsmith [1318] diese Technik bei primären und sekundären Lymphödemen der unteren Extremitäten an. Vorhergegangene experimentelle Untersuchungen beim Hund hatten eine wirksame Drainage der Lymphe über das transponierte Netz gezeigt. Lymphangiographisch konnte das Kontrastmittel nach Injektion in die Pfote des Tiers (zwischen dem 10. und 14. Tag) nach Passage über das transponierte Netz im Retroperitonealraum nachgewiesen werden.

Die Technik ist vergleichsweise einfach (Abb. 60a–c):

a) Für die untere Extremität besteht sie in der Bildung eines gestielten rechts- oder linksseitigen Netzlappens entsprechend der betroffenen Extremität oder eines doppelten Lappens nach Kiricuta. Das Netz wird zunächst retroperitoneal entlang den Iliakalgefäßen geführt und durch einen Leistenschnitt im Scarpa-Dreieck zur Extremität geleitet. Nach Dissektion der Fascia lata wird der Netzlappen im Abduktorenkanal um die denudierten Femoralgefäße geführt und vor diesen ausgebreitet.

Bei genügender Länge des Netzlappens wird dieser nach kurzer medianer Inzision an der Hinterfläche des Oberschenkels subkutan bis in Höhe des Knies verlagert.

b) Für die Erkrankungen der oberen Extremität wird das große Netz durch eine kleine mediane Oberbauchlaparotomie aus der Abdominalhöhle ausgeleitet und nach Tunnellierung subkutan zum Arm geführt.

Bei der unter Leitung von Bouchet beim 77. Französischen Chirurgenkongreß geführten Diskussion über dieses Verfahren zeigten sich sehr verschiedene Meinungen. Barsotti, Pujol und Rudler bestätigten die Beobachtungen von Goldsmith mit einer durchschnittlichen Rate von 30–75% guter Ergebnisse durch Messung des transepiploischen Lymphflusses mit Hilfe der Doppler-Technik. Einige Autoren [zit. nach 1536] unterstreichen, daß die Größe des großen Netzes die Anwendung dieser Technik beschränke.

Andere Autoren wiederum sind sich absolut sicher, daß auf lange Sicht ein transepiploischer lymphatischer Shunt, der funktionell wirksam ist, nachgewiesen werden kann [1536, 1308, 1405, 1200, 1355].

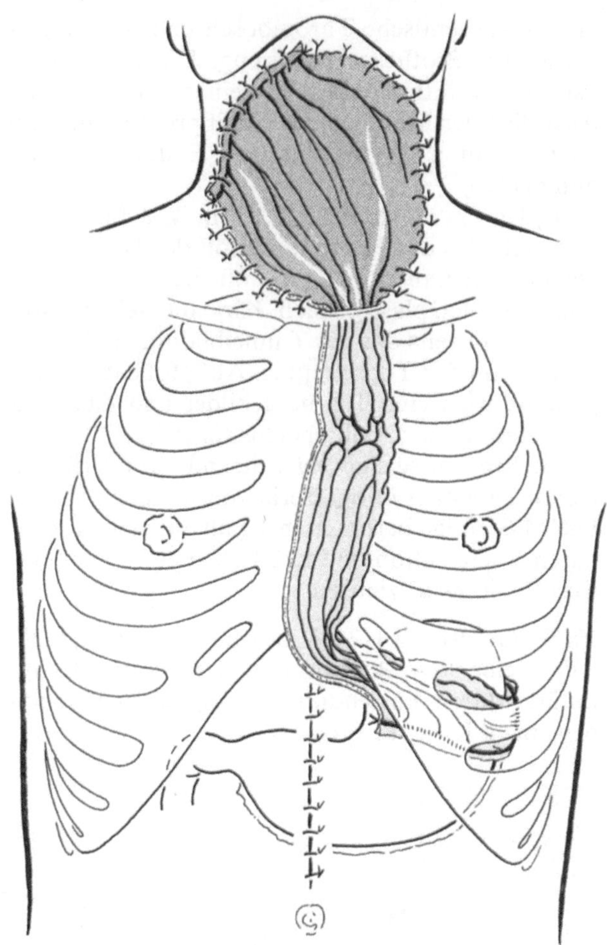

Abb. 61. Behandlung von ausgedehnten oropharyngealen Defekten nach Kiricuta

18.4.6 Hals-Nasen-Ohren-Chirurgie

Bei der Behandlung ausgedehnter Defekte im Bereich des Halses nach totaler Laryngektomie wegen eines Karzinoms zeigt die Netzplastik mit doppeltem Lappen unter subkutaner präthorakaler Verlagerung aus dem Abdomen in die Halsregion außergewöhnlich befriedigende Ergebnisse [1404, 1179] (Abb. 61). Abbes [1176] und Pujol [1526], Goldsmith [1321], Vilain u. Banzet [1536, 1196] konnten die Erfolge dieser Technik bestätigen:

Die Ergebnisse sind in allen Fällen günstig mit Verbesserung der lokalen Durchblutungsverhältnisse: Gefäße und Knochen werden ohne Nekrose- oder Fistelrisiko bedeckt, Speichelfisteln definitiv verschlossen [1526].

Das große Netz wurde außergewöhnlich oft in der Schilddrüsenchirurgie in Form eines gestielten Lappens zum Verschluß von großen Defekten und zur Vereinfachung der Hautdeckung angewandt [1533].

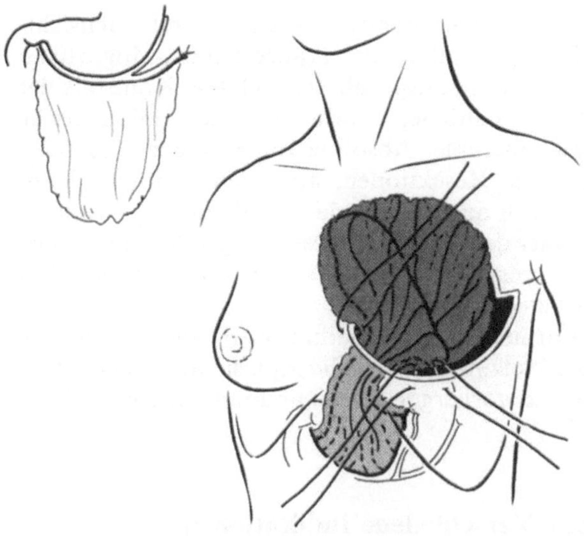

Abb. 62. Behandlung weit fortgeschrittener Mammakarzinome durch breite Exzision, Netzplastik und Hauttransplantation nach Kiricuta

18.4.7 Wiederherstellungschirurgie

Hier spielt das große Netz eine fundamentale Rolle. Bei resezierenden Eingriffen erlaubt der Gebrauch des großen Netzes

... die Entfernung aller veränderten Gewebe ohne Sorge um die Deckungsmöglichkeit. Bei reparativen Eingriffen führen seine beträchtlichen plastischen Eigenschaften zu einer Verbesserung der lokalen Ernährungssituation. Es verschließt Fisteln, schützt endgültig große, freiliegende Gefäße, die periost bedeckte und krankhaft veränderte Oberfläche von Knochen sowie die Bauchdecken und erlaubt die baldige Transplantation von Haut [1526] (Abb. 62).

18.4.8 Thoraxchirurgie

In der Thoraxchirurgie findet das große Netz ideale Indikation sowohl nach ausgedehnter Exzision von Tumoren als auch bei der Behandlung der Folgen der Chirurgie und Strahlentherapie eines Karzinoms.

Kiricuta hat auch seine gut entwickelte Technik in der Behandlung von Radionekrosen der Thoraxwand nach chirurgischer und strahlentherapeutischer Behandlung angewandt (Abb. 63).

Bei Nekrosen der Haut, die mehr oder weniger tief das darunterliegende Subkutangewebe, das knöcherne Thoraxskelett, die Pleura und großen Gefäße umfaßt, stellen sich enorme Probleme der Exzision und Deckung. Hier zeigt die Technik der Netzplastik nach Kiricuta eine ihrer Hauptindikationen.

Petit u. Lasser [1513] berichten sogar über einen Fall eines infiltrativen Fibroms des Brustkorbs, das weit exzidiert und die Thoraxwand durch eine Marlex-Prothese sowie Netzplastik und Hauttransposition gedeckt wurde.

Texier u. Banzet [1574] beschrieben im Jahre 1973 7 Fälle mit 1 Mißerfolg. Vaubel [1597, 1599] und Jurkierwicz [1363] publizierten ähnliche Ergebnisse. Unter Zusammenfassung der Erfahrungen der französischen Tumorzentren berichtete Pujol [1526] über 143 Patienten mit Erkrankungen der Thoraxwand. Dieses Krankengut setzte sich folgendermaßen zusammen:

41 Patienten mit totalem Verlust der Thoraxwand als Bestrahlungsfolge wurden in 32 Fällen durch eine einfache Netzplastik behandelt. Bei 9 Fällen war zunächst ein Thoraxwandverschluß mit Mersilen erforderlich. Erfolge waren befriedigend bei 38 Patienten (92%); es gab 1 Todesfall als Folge eines Pyopneumothorax.

Bei 86 Fällen mit Kombination von Defekten im Bereich der oberflächlichen Thoraxwand oder der Axilla (meist nach chirurgischen Rezidiveingriffen) zeigten sich in 84 Fällen gute Ergebnisse (97%).

Jurkiewicz u. Arnold [1363], Reynier [1533] und Abbes [1176, 1177] haben die Behandlung durch weite Exzision, parietale Rekonstruktion, Netzpla-

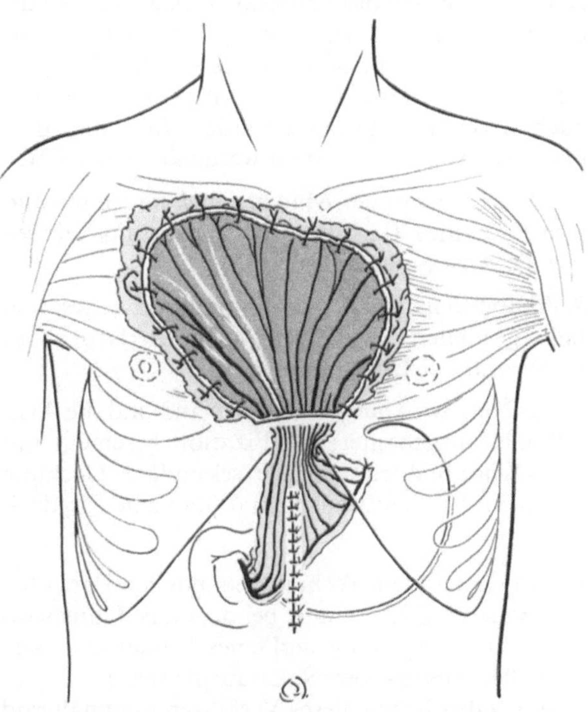

Abb. 63. Behandlung ausgedehnter Radionekrosen der Thoraxwand durch Exzision, Netzplastik und Hauttransplantat nach Kiricuta

stik und Hauttransplantation von Hautneoplasmen der Thoraxwand beschrieben.

Lungenchirurgie

Ihre Indikation ist beim Mensch relativ begrenzt. In der Literatur haben wir jedoch folgendes gefunden:

1. Zwei Bronchialfisteln, die nach Pneumotektomie auftraten, wurden mit Erfolg durch eine Netzplastik der Fistelöffnung behandelt (Kiricuta [1381], van der Heyde [1591]);

2. Bei einer Ösophagektomie mit Lungenlobektomie erfolgte eine Abdeckung durch das große Netz der ösophagokolischen Anastomose und Vernähung des Bronchostumpfs mit einfachen Folgeerscheinungen (Lantin [1422]);

3. Auf experimentellem Gebiet sind die hervorragenden Arbeiten von Lima et al. [1437] zu erwähnen. Sie haben beim Hund eine Autotransplantation der linken Lunge durchgeführt, gefolgt von einer Abdeckung des Umfangs mit gestieltem lebensfähigen Netzlappen, der innerhalb von 4 Tagen, anstatt 15–30, die „Wiederherstellung der Bronchialarterien in Abwesenheit des Netzes ermöglichte".

Fortgeschrittenes Mammakarzinom

Immer wenn sich das Problem eines großen Hautdefekts stellt — sowohl beim Primäreingriff als auch beim Eingriff wegen eines lokalen Rezidivs kann die Netzplastik/Hauttranspositionstechnik nach Kiricuta angewandt werden. Sie kann in 3 operative Schritte unterteilt werden (s. Abb. 62):

1. weite Exzision der Mamma und im ungünstigsten Fall eines Teils des großen Brustmuskels sowie die Ausräumung der Axilla;

2. Abdominaleingriff mit Präparation eines von links gestielten Netzlappens nach Abklärung der Leber und der Lymphknoten;

3. das Netz wird auf die Thoraxwand und die Achselhöhle ausgebreitet; die Fixation geschieht mit Einzelknopfnähten und die sekundäre Deckung durch ein Vollhauttransplantat über eine Zugdrainage.

Bei 14 durch diese Technik behandelten Patienten sah Bouchet [1221] nur 1, bei dem das Transplantat nicht anging (aufgrund eines Hämatoms nach partieller Nekrose des Netztransplantats).

Wir selbst haben dieses Verfahren in annähernd 50 Fällen angewandt mit äußerst günstigem Resultat.

Die Vorteile dieses Vorgehens sind offensichtlich. Sicherstellung des Transplantats, Möglichkeit der Deckung ausgedehnter Defekte, Kontrolle der Abdominalhöhle, vorhergehende onkologische Zusatztherapie. Absolute Indikationen sind: ausgedehnte Resektionen, ausgedehnte lokale Rezidive, sich demarkierende trophische Störungen.

Einer der Nachteile dieses Eingriffs ist die Länge der Operationszeit. Außerdem erfordert der Eingriff eine Laparotomie.

Formelle Kontraindikationen sind peritoneale oder Netzmetastasen, die Aplasie des großen Netzes und vorhergegangene abdominale Eingriffe.

18.5 Verschiedene Indikationen einer Netzplastik

Die Wiederherstellung von Gewebeverlusten auf Höhe der Taille und der Extremitäten ist auch mit Hilfe der Netzplastik geeignet. Pujol [1526] berichtet über 17 Patienten nach Exzisionen von Radiodermatitiden in gefährdetem Gebiet (7 an der oberen Extremität, 10 an der unteren Extremität) mit nur 3 Mißerfolgen. Vaubel [1597] veröffentlichte 7 Fälle der Netzplastik bei der Wiederherstellung von Radionekrosen des Unterleibs und der Extremitäten, mit weniger guten Ergebnissen allerdings (eine Nekrose des Netztransplantats und 50% klassischer Komplikationen).

Kiricuta [1380] bestätigt die guten Ergebnisse nach Netzplastik bei der Behandlung von Radionekrosen der Axillar- und Inguinalfalten. Zuvor muß aber vor der weiten Exzision der Radionekrosen durch eine Laparotomie Größe und Durchblutungsverhältnisse des Netzes untersucht werden (Abb. 64).

Bei den Radionekrosen der oberen Extremität und der Hand zeigt die gestielte und selbst transplantierte Netzplastik ebenfalls befriedigende Ergebnisse. Die Indikation zur Netzplastik kann sicherlich im Vergleich mit klassischen Techniken diskutiert werden. Aber auch hier ergibt die Formbarkeit und die Oberfläche des Netzes sehr günstige Ergebnisse. Es genügt, hierbei die Hand auf Höhe der Ausgangsöffnung des Netzes zu fixieren, um einen möglichst günstigen Effekt zu haben.

Bei Lymphödemen der oberen Extremität nach Axilla-Ausräumung zeigt die Netzplastik ungünstigere Ergebnisse: nur 3 gute Verläufe bei 6 Fällen nach der multizentrischen französischen Studie.

Pujol u. Abbes [1526] geben einen Überblick über zahlreiche Fälle ausgedehnter Tumoren (Sar-

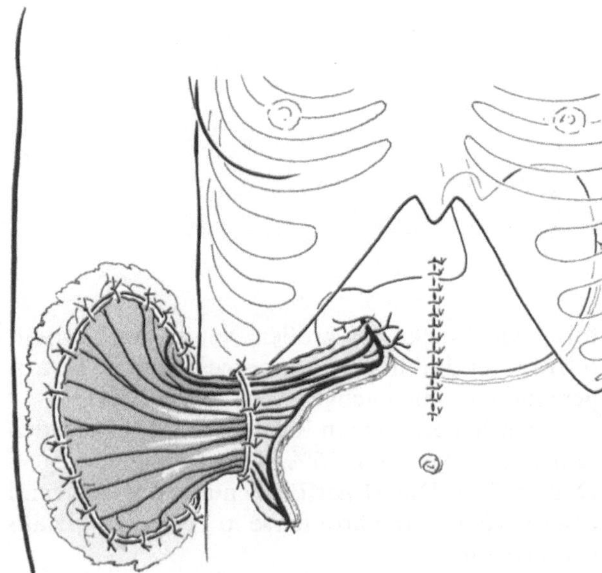

Abb. 64. Gestielte Netzplastik mit Transplantation an die obere Extremität

kome, Karzinome) der vorderen Bauchwand, die durch eine Netzplastik behandelt wurden.

Auch bei der Präparation der Unterfläche ausgedehnter Thorax- und Bauchwandverbrennungen ist das große Netz zur Vorbereitung ausgedehnter Hauttransplantationen ein außergewöhnlich geeignetes Material.

18.6 Netzplastik in der rekonstruktiven Chirurgie

Die Netzplastik wurde zum Wiederaufbau der Mamma versucht: Ein median gestielter Netzlappen wird durch eine kurze mediane Inzision oberhalb des Nabels auf Höhe der Mamma durch einen subkutanen Tunnel geführt [1622].

Picaud [1515] indes betont, daß es nicht möglich sei, hier Langzeitergebnisse zu beurteilen. Bei Langzeitkuration kann man eine zunehmende Atrophie des Netzes sehen. Dies verläuft derart, daß „das Netz mager und wenig beeindruckend in der Bauchhöhle aussieht und auf der Thoraxwand in großen Proportionen an Volumen zunimmt" [1515].

Bei der Mammarekonstruktion aus ästhetischer Indikation kann man sowohl eine Atrophie wie eine Hypertrophie des transponierten Netzes beobachten. Nach Mastektomie wegen eines malignen Tumors bleibt dieses Vorgehen aus onkologischer Sicht zu diskutieren. Allerdings muß hierbei zunächst ein extraabdominaler Eingriff mit einem intraabdominalen Eingriff mit dem ihm eigenen Risiko kombiniert werden. Auch ist das ästhetische Ergebnis nicht „gleichermaßen befriedigend wie es zu wünschen wäre" [1574].

Das Problem bleibt also bestehen und kann nur durch zahlenmäßig größere Erfahrung gelöst werden.

19 Transplantation

Diese avantgardistische Technik ist abhängig von der Mikrochirurgie, denn es handelt sich um eine Transposition eines Netzlappens nach Durchtrennen des Stiels mit Mikroanastomosen der Arterien und Venen am Transplantationsort.

Die Wahl des Lappens geschieht am offenen Abdomen: die Gefäße werden durch Transillumination untersucht und der am stärksten ausgeprägte Stiel wird disseziert. Hierbei handelt es sich meistens um einen rechtsseitigen Lappen, denn dessen Versorgungsgebiet ist am ausgedehntesten und das Kaliber seiner Gefäße am größten.

Der Eingriff unterliegt denselben Regeln wie der bei der Bildung eines gestielten Lappens.

Das Transplantat wird an dem vorbereiteten Transplantationsort implantiert, und die Revaskularisation geschieht durch eine arterielle und venöse Mikroanastomose.

Das Problem ist das der beiden Gefäßanastomosen. Viele Chirurgen führen diese mit Einzelknopfnähten (8–10) durch, deren Plazierung mit Hilfe der Triangulation (von Carrel im Jahre 1902) oder der asymmetrischen Biangulation nach Cobbet, am häufigsten durch eine Gefäßprothese erleichtert wird. Micheau [1473] verwendet gleichermaßen eine ausdehnbare und in praktischer Weise bewegliche Prothese (Abb. 65a, b). Deren identisches Prinzip (Triangulation nach Carrel) stellt dem Operateur das Gefäßlumen ausreichend weit dar. Es sieht aus wie ein winziger Käfig aus 3 Spindeln, die aus 3 flexiblen, weichen, bogenförmig verlaufenden und an ihren Enden zusammengehefteten Metallfäden bestehen. Die Technik ist, wie schon gesagt, ganz einfach. Arterie und Vene werden durch eine feine Klemme nur an der Adventitia gefaßt, vor dieser dargestellt und auf diese aufgefädelt wie bei der Katheterisierung. Die Gefäßwände werden so in Kontakt gehalten. Die Naht wird mit 8 Stichen für die Vene zunächst und 6 für die Arterie durchgeführt. Dann wird die Prothese auf kurze Distanz zurückgezogen (durch Phlebotomie und Arteriotomie, die durch Naht mit einem speziell geformten Extraktor verschlossen wird).

Die Blutversorgung des Transplantats kann sofort vom Aspekt des großen Netzes her beurteilt oder später durch Arteriographie oder eine Isotropenangiographie nachgewiesen werden [1473].

Die bisher erhaltenen Resultate sind verschieden und schwanken um 75% Soforterfolg mit 50% Dauererfolg. Die Mißerfolge entstanden aufgrund einer sekundären Thrombose in Höhe des Gefäßstiels [1473].

Um dieses technische Problem zu vereinfachen, schlägt Kiricuta [1386] vor, nach Splenektomie ein linksseitiges Netztransplantat mit einer Gefäßanastomose über die Milzgefäße mit größerem Kaliber durchzuführen.

Er hat gleichermaßen eine Technik der Transplantation auf Distanz auf die Hand vorgeschla-

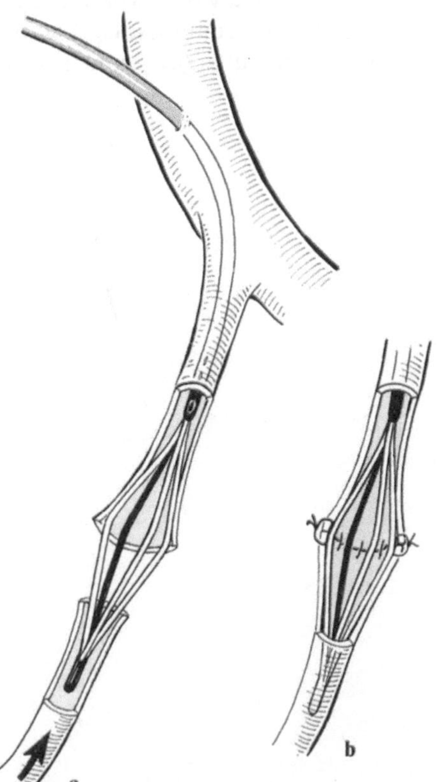

Abb. 65 a, b. Gefäßanastomose (entsprechend der Transplantationstechnik nach Carrel) über einer ausdehnbaren Gefäßprothese (nach Micheau) [1473]

gen. Dabei wird ein gestielter Lappen auf die Hand transplantiert. Der Gefäßstiel des Lappens wird durchtrennt, wenn die Blutversorgung zur Hand gewährleistet ist. In einem 2. Eingriff wird nun dieser gestielte Netzlappen auf den Implantationsort transponiert. Er erreicht so eine Deckung des gesamten Organismus bis zum Fuß oder zur Ferse.

Diese Art der Netztransplantation ist auch schon mit außergewöhnlich günstigen Ergebnissen beim Menschen angewandt worden.

Banzet [1197] hat diese Technik schon bei 3 Radionekrosen der behaarten Kopfhaut (mit Anastomosen auf die A. carotis externa und die V. jugularis interna) durchgeführt sowie bei 2 Hemiatrophien des Gesichts (Anastomose auf A. carotis externa und V. jugularis interna), bei ausgedehnten Tumorrezidiven im Bereich des Schädels (Anastomose auf die A. carotis externa und die V. jugularis interna) und bei einer vereiterten Pseudarthrose des Femurs (Anastomose auf die Femoralgefäße).

Patricio [1507] griff darauf zurück bei 2 Radionekrosen des Gesäßes (A. femoralis superficialis, V. saphena magna) und der Schulter (A. thyreoidea superior und V. jugularis anterior), bei 3 nach Osteosynthese freiliegenden Frakturen (2mal A. femoropoplitea und V. saphena magna, und 1mal die vorderen Tibialgefäße), bei einer Osteitis der Tibia (vordere Tibialgefäße) und einer chronischen posttraumatischen Exulzeration des Beins (A. femoralis superficialis und V. saphena magna), bei einem posttraumatischen Substanzverlust des Beins (vorderen Tibialgefäße), bei einem Substanzdefekt der behaarten Kopfhaut (A. facialis und Truncus thyreolinguofacialis).

Browning [1229] und McLean [1453] benutzten sie, um einen Substanzverlust der behaarten Kopfhaut abzudecken, wegen Exzision eines den Knochen infiltrierenden Neurinoms. Karasawa [1369], der über eine intrakranielle Netztransplantation bei einer Patientin mit Moyamoya, zerebraler Ischämie und Erblindung (Anastomose der A. temporalis und der V. temporalis superficialis) berichtet, wandte sie gleichfalls an. Die Patientin konnte während der 2 folgenden Jahre am Stock gehen, aber ihre Erblindung besserte sich nicht.

Gleichfalls transplantierte Ikuta [1353] das große Netz und deckte es sekundär durch eine dermoepidermische Überpflanzung zur Behandlung des Skalps eines 5jährigen Mädchens.

Rheiner [1534] verbesserte eine hemifaziale Atrophie durch Netztransplantation (A. facialis und V. jugularis), mit einem guten Ergebnis.

Uhlschmid u. Clodius [1586] benutzten diese Technik bei der Deckung ausgedehnter Radionekrosen der Thoraxwand nach chirurgischer Behandlung (5mal bei einem Mammakarzinom, 2mal wegen eines Hodgkin mit Axilla-Ausräumung), Brice u. Fieve [1227] bei der Deckung einer ausgedehnten Verbrennung der unteren Extremität und Azuma [1192] bei der Behandlung einer chronischen Osteomyelitis.

Schließlich „rettete" Vinard [1603] einen Fuß mit einer Rekonstruktion der A. dorsalis pedis, durch eine Transplantation der V. saphena und Knochen- und Gefäßdeckung durch eine wiedergefäßversorgte Netzplastik (Anastomosen der rechten epiploischen Gefäße auf die A. tibialis posterior und die V. saphena interna), und Brunelli [1231] erreichte eine deutliche Besserung bei einer Paralyse nach Bestrahlung des Brachialplexus durch Neurolyse, gefolgt von einer Autotransplantation, die vom anastomisierten Netz gedeckt wurde, mittels eines mikrochirurgischen Verfahrens.

Bei allen diesen Indikationen wird hauptsächlich die Revaskularisation gesucht.

Mit Micheau [1473] möchten wir den aktuellen Stand der Möglichkeiten zur Anwendung dieser Technik zusammenfassen:

a) in der plastischen Chirurgie hat sie ihre Indikationen bei Radionekrosen, bevorzugt zerviko-fazial gelegen, bei der Wiederherstellung von Verbrennungen, schweren traumatischen Verletzungen der Glieder, bei gewissen Formen der Osteitis oder schweren Pseudarthrose,

b) in der kardiovaskulären Chirurgie, in der Revaskularisation des Myokards oder der Muskulatur (bei distaler Arteritis).

Literatur

Allgemeines

1. Adami JG (1898) The Great Omentum. Can Pract (Toronto) 23:129–142
2. Bennett WH (1894) A case of ruptured gastric ulcer successfully treated by immediate suture. Lancet (London) 2:21–22
3. Bloomhardt SL, Andrews CF, Hetherington RR (1917) Surgical research of the great omentum. SGO 24:474–479
4. Bothe FA (1929) Fate of free omental graft in abdominal surgery. Ann Surg 89:886–901
5. Carter DC, Jenkins DHR, Whitfield HN (1972) Omental re-inforcement of intestinal anastomosis and experimental study in the rabbit. Brit J Surg 59:129–133
6. De Rosa G (1959) Il grande omento. Patologia e clinica Monografia Padova (108 pages)
7. Dionis P (1701) L'anatomie de l'homme suivant la circulation du sang, les dernières découvertes. P Thened Ed, Lyon
8. Eccles W McA (1893) Température in relation to injuries. St Bartholomew Hosp Reports 29:225–234
9. Finton WL, Feet MM (1919) An experimental study of the use of detached omental grafts in intestinal surgery. SGO 29:281–287
10. Gazagnes J (1904/1905) Contribution à l'étude du grand épiploon. Thèse Montpellier (107 pages)
11. Giordano L (1956) Clinica e patologia del grande omento. Minerva Medica, Torino, 104 pages
12. Gelee T (1642) L'anatomie française en forme d'abrégé. ML Blageart Ed, Paris
13. Glisson F (1685) De partibus continentibus in genere et in specie, de iis abdominis. Cap XV: Omenti Historia, cap XVI: Omenti usus. In Bibliotheca anatomica sire recens in anatomia inventorum thesaurus locupletissimus. JA Chouët Ed, Genève
14. Grevin J (1569) Les portraits anatomiques de toutes les parties du corps humain. Wechtel Ed, Paris
15. Gundermann W (1913) Ueber die Bedeutung des Netzes. Bei Z Klin Chir 84:587–605
16. Gworys B, Szydo K (1981) Contribution to studies on the greater omentum in the fetal period. Folia Morphol (Warsz) 40:17–29
17. Haller A (von) (1778) Epiploon. In: Encyclopédie ou dictionnaire raisonné des sciences, des arts et des métiers. JL Pellet, Genève
18. Hammond LJ (1910) The surgical importance of the omentum. New York Med J 92:553–557
19. Hertzler AE (1919) The peritoneum. St Louis, CV Mosby Comp, vol I
20. Hollender LF, Bur F (1981) Das grosse Netz. Chirurgische Gastroenterologie, T2, pages 1076–1084. Springer, Heidelberg
21. Hollender LF, Bur F, Pigache P (1983) Utilisation chirurgicale du grand epiploon. Exposé fait sur invitation aux Journées de Chirurgie d'Oran (28 novembre au 2 Décembre 1983)
22. Liebermann-Meffert D, White H (1983) The Greater Omentum. Anatomy, physiology, pathology and surgery with a historical survey. Springer, Heidelberg
23. Malpighi M (1685) Exercitatio de omento, pinguedine et adiposis ductibus. In Bibliotheca anatomica, Glisson
24. Morrison R (1906) Remarks on some functions of the omentum. Brit Med J 1:76–78
25. Nieden H (1929) Die Chirurgie. Kirschner FM, Nordmann O, Urban & Schwartzenberg, vol V
26. Nissen R, Hess W (1959) Breitner, Chirurgische Operationslehre. Urban & Schwartzenberg, Wien Innsbruck, vol IV
27. Norris CC (1908) The omentum: Its anatomy, histology, and physiology in health and disease. University of Penn Med Bull 21:119–127
28. O'Shaughnessy L (1936) An experimental method of providing a collateral circulation to the heart. Brit J Surg 23:665
29. Poynter CWM (1928) Concerning the great omentum. M Clin North Am 12:499–505
30. Przewalski B (1908) Ueber das grosse Netz. Berlin Klin Wschr 45:1274
31. Riolan J (Le Jeune) (1649) Encheridivum anatomicum et pathologicum. A Wingaerden Ed, Lyon
32. Schlosser GA (1980) Das grosse Netz und seine chirurgische Bedeutung. Universitäts-Krankenhaus Hamburg Eppendorf, Hamburg, 115 pages
33. Schwaiger M (1960) Peritoneum, Netz, Retroperitoneum. Klin Chir für die Praxis, Bd III, Bauchorgane. Thieme, Stuttgart
34. Senn EJ (1903) Transplantation of omentum in the operative treatment of intestinal defects; a clinical and experimental contribution. JAMA 40:1070
35. Thompson SA, Pollock B (1945) Use of free omental grafts in thorax; experimental study. Am J Surg 70:227–231
36. Turner-Warwick RT (1976) The use the omental pedicle graft in urinary tract reconstruction. J Urol 116:341–347
37. Turner-Warwick RT, Wynne EJ, Handley-Ashken M (1967) The use of the omental pedicle graft in the repair and reconstruction of the urinary tract. Brit J Surg 54:849–853
38. Wilkie DPD (1911) Some functions and surgical uses of the omentum. Brit Med J 2:1103–1106
39. Winslow JB (1752) Exposition anatomique de la structure du corps humain. E Tourneisen Ed, Amsterdam

Embryologie, Anatomie, Histologie

40. Arey LB (1966) Developmental Anatomy. WB Saunders Co 7th éd, Philadelphia
41. Arnaud M (1926) Fenestration anormale du grand épiploon. Rapport de M. le Prof Silhol J, Société de Chirurgie de Marseille, 20.12.1926
42. Arnaud M (1927) Les vaisseaux du grand épiploon. Société de Chirurgie de Marseille, 14.2.1927 (rapport de J Silhol) in Rev Med de France et des Colonies 10:560–579
43. Arnaud M (1927) Les vaisseaux sanguins du grand épiploon. Arch Franco-Belges de Chir 30:58–65
44. Barkow HCL (1868) Die Blutgefässe vorzüglich die Schlagadern des Menschen in ihren minder bekannten Bahnen und Verzweigungen oder „Komparative Morphologie des Menschen und der menschenähnlichen Tiere". Breslau
45. Beau A, Prevot J (1955/1956) A propos des relations entre le grand épiploon, le côlon transverse et son méso. CR Ass des Anat. 42ème réunion Paris, juillet 89:277–286
46. Berghe RS (1895) Vorlesungen über allgemeine Embryologie. Kreidel Edit, Wiesbaden
47. Biermann MI, Jones WN (1923) A third omentum. SGO 36:708–710
48. Bodin JP, Gabelle P, Bouchet Y, Caix M, Descombes B (1981) Le grand épiploon. Anatomie chirurgicale. Anat Clin 3:149–159
49. Borisov AV (1963) Lymphatic capillaris and vessels in the milk spots of the human greater omentum. Arkh anat 44:119–120
50. Borisov AV (1964) Lymphatis capillaries and blood vessels of milky spots in the human greater omentum. Fed Proc 23:150–154
51. Bouchet A (1959) Contribution à l'étude anatomo-chirurgicale du grand épiploon. Thèse Lyon, N° 44
52. Bouchet A (1962) Structure et vascularisation du grand épiploon. Arch Anat Strasbourg 45:1–31
53. Bouchet A (1962) Présisions anatomiques et techniques relatives à la chirurgie du grand épiploon. J Chir 83:265–274
54. Bouchet A (1962) Epiploon gastrocolique. Structure, vascularisation. Alsatia Strasbourg
55. Bourgeon A, Tran DK, Abbes M, Clermont C, Lebreton E, Richelme H (1973) Etude de la vascularisation du grand épiploon. Applications chirurgicales. Bull Ass Anat 57:829–838
56. Brandt A, Schnorr B, Weyrauch D (1983) Feinstruktur des grossen Netzes von Schaf und Ziege. Anat Histol Embryol 12:7–24
57. Buxton BH, Torrey JC (1906) Absorption from the peritoneal cavity. J Med Res 15:5–87
58. Caresano A, Del Favero C, Donnini M, Gaiazzi G, Travi L (1975) L'angiographia del grande omento. Rilievi nel normale et nel patologica. Radiol Med 61:797–802
59. Casparis HR (1918) Lymphatics of the omentum. Anatomical Records 15:93–99
60. Cate G (1959) The relations between the greater omentum and the transverse mesocolon during embryonic development. Med T Greneesh 103:2227–2228
61. Cathala B (1974/1975) Etude radio-anatomique de la vascularisation du grand épiploon. Thèse Toulouse, 56 pages
62. Chanzy A (1956) Contribution à l'étude de la vascularisation artérielle du grand épiploon. Thèse, Lyon, 61 pages
63. Clavert J (1963) Embryologie du tube digestif. Cours magistral d'Embryologie, Faculté de Médecine de Strasbourg
64. Comolli R (1955) Lymphatic vessels of the omental bursa; investigation on rabbit. Arch Ital Anat 60:87–110
65. Corning HK (1914) Lehrbuch der topographischen Anatomie. 5° Edition. Bergmann V, Wiesbaden
66. Descomps P (1906) Le tronc caeliaque. Paris, Steinheil, Edit
67. Descomps P, Lalaugie G (1912) Les veines mésentériques. J de l'anat et physiol normales et path de l'homme et des animaux 48:337–376
68. Descottes B, Rousseau D, Pascaud E, Caix M (1978) Etude radio-anatomique du cercle artériel gastroépiploïque. Soc Anat Paris, 28 avril 1978
69. Eustermann GB, Balfour DC (1935) The stomach and duodenum. WB Saunders, Philadelphia
70. Even OJ, Odem J (1954) Contribution to the terminology of epigastrium and omentum. Hareguah (Tel Aviv) 47:68
71. Felix MD (1961) Observations on the surface cells of the mouse omentum as studie with the phase-contrast and electron microscops. J Nat Cancer Just 27:713–745
72. Fredet P (1905) Le péritoine in traité d'anat. Humaine de Poirier et Charpy, T 4, 3 fasc. Paris, Masson et Cie, Edit
73. Gregoire R, Oberlin S (1960) Précis d'Anatomie, 5° Edition tome 3. Baillières et Fils Edt, Paris
74. Haller A (1756) Disputationem anatomicarum selectarum, T. 1 „observationes binas anatomicas de omento atgue intestino colo". Gottingae
75. Hodel CH (1970) Ultrastructural studies on the absorption of protein markers by the greater omentum. Europ Surg Res 2:435–449
76. Intonti F (1964) Lymph vessels of the greater omentum. A preliminary investigation. Vas Dis 1:203–205
77. Joura V (1974) Development of the gastric omenta. Folia Morphol 22:324–326
78. Juldaschew IJ (1967) Die Lymphbahnen und Blutgefässe des Peritoneum parietale des Menschens und seine Konstruktion. Anat Anz 120:127–142
79. Kanagasuntheram R (1957) Development of the human lesser sac. J Anat (London) 91:188–206
80. Leriche R, Villemin F (1907) Recherches anatomiques sur les artères de l'estomac. Biblio anat 16:111–125
81. Lestrade M, Joffre P, Putois M (1975) Artères épiploïques. Aspects radiologiques normaux et pathologiques. J Radio Electrol Med Nucl 56:35–43
82. Levasseur JC, Couinaud C (1968) Etude de la distribution des artères gastriques. Incidences chirurgicales. J Chir 95:57–58 et 161–176
83. Lietaud F (1776) Anatomie historique et pratique, T 1. Paris
84. Lockwood CB (1883) The development of the great omentum and the transverse mescolon. J Anat Physiol 18:255–264
85. Lytle WJ (1979) Inguinal Anatomy. J Anat 128:581–594
86. Maximov A (1927) Bindegewebe und Blutbilder der Gewebe in Handbuch der mikroskopischen Anatomie des Menschens, Ed V Möllendorff, 2, pt 1: 289–297

87. Milian G (1904) Structure de l'épiploon du cobaye. Bull Mem Soc Anat Paris 79:197–214
88. Nylander G, Tjernberg B (1969) The lymphatic of the greater omentum. Lymphology 2:3
89. Odor DL (1954) Observations of the rat mesothelium with the electron and phase microscopes. Am J Anat 95:433–467
90. Paturet G (1958) Traité d'anatomie humaine. T 3, Paris, Masson et Cie, 666 et 642 pages
91. Phung-Le-Cong, Louberg RH (1980) Analysis of a dual beam laser velocimeter applied to micro-circulation studies. Rev Sc Instrum 51:565–574
92. Poirier P, Charpy A (1899) Traité d'anatomie humaine. Masson Edit, Paris
93. Prevot J, Martin C (1958) Accolements péritonéaux et anastomoses vasculaires. CR Ass des Anat (44ème réunion Leyde, avril 1957) 100:629–634
94. Priesching A (1954) Die pars dextra omenti majoris, eine regelmässige embryonale Bildung. Zschr Anat Ent 118:1–14
95. Regensberg Cl (1964) Embryologie du péritoine. Ed Med et Univ 40 rue Pascal, Paris 13°
96. Retterer E (1899) Histogénèse du grand épiploon. CR Soc Biol 52:614–617
97. Rio-Branco (P. do.) (1912) Essai sur l'anatomie et la médecine opératoire du tronc caelique et de ses branches, de l'artère hépatique en particulier. Thèse Paris, Steinheil Edit., 828 pages
98. Rouviere H (1961) Anatomie humaine descriptive et topographique. 9° édition, tome 2. Masson Edit, Paris
99. Rusznyak I, Foldi M, Szabo E (1964) Physiologie et pathologie de la circulation lymphatique. Minerva Med 1 vol, Budapest
100. Seifert E (1927) Peritoneum, einschliesslich Netz. Handbuch der microskop. Anatomie des Menschen, Bd V/I (Berlin-Göttingen-Heidelberg), P 337
101. Shifrin VI (1967) Individual anatomical in the greater omentum of children of early age. Arkh Anat Histol Embryol 53:65–72
102. Staubesand J (1963) Zur Histophysiologie des Herzbeutels. II. Mitteilung Elektronmikroskopische Untersuchungen über die Passage von Metallsolen durch mesotheliale Membranen. Z Zellforsch Mikroskop Anat 58:915
103. Stendel J (1963) The anatomical term „omentum". Sud Hoff Arch gesh Med 47:383–386
104. Testut L (1931) Traité d'Anatomie Humaine, 8° édition, tome IV. Doin Ed, Paris
105. Testut L, Latarjet A (1949) Traité d'Anatomie Humaine (9e Edit.) T 5, Doin Ed, Paris
106. Toldt C (1914) Anatomischer Atlas für Studierende und Ärzte. Berlin et Vienne
107. Venzoni M, Toricelli M, Pecchiai L (1978) Chilangiomi i limfangiomi cistici del mesentere e del grande omento. Minerva Chir 33:1497–1503
108. Wegner G (1876) Chirurgische Bemerkungen über die Peritonealhöhle. Arch Klin Chir 20:51
109. Wolff R (1962) A model of the lesser sac of the peritoneum. J Med Educ 37:233–238
110. Wolfram-Gabel R, Maillot C, Koritke JG (1982) Les réseaux vasculaires de la couche sous-séreuse du côlon chez l'homme. Arch Anat Histol Embryol (Strasb) 65:77–98
111. Zabegalskaia ZK (1967) Age variations in the size of the greater omentum. Vestn Klin 99:120–121
112. Zimmermann KW (1923) Der Feinere Bau der Blutcapillären. Zschr f Anat Entwickl 68:29–109

Physiologie

113. Aalkjaer C, Mulvany MJ (1981) Functional and morphological properties of human omental resistance vessels. Blood Vessels 18:233–244
114. Aimes A (1919) Physiologie du grand épiploon. Progrès Med 34:393–396
115. Anson Barry J, Maddock Walter G (1958) Callander's surgical anatomy. WB Saunders Co, Philadelphia & London, Fourth Edition, 525–526
116. Arnaud M, Periot M (1927) A propos de la régénération épiploïque. CR Soc Biol 97:582
117. Arnaud M, Periot M, Rouslacroix A (1927) Du pouvoir fixateur de la séreuse péritonéale et du grand épiploon. CR Soc Biol 97:579
118. Arnaud M, Silhol J (1927) Note sur la régénération épiploïque. CR Soc Biol 97:580
119. Askanazy M (1904) Der Ursprung und die Schicksale der farblosen Blutzellen. Münsch Med Wschr 51:1945–1950
120. Askonas BA, Humphrey JH (1958) Formation of specific antibodies and gamma-globulin in vitro. Biochem J 68:252–261
121. Beelen RHJ, Fluitsma DM, Hoefsmit ECM (1980) The cellular composition of omentum milky spots and the ultrastructure of milky spots macrophages and reticulum cells. J Reticuloendoth Soc 28: 585–599
122. Beelen RHJ, Fluitsma DM, Hoefsmit ECM (1980) Peroxidatic activity of mononuclear phagocytes developing in omentum milky spots. J Reticuloendothel Soc 28:601–609
123. Ber A (1973) Tumorigenesis in ovarian implants of the greater omentum in rats: Failure of acceleration by long term dormancy. Endokrinologie 62:49–54
124. Ber A (1974) Early development of ovarian implants on the greater omentum in spayed, hemiovariectomized or hypophysectomized infant of mature rats. Endokrinologie 63:186–202
125. Brattgard SO, Lindqvist T (1951) Diffusion dans le système nerveux central de brome injecté dans le péritoine. Acta Psych Neurol suppl 74:98–100
126. Brunschwig A (1953) La régénération du péritoine. J Int Chir 13:265–268
127. Bryant MF, Howard JM, Drawhorn CW (1957) The transfert of water (dentérium oxyde) across the pleural and peritoneal membranes. SGO 105:417–420
128. Cassaet E (1892) De l'absorption des corps solides. Doin Ed, Paris
129. Cignozzi O (1922) Occlusione intestinale per inginocchiamento del Tenue da pericolite membranosa con corpe fibrinosa peduncolato. Policlin Roma 29:245–264
130. Cioffi E (1904) Nuove richerche della funzione protettiva dell'epiploon. Clin Mod Pisa 10:594
131. Clairmont P, Haberer H (1905) Experimentelle Untersuchungen zur Physiologie und Pathologie des Peritoneums. Arch Klin Chir 76:1–67
132. Claus E (1959) A propos of a case of calcificied tumor of the epiploon. Some consideration concerning the physiology and pathological anatomy of that organ. J Belge Radiol 42:673–680
133. Colin G (1888) Traité de physiologie comparée des animaux. Baillière, Edit, Paris
134. Courtice FC, Steinbeck AW (1950) The lymphatic drainage of plasma from the peritoneal cavity of the rat. Aust J Exp Biol Med Sci 28:161–169

135. Cunningham RS (1922) On the origin of the free cells of the serous exudates. Am J Physiol 59:1–36
136. Curran RC (1964) Phagocytosis and fibrinogenesis in peritoneal implants in the rat. J Path Bact 88:489–502
137. David H, North I (1959) Submikroskopische Untersuchungen zur Struktur und formalen Genese der Riesenzellen der Epulis gigantocellularis. Frankfurter Z Pathol 70:89–97
130. De Rienzi SL (1903) Rôle protecteur de l'épiploon. 13° Congrès de la Sté Ital de Méd Interne
139. De Rienzi SL, Boeri G (1903) Ricerche sperimentali sull'asportazione di alcuni organi addominali e sulla soppressione completa dela loro circulazione. Gazz d Osp Milano 24:1544–1546
140. Dickinson RL (1906) The omentum and its functions. Ann Surg 44:652–665
141. Diedoff VP (1910) Etude du rôle de l'épiploon dans les inflammations limitées de la cavité péritonéale. Khirourgiia Mosk 27:604–606
142. Dorr W, Seifert G (1977) Peritoneum und grosses Netz. In Spezielle pathologische Anatomie. Springer, Berlin Heidelberg New York
143. Doyon, Petitjean (1905) Observations concernant le rôle de l'épiploon. Soc Biologie, Paris, séance du 9.12.1905. 59:591
144. Downey H, Wells LJ (1959) Reactions of the great omentum of the rat to pipe tobacco tar including the formation of giant cells. Surgery 45:715–728
145. Draper JW, Johnson RK (1931) Observations on the pathologic physiology of the omentum and the duodenum. Am J Surg 12:105–111
146. Drepper H, Themann H (1961) Elektronenmikroskopische und histochemische Untersuchungen menschlicher Riesenzelle puliden. Frankfurt Z Pathol 71:203–220
147. Dudgeon LS, Ross A (1906) Experiment on the great omentum. Am J Med Sc 132:37–41
148. Durham HE (1897) The mechanism of reaction to peritoneal infection. J Path Bact 4:338–382
149. Duroux PE, Bossy J (1955) Physiologie normale et pathologique du péritoine. EMC, hernie, paroi, péritoine, 2032, A 30
150. Duthie HL (1972) Drainage of the abdomen. The new England J Med 287:1081
151. Endrich B, Newman MM, Greenburg AG, Intaglietta M (1980) Fluorocarbon emulsions as a synthetic blood substitute: Effects on microvascular hemodynamics in the rabbit omentum. J Surg Res 29:516–526
152. Fasske E (1962) Über die Cricobaryocyten im aktiven Mesenchym. Virchovs Arch Anat 335:63–71
153. Fasske E (1963) The greater omentum: Normal function and pathology a hematopoietic organ. Deutsche Med Wschr 88:272–280
154. Fischer T (1906) Some function of the omentum. Brit Med J 1:235
155. Florey H, Carceton HM (1927) The nature of mouvements of the omentum. J Path of Bult 29:97–106
156. Goldschmidt W, Schloss W (1928) Studien über die Funktion des grossen Netzes und des Bauchfelles. Arch Klin Chir 150:383–389
157. Guttierrez E (1913) Functiones del epiplon consecuensias et practicas que se deducem de su estudio. Rev Ibero-Am de Cien Med, Madrid 29:289–299
158. Hamazaki Y (1926) On the reticular tissu and lactice fibers occuring in the milk spot of omentum. Folia anat Japon 4:33–44
159. Harris S, Harris TN, Farber MB (1954) Studies on the transfer of lymphnode cells. J Immunol 72:148–160
160. Heberling D, Rummel HH, Le Ppien G, Höffken H (1980) Gliomatosis peritonei ein Beitrag zur Biologie der Metastasierung. Geburtshilfe Frauenheilkunde 40:729–732
161. Heger F (1904) Contribution à l'étude expérimentale des fonctions du grand épiploon. Ann Soc Roy Sciences Med Nat Bruxelles 13:1–29
162. Heger F (1904) Recherches expérimentales sur certaines fonctions de l'épiploon. Ann Soc Roy Sciences Med Nat Bruxelles 62:1–10
163. Heger F (1904) Le balayage de la cavité abdominale par l'épiploon. Arch Int Physiol 1:26–34
164. Heidenhain R (1895) Bemerkungen und Versuche betreffs der Resorption in der Bauchhöhle. Pflügers Arch 72:320
165. Hertzler AE (1913) Pathogenesis of congenital cystic disease of parenchymatous organs. SGO 17:480–489
166. Hertzler AE (1935) The peritoneum surgical pathology. Philadelphia, Lippincott
167. Heusner L (1905) Die Physiologische Bedeutung des grossen Netzes. Münch Med Woschr 52:1130–1132
168. Hirayama R, Miyanaga T, Utsunomiya J (1981) Processus of revascularisation between the jejunal submucosal vessel and implanted epiploic vascular pedicle. Jpn J Surg 11:367–371
169. Holub M (1981) Omentum as substrate for immunofluorescence detection of antinuclear antibodies. Cas Lek Cesk 120:14–15
170. Humphrey JH, McFarlane AS (1954) Rate of elimination of homologous globulins (including antibody) form the circulation. Biochem J 57:186–191
171. Jaffe RH (1921) Ueber die extramedulläre Blutbildung bei anämischen Mäusen. Beitr Path Anat Allg Path 68:224–257
172. Johnson FR, Whitting HW (1962) Repair of the peritoneum. Brit J Surg 49:218
173. Juldaschew IJ (1967) Die Lymph- und Blutgefässe des Peritoneum parietale des Menschens und seine Konstruktion. Anat Anz 120:127–142
174. Kaboth W, Ax W, Fischer H (1966) Immunologische Studien an Omentum. Zur Immunmorphologie der „Plaque-bildenden“ Milchflecken im Mäuse-Omentum. Z Naturforsch 21:784–793
175. Kern E, Lick R (1975) Peritoneum. Georg Thieme Verlag, S 516–522
176. Keston AS, Katchen B (1956) Incorporation of glycine 2-C^{14} into homologous antibody by rabbit tissue slices. J Immunol 76:253–258
177. Khavkin T (1981) Histological and ultrastructural studies of the interaction of toxoplasma gondii tachyzoites with mouse omentum in experimental infection. J Protozool 29:317–325
178. Kinmonth JB (1972) The lymphatics: Disease, lymphography and surgery. Arnold Edit, London, Pages 143–253
179. Klapp R (1902) Über Bauchfellresorbtion. Mitt Grenzgeb Med Chir 10:254
180. Kopp H, Tonnis HJ (1967) Der Einfluß der Temperatur auf die Wirksamkeit der Peritonealdialyse. Münsch Grenzgeb Med Chir 109:254
181. Koumare AK, Dufrenot (1981) Rates ectopiques. A propos d'une rate de la fosse iliaque droite. J Chir 118:577–579
182. Kraft AR, Tompkins RK, Jesseph JE (1968) Perito-

neal electrolyse absorption: Analyses of portal, systemic venous and lymphatic transport. Surgery 64:148–153
183. Krusmann WF, Kasemir H, Ax W (1969) Immunologische Studien an Omentum Anbradiographische Untersuchungen der Mesothelproliferation an Thymektomierten, Schein-operierten und normalen Mäusen nach intraperitonealer Immunisierung mit Schaferythrozyten. Z Naturforsch 24:1419–1424
184. Lang J (1965) Über die Gefässe und Zellen der Milchflecken. Z Zellforsch 66:1–27
185. Langer S (1982) Peritoneum und grosses Netz.
186. Lantsetova AS (1955) Blood supply of the great omentum in men (preliminary report). Vest Klin 76:69–71
187. Latta JS, Rutledge DI (1935) The reaction of omental tissue to trypan-blue injected intra-peritoneally, with special reference to interrelationsships between cell types. Amer J Anat 56:481–511
188. Laurence G (1969) Physiologie du péritoine. Rev Prat 19:415–420
189. Lavo ME (1962) Histology of omental reactivity. Nature (London) 194:585
190. Le Play A, Fabre J (1912) Physiologie du péritoine. Le grand épiploon. Paris, Masson
191. Liebermann-Meffert D (1970) Die Entwicklung der Mesenterien des menschlichen Oberbauches unter neuen Gesichtspunkten. Acta Anat (Basel) 75:373
192. Lukas G, Brindle SH, Greengard P (1967) Route of absorption of intra peritoneally administered compounds. Fed Proc 2005:615
193. MacFarlane AS (1956) Labelling of plasma proteins with radioactive iodine. Biochem J 62:135–143
194. Maisonnet J (1909) Le rôle de défense du grand épiploon. Thèse Lyon, n° 24, 138 pages
195. Mantz JM, Porte A, Tempe JD, Jaeger A, Stoeckel ME (1973) Eléments de morphologie, de physiologie et de physiopathologie du péritoine. Expans Scient Franç, Monograph Soc Réan langue franc, pages 7–30
196. Masshoff W (1938) Fremdkörpergranulome des Peritoneums durch Roentgenkontrastbrei. Arch Klin Chir 194:165–170
197. Masuda H, Shichijo S, Takeuchi M (1979) Isolation and partial characterization of the glycosaminoglycans from the human omentum. Intern J Biochem 10:229–233
198. Mauclaire P (1909) A propos des greffes ovariennes. Presse médicale 17:127
199. Mayo CH (1917) The omentum: Its physiologic value method of its preservation. Lancet, 82:321–323
200. Melissenos C (1899) Über Erythroblasten des grossen Netzes. Anat Anz 15:430–435
201. Michels NA (1933) Susceptibility of the omentum of rabbits to a simple erythema dose of Roentgen rays. Am J Anat 52:333–395
202. Milian G (1900) Mobilité défensive du grand épiploon. Gaz des Sc Med Bordeaux 21:163–167
203. Morrison R (1906) Remarks on some functions of the omentum. Brit Med J 1:76–78
204. Muller D, Hack HJ (1978) Deziduelle Schwangerschaftsveränderungen im Omentum majus. Deutsche Med Wochenschr 103:1575–1576
205. Nario CV (1935) Vasculäre Grundlagen für das Studium der Pathologie des grossen Netzes. Ztl Gen Chir 73:455–456
206. Nario CV (1943) Bases vasculares para el estudio de la patologia del gran epiplon. La Semana Medica Buenos-Aires 2:1234–1242
207. Nath K (1964) Auto peritoneum as a conjunctival substitute. J All India Ophtal Soc 12:75–81
208. Norris CC (1908) The omentum: Its anatomy, histology and physiology in health and disease. Univ Penn Med Bull Phila 21:119–127
209. Oakley CL, Warrack GH (1951) Local production of antibodies. J Path Bact 63:33–44
210. Palade GE (1953) The fine structure of blood capillaries. J Appl Physics 24:1424
211. Pappenheimer JR, Renkin EM, Borrero LM (1951) Filtration, diffusion, and molecular sieving through peripheral capillary membranes; A contribution to the theory of capillary permeability. Amer J Physiol 167:13–46
212. Payne EH (1920) On the development of the taches laiteuses in the omentum of the rabbit and the relations of the macrophages to the fixed tissues. Anat Rec 18:252–253
213. Periot M, Arnaud M (1928) A propos de la régénération épiploïque. CR Soc Biol 97:582
214. Periot M, Rouslacroix A, Arnaud M (1928) Du pouvoir fixateur de la séreuse péritonéale et du grand épiploon en particulier. CR Soc Biol 97:577–578
215. Periot M, Rouslacroix A, Arnaud M (1928) L'épiploon et les corps étrangers volumineux de l'abdomen. CR Soc Biol 97:579–580
216. Pirone R (1903) Sur la fonction protectrice du grand épiploon. Arch Ital Biologie 40:300–304
217. Pollart R (1924) Etudes expérimentales sur le grand épiploon. Arch Franco-Belges Chir 27:633–656
218. Portis B (1924) Role of omentum of rabbits, dogs and guinea-pigs in antidoty production. J Infect Dis 34:159–185
219. Postnov IV, Orlov SN, Pokudin NI (1980) Disturbance of intracellular calcium distribution in fatty tissue in hypertension (essential hypertension). Kardiologiia 20:65–67
220. Prentice TC, Siri W, Jolner EE (1952) Quantitatives studies of ascitic fluid circulation with tritium labeled water. Am J Med 13:668–673
221. Quenu J, Loygue J, Perrotin J, Dubost Cl, Moreaux J (1967) Opération sur les parois de l'abdomen et sur le tube digestif. Masson, Edit
222. Ranvier L (1874) Recherches sur la formation des mailles du grand épiploon. Arch Physiol 1:421–428
223. Ranvier L, Cornil S (1901) Manuel d'histologie pathologique. Paris, Alcan, 900 pages
224. Rebuffe-Scrive M, Guy-Grand B (1979) Lipogenesis in human adipose tissue in vitro: effect of fat cell size on some enzymatic activitis. Diabete Metab 5:129–133
225. Renger F (1960) Laparoscopic studies on the sensory behavioi of the gallbladder gastrointestinal canal and the greater omentum in man. Acta Biol Med Germ 4:190–215
226. Retterer E (1899) Histogenèse du grand épiploon. CR Soc Biol 52:614–617
227. Ricoux R (1898) Contribution à l'étude du problème de l'inflammation. Thèse Paris, N° 53, 58 pages
228. Roberts KB (1955) Antibody formation in the omentum. Brit J Exper Pathology 36:199–204 et 357–362
229. Roger M (1898) Rôle protecteur du grand épiploon. CR Soc Biol 18:79
230. Rothenberg RE, Rosenblatt P (1942) Mobility and response of the great omentum. Arch Surg 44:764–771

231. Rothenberg RE, Rosenblatt P (1943) Omental response. Am J Surg 62:211–215
232. Roussiel JM (1911) Contribution à l'étude de la physiologie normale et pathologique du grand épiploon. Bruxelles
233. Rubin IC (1911) The functions of the great omentum. SGO 12:117–131
234. Rusznyak I (1960) Lymphatics and lymph circulation. Pergamon Press Oxford, 853 pages
235. Saint CFM (1915) The Functions of the omentum. Clin J London 44:172–182
236. Savic B, Schulz D (1969) Zur Resorbtion des operativen Pneumoperitoneums. Zbl Chir 94:1041–1044
237. Savy P (1948) Traité de Thérapeutique clinique, tome 2. Masson Edit, Paris
238. Scheer F (1967) Peritoneal dialyse. Urban & Schwartzenberg, München, 1679
239. Schipley PG, Cunningham RS (1916) Studies on absorption form serous cavities. The omentum as a factor in absorption from the peritoneal cavity. Am J Physiol 40:75–81
240. Schnitzler RS, Ewald C (1895) Peritoneale Resorption. Deutsch Z Chir 41:341
241. Schumer W (1963) Study of the effects of Norepinephrine on the microcirculation of the dog omentum in oligouric shock. Surg Forum 14:19–21
242. Schumer W, Lee DK (1964) Physiologic and metabolic effects of vasodilatators on the microcirculation of the dog omentum in low flow states. Surg Form 15:76–78
243. Seifert E (1920) Über die Funktion des grossen Netzes. Beitr Z Klin Chir 119:249–287
244. Seifert E (1923) Studien am Omentum majus des Menschen. Langenbecks Arch Klin Chir 123:608–683
245. Shichijo S, Masuda H (1980) Further studies on glycosaminoglycans in the human greater omentum. Int J Biochem 11:501–506
246. Shipley PG, Cunningham RS (1916) Studies on absorbtion from serous cavities. 1.: The omentum as a factor in absorbtion from the peritoneal cavity. Am J Physiol 40:75–81
247. Sieberg H (1962) Experimental studies on changes in the cellular composition of the blood during passage through the greater omentum. Zeitschr F Alter Forsch 29:1–30
248. Silhol J, Arnaud M (1928) Note sur la régénération épiploïque. CR Soc Biol 97:580–581
249. Singleton AO, Scherroll Neill BA, Little HM (1958) The effects of intestinal antibiotics on peritoneal immunity. Ann Surg 147:692–696
250. Spriggs AI (1957) The cytology of effusions in the pleural, pericardial and peritoneal cavities. Lancet 272:671–672
251. Starling EH (1896) On the absorbtion of fluide from connectiv tissue espaces. J Physiol 19:312–326
252. Suzuki S (1910) Über die Resorption im omentum majus des Menschen. Virchows Archiv f Path Anat Phys 202:238–244
253. Takemori N, Ito T (1980) Quantitative morphological studies of effects of pegnancy, parturition and lactation on omental milk spots in the mouse. Hokkaido Igaku Zasshi 55:403–407
254. Takemori N, Ito T (1980) Uptake of horseradish peroxidase (HRP) in omental milk spot cells of the mouse: An electron microscope study. Hokkaido Igaku Zasshi 55:409–418
255. Takemori N, Ito T (1981) Response of omental milk spots to colloidal saccharated ferric oxide in the mouse: Light and electron microscopic study. Hokkaido Igaku Zasshi 56:199–216
256. Tobai S, Kawaguchi T, Asahina S, Nakamura K (1980) Some findings on the intravasation of Yoshida sarcoma cells in the omentum. Gann Jpn 71:578–579
257. Trebichvsky I, Holub M, Jaroskova L, Mandel L, Kovaru F (1981) Ontogeny of lymphatic structures in the pig omentum. Cell Tissue Res 215:437–442
258. Voth D, Kohlardt M (1962) Untersuchungen zur Histomorphologie und Cytologie des menschlichen Mesotheliums. Z Zellforsch 58:546–551
259. Walker FC, Ann R (1963) The protective function of the great omentum. Ann Roy Coll Surg 33:282–306
260. Walker FC, Rogers AW (1961) The greater omentum as a site of antibody synthesis. Brit J Exp Pathol 22:222–231
261. Walker FC, Thomson JD, Gray JG (1960) Antibody formation by the greater omentum. Brit J Surg 48:89–96
262. Weiss AG (1963) Essai de synthèse du débat dirigé sur le drainage abdominal. 65è Congr Ass Fr Chir Paris
263. Zweifach BW (1948) Peripheral circulation. Ann Rev Physiol 10:225–258
264. Zwetajeff UW (1923) Zur Frage der Fremdkörper in der freien Bauchhöhle und der Rolle des Netzes dabei. Navy Chir Arch 3:478–486 (Russe)

Pathologie

265. Aboulola M, Boukheloua B, Daniel F, Bouhadeff A (1975) Les lymphangiomes kystiques abdominaux chez l'enfant. Réflexion à propos d'une série de 10 cas. Chirurgie 101:852–857
266. Ackerman LV (1954) Tumors of the mesentery and omentum. Armed Forces Institute of Pathology, Washington. Atlas of Tumor Pathology, section VI, fascicles 23 and 24, p 87–95
267. Adami JG (1908) Principes of Pathology. Lea and Febiger, Philadelphia 1:780–795
268. Adams JT (1973) Primary torsion of the omentum. Am J Surg 126:102–105
269. Adler J (1907) Über die Torsion des grossen Netzes. Arch Klin Chir Berlin 83:250–262
270. Adloff M (1968) Pathologie de l'épiploon. EMC Est-Int 9038 E 10
271. Adrian M (1962) Torsion primitive du grand épiploon chez l'enfant. Mem Acad Chir Paris 88:503–505
272. Africa CM, Garcia EY (Prof. Larvier) (1936) Embryonated eggs of Ascaris lumbricoïdes in mesenteric tissue of man with special reference to possibility of auto-infiltration. Philippine Island Med Ass 16:461–467
273. Aimes A (1919) Torsions du grand épiploon. Progrès Méd Paris 34:425–428
274. Aimes A (1919) Les épiploïtes. Progrès Méd Paris 34:465–468
275. Aimes A (1920) Les tumeurs du grand épiploon. Progrès Méd Paris 35:1–6
276. Aimes A (1927) L'obstruction intestinale par péricolite ou épiploïte. 36è Congr Fr Chir, Act Chir, Paris, pages 259–263

277. Aimes A (1951) Les épiploïtes chroniques. Conc Méd 73:3483–3485
278. Aimes A (1957) Les abdomens aigus d'origine épiploïque. Montpellier Chir 13:88–89
279. Aird I (1950) The management of acute intestinal obstruction. In Maingot R (Edit.). Saunders Co, Philadelphia, pp 321–322
280. Akzhigutov GN, Kopik IL (1979) Torsion of the greater omentum in children. Vest Kihr 123:124–127
281. Albert F (1927) Péricolites et épiploïtes chroniques droites. 36è. Congr Fr Chir, Act Chir, Paris, pages 212–223
282. Albot G, Partorier-Lannegrace M, Libaude H (1943) Le signe du ménisque. Arch Mal App Dig 32:223–235
283. Albrecht H (1911) Über abdominale Netztorsion. Gynäkol Rundschau 5:259–263
284. Alecce AA, Sullivan SG, Ashworm W (1955) Spontaneous idiopathic segmental infarction of the omentum. Ann Surg 142:316–320
285. Alecha JM, Lanza RM (1942) Acute torsion of great omentum. Revue Cir Buenos-Aires 21:538
286. Alessandri R (1927) Les péricolites chroniques. 36è Congr Fr Chir Act Chir, Paris, pages 202–205
287. Allaines (D') F, Lambling A (1946) Péritonites plastiques par corps étrangers, suite d'une perforation gastrique. Sem Hôp Paris 22:606–607
288. Allaines (D') F, Rouffiac L (1923) Torsion intra-abdominale du grand épiploon sans hernie. Bull Et Mém Soc Anat de Paris 93:327–330
289. Allal A (1969) Les hernies internes. Apropos de 2 cas, à travers une brèche du grand épiploon et dans une fosette mésosigmoïdienne. Thèse Poitiers, 52 pages
290. Allen L (1933) Primary torsion of the omentum. New Engl J Med 209:235
291. Allouis M, Bracq H, Grossetti D, Babut JM (1979) Torsion primitive et idiopathique du grand épiploon: une cause inhabituelle de syndrome douloureux de la fosse iliaque droite chez l'enfant. Revue Fr Gastro-Entérol 153:39–41
292. Altmeier WA, Holtzer CE (1946) Primary torsion of the omentum. Surgery 20:810–819
293. Ampe J, Saout J, Heraud M (1971) Mésenchynome malin du petit épiploon. Arch Mal App Dig 60:485–486
294. Anagnostopoulos DP (1926) Ascaris dans un abcès de la fosse iliaque droite. Bull mem Soc Nat Chir Paris 52:241–243
295. Andrew JG (1919) Diaphragmatic hernia of the entire stomach and great omentum. Brit Med J 2:412–413
296. Andrews C (1938) Torsion of the great omentum. Nébraska Méd J 23:366–369
297. Angervall L, Kindblom LG, Nielsen JM, Stener B, Svendsen P (1978) Hemangiopericytoma: a clinicopathologic, angiographic and microangiographic study. Cancer 42:2412–2427
298. Anrus DW (1926) Primary abdominal torsion of the omentum. Cincinnati Med Bull 5:21
299. Anton J, Jennings JE, Spiegel NB (1945) Primary omental torsion. Am J Surg 68:303–317
300. Antopol W (1933) Lycopodium granuloma its clinical and pathologic significance together with note on granuloma produced by talc. Arch Pathol 16:326– 331
301. Appelqvist P (1976) Primary torsion of the whole greater omentum. A case report and review of the literature. Acta Chir Scand 142:91–93
302. Aschmatowicz L, Clunies TA (1954) Corps étrangers du péritoine. Can Med Assoc J 71:62–63
303. Babneko VI (1972) Suppurative cyst of the greater omentum in a 4 years old child. Vestn Khir 107:95
304. Backwinkel KD, Diddams JA (1970) Hemangiopericytoma report of a case on comprehensive of the literature. Cancer 25:869–901
305. Bailer P, Rauskolb R (1975) Gynäkologische Laparoskopie. Geburtshilfe Frauenheilkd 35:747–753
306. Bak Z, Illyes Z (1973) Aus periappendikuläres Infiltrat diagnostizierter Echinokokkus des grossen Netzes. Helv Chir Acta 40:379–383
307. Baker WH (1903–1904) Case of procidentia. Bull Free Hosp Women Boston 1:32–36
308. Baldwin JF (1902) A contribution to the study of intraabdominal omental torsion. Ann Surg 36:940–944
309. Ball H (1956) Über die Netztorsion. Zbl Chir 81:731–734
310. Balmes A, Paleirac R, Thevenet A (1955) Le contraste gazeux dans le diagnostic de l'épiplocèle de la fente de Larrey. Arch Mal App Dig 44:142–157
311. Balmes A, Salager J, Thevenet A, Taillade J (1954) Epiplocèle de la fente de Larrey. Problèmes posés par son diagnostic. Montpellier Méd 45:388–392
312. Bang-Dietrichsen O, Tilfeulle AV (1941) Infarction of greater omentum. Nord Med 12:3413–3414
313. Banna P, Ferrera S, Reina A, Arcerito G (1970) Sul mesotelioma del grande omento. Cancro 25:273–284
314. Baracz V (1900) Retrograde Netzincarceration mit Torsion in der Bauchhöhle. Deutsch Z Chir 54:585
315. Barboni P (1911) Torsion de l'épiploon. Thèse Paris N° 138, 63 pages
316. Barcia PJ, Nelson TG (1973) Primary segmental infarction of the omentum with and without torsion. Am J Surg 126:328–331
317. Barette J (1884) De l'intervention chirurgicale dans les hernies étranglées compliquées d'adhérences ou de gangrène. Entérectomie et enterorraphie. Thèse Paris, N° 11, 148 pages
318. Barsky EK, Schwartz AM (1937) Primary omental torsion; review of literature and report of two cases. Am J Surg 38:356–363
319. Basson SE, Jones PA (1981) Primary torsion of the omentum. Ann R Coll Surg Engl 63:132–134
320. Batby-Berquin J (1959) Les torsions intra-abdominales du grand épiploon. Thèse Clermont-Ferrand N° 9, 56 pages
321. Battersby C (1978) Ruptured choledochal cyst: recognition and management. Aust NZ J Surg 48:515–517
322. Baugham Ch, Michel ML, Khun LJ, Cummins HV (1960) Schistosoma japonicum of the vermiform appendix and appendicis epiploïca: Case report. Am J Gastro-Enterol 33:102–105
323. Baumel H, Godlewski G, Deixonne B, Giraudon M (1978) Les lymphangiomes kystiques gastro-épiploïques. Revue générale à propos de 2 observations. J Chir 115:533–540
324. Bayer C (1898) Retrograde Netzinkarzeration mit Stieltorsion über dem Bruchring. Zbl Chir 17:462–465
325. Beahrs OH, Dockerty M (1950) Primary omental cysts of clinical importance. Surg Clinics of North Amer 30:1073–1079
326. Beahrs OH, Judd ES Jr (1947) Chylangiomas of abdomen. Proc Staff Meet Mayo Clin 22:297–304
327. Beau A, Prevot J (1956) A propos des relations entre

le grand épiploon, le côlon transverse et son méso. CR Ass des Anat 89:227–286
328. Beaud M (1942) Contribution à l'étude des kystes non hydatiques du grand épiploon. Thèse Paris, 119 pages
329. Becker J (1927) Torsion des grossen Netzes. Med Welt 1:975
330. Beeck LM (1959) Die primäre Netzdeckung. Chir Praxis 2:195
331. Beliaev AA, Fidrus EI, Iazykova MA (1968) Torsion of the greater omentum. Khirurgïca (Mosk) 44:62–66
332. Belleville GI (1954) Infarcto segmentario idiopatico del epiplon mayor. Sdad de Cir de Buenos Aires 28:158
333. Belov SI (1979) Rupture of venous aneurysm of the greater omentum in a patient with erythremial. Khir Med (Mosk) 57:98–99
324. Belov SI, Belov VS (1978) Cysts of the omentum majus. Vestn Khir 120:93–94
335. Beltz DE, Weisbrod LW (1974) Segmental infarction of the greater omentum. Wis Med J 73:574–575
336. Benton JL (1934) Idiopathic torsions of the great omentum. Wis Med J 33:204
337. Benzer HG, Blumel G, Piza F (1963) Zusammenhänge zwischen intraperitoneal Adhäsionen und Fibrinolyse. Wien Klin Wsch 75:881
338. Berger AR (1938) Haemorrhage, Infarction of the greater omentum. Arch Surg 36:497–499
339. Berger L, Rothenberg RE, Broocklin A (1939) Cysts of the omentum, mesentery and retroperitoneum. Surgery 5:522–534
340. Bergmann A (1909) Differentialdiagnose der Abdominaltumoren. Saint-Petersbourg Med Wschr 1897 (traduit in Annales de Gynécologie et d'Obst 34:61–64
341. Berkowitz R, Karabag MO (1982) Idiopathic segmental infarction of the greater omentum: case report. Milit Med 147:324–326
342. Bernadet G (1925) Kystes séreux du grand épiploon. SGO 11:374–376
343. Bernard JG, Masbernard A, Laverdant C (1960) Myxosarcome du grand épiploon: stabilisation pendant 3 ans après traitement par E. 39. Bull Soc Méd Hôp Paris 76:1266–1270
344. Bernatz PE (1956) Unusual conditions simulating acute appendicitis. Proc Mayo-Clinic 31:53–56
345. Bertrand G, Francois H, Saint-Andre JP, Simard Cl (1974) Contribution à l'étude des tumeurs primitives solides intra-abdominales sans attaches viscérales: tumeurs du grand épiploon. Arch Med Ouest 6:721–736
346. Betz H (1933) Zur Ätiologie der Netztorsion. Zbl Chir 60:1409–1411
347. Bichon CA (1895–1896) Contribution à l'étude des kystes hématiques du grand épiploon. Thèse Toulouse, n° 167, 48 pages
348. Bisson C (1947) Epiploïtis simulating appendicular abcess. Univ Med Can 76:1191–1193
349. Blach JM (1929) Abdominal torsion of the omentum. Brit Med J 2:458
350. Blachowski E (1962) Spontaneous haeling of the perforated uterus with the aid of the omental segment. Ginek Pol 33:1–7
351. Blatt MC (1936) L'omentovolvulus intra-abdominal. Thèse Univers, Nancy, n° 53, 50 pages
352. Block FB, Darmstadter HJ (1920) Torsion of the omentum (Report of a case and a brief review of the literature). JAMA Chicago 74:881–882
353. Blondeau P (1958) Pathologie de l'épiploon. EMC 9051 A 10
354. Boa PA (1955) Omental torsion as a surgical emergency. Brit J Surg 43:315–316
355. Boario U, Di Francesco G, Freni G, Moro G (1977) Linfangioma cistica del grande omento. Descrizione di un caso. Minerva Ped 29:1481–1484
356. Bodechtel G (1927) Oxyureneier in einem Netzzypfel bei fixierter Retroflexio uteri mit Perforationsnarbe an der Appendix. Zbl f Gynäkol 51:1500–1502
357. Bodor A (1963) Ring-shaped epiploic appendix as a cause of strangulated ileum. Rozhl Clin 42:138–141
358. Boeckel J (1897) Epiploïtes consécutives, complications éloignées de la cure radicale des hernies. Rev Gynécol 1:479–490
359. Boiffin A (1887) Hernie adhérence au sac. Accident thérapeutique. Thèse Paris, N° 174, 215 pages
360. Bonamy E (1907) Des sarcomes primitifs du grand épiploon. Thèse, Paris, N° 405, 80 pages
361. Bonamy E (1939) Volvulus et infarctus du grand épiploon. Bull Mem Soc Chir Paris 31:361–363
362. Bonamy E, Bonamy R (1907) Présentation d'un volumineux sarcome du grand épiploon; évolution suivie depuis 14 mois. Bull Mem Soc Anat Paris 77:466–469
363. Bondarchuk AS, Bondarchuk TA (1981) Torsion of the greater omentum. Khirurgiia (Mosk) 11:101–104
364. Bondarchuk AS, Bondarchuk TA, Tatti I, Morozov OD (1978) Volvulus of the omentum majus. Vestn Khir 121:88–89
365. Bonneau R (1933) Torsion aiguë d'une partie du grand épiploon. Soc Chir Paris 25:310–312
366. Bockman MR (1915) Complete torsion of the great omentum. Am J Surg 29:304–307
367. Boubaker S, Zitouna MM, Chelly H, Thameur H, Ben Mustapha J, Ben Moussa M, Hafsia M (1982) Les lymphangiomes kystiques méso-épiploïques. Réflexions à propos de quatre cas. Sem Hôp Paris 58:N° 32, 1807–1810
368. Bouchet A, Demerciere JF, Feroldi J (1974) Les tumeurs malignes primitives du grand épiploon. Lyon Chir 70:106–108
369. Bouchet J (1924–1925) Torsions intra-abdominales du grand épiploon. Thèse Lyon, 43 pages
370. Bouilly G (1883) Epiploite herniaire. Bull et Mem Soc Chir de Paris 8:617
371. Boulvin R (1960) Two cases of abdominal lyphosarcoma which developed in the left Haller's horn of the gastrocolic epiploon. Acta Gastro-Enterol Belg 23:855–860
372. Brade A, Hippe P (1981) Migration de la broche de Kirschner après ostéosynthèse de hanche. Z Orthop Ihre Grenzgeb 119:80–84
373. Brady SC, Kliman MR (1979) Torsion of the greater omentum or appendices epiplocae. Can J Surg 22:79–82
374. Brandt S (1894) Omental Cysts. Zbl f Gynäkol 18:991
375. Brandt-Rauf PW, Branwood AW (1980) Case report: an unusual case of gallblader cancer in an automative worker. CA 30:333–336
376. Brault A, Letulle M (1901) Manuel d'Histologie pathologique par Cornil VA et Ranvier L (avec la coll. de) Paris, 5 vol in 8ème vol
377. Braun H (1901) Über entzündliche Geschwülste des Netzes. Zbl Chir 1900 27:102–103 et Arch Klin Chir 03:378–399

378. Bredhal E (1950) On chronic epiploïtis. Acta Chir Scand 100:567–582
379. Brettel HF (1977) Stumpfes Bauchtrauma und Verletzungen des grossen Netzes. Z Rechtsmed 80: 167–169
380. Brodetti G (1956) Sulla torsione acuta de grande omento. Giordale Ital di Chir 12:378–383
381. Brown FR (1926) A case of abdominal torsion of the omentum. Brit Med J 1:183–184
382. Brown FR (1927) Torsion of great omentum. S Clin North America 7:1261–1263
383. Bruck F (1922) Eine Strangulation des Netzes unter dem Bilde einer akuten Appendizitis. Med Klin 31:1006
384. Bryant-Schultz C (1930) The Mechanism Controlling migration of the omentum. SGO 50:541–544
385. Bubis JL (1919) Torsion of the great omentum during the pregnancy. SGO 28:33–36
386. Bueno R, Abelleyra JH, Dighero O (1959) Primary lithiasis of the common bile duct, acute pancreatitis, pancreatic fistulae an multiple abcesses of the epiploon. A propos of an observation. Dia Med 31:1944–1950
387. Bufalini M (1924) Contributo clinico all studio della torsione intraabdominale dell omento. Policlin Roma 31:289–311
388. Bukurov S, Pavlovic D (1955) Latent abcess in bursa omentalis after a nidden perforation of paptic ulcer of the stomach. Srpski Arhiv Celokupno Kekarstvo (Belgrad) 83:1347–1350
389. Bulman MW (1924) A case of torsion of the omentum simultaning appendicitis abcess. Lancet 207:116
390. Burgin LB, Pendergrass HP (1962) Case record of the Massachussetts General Hospital. Case:5–1962. Lymphangioma (Lymphangiectasis) of omentum. Nex Enfl J Med 266:144–148
391. Bush P (1896) A case of haemorrhage into the great omentum. Lanat 1:286
392. Busson A, Mialaret J (1960) Epiploïte tumorale périombilicale secondaire à la cure chirurgicale d'une hernie inguinale droite avec résection épiploïque importante. Arch Med App Dig 49:391–398
393. Cagney MS, Milroy F (1947) Infarctus idiopathique de l'épiploon. Brit J Surg 35:95–97
394. Campione G, Marsala F (1962) Contributo clinico semeiologico sui tumori maligni primitivi dell'omento. Rev Gastro-Enterol 14:35–41
395. Camus V (1891–1892) Etude des néoplasies primitives du grand épiploon. Thèse Paris, N° 75, 83 pages
396. Cannon DJ (1961) An abcess of the great omentum. J Irish Med Ass 48:149–150
397. Cantacuzene J, Soru E (1931) Recherches sur le mécanisme de l'accolement de l'épiploon aux portions libres de la cavité péritonéale. Arch Romaines Path Exp et Microbiol 4:173–216
398. Cantalupo C, Negrone G (1969) La torsione del grande omento. Rass Int Clin Ter 49:1353–1362
399. Cantey WC, Zemp FE, MacCauley RT (1950) Primary sarcoma of the greater omentum. Am J Surg 80:954–957
400. Capinski Z (1961) Abdominal syndrome following adhesion of the omentum to epigastric surgical scars. Pol Przegl Chir 33:852
401. Carnot P (1926) Périviscérites digestives. Baillière Edit, Paris
402. Carnot P, Rendu C (1938) Les greffes cancéreuses sur le péritoine. Paris Méd 31:85–91
403. Caron W (1947) Primary torsion of the omentum. Laval Med 12:481–486
404. Carre F (1980) A propos d'un cas de liposarcome lipoblastique du grand épiploon. Thèse Lille 2, 55 pages
405. Cartia Q, Galgano E (1973) Torsione acuta idiopathica del grande omento. Descrizione di un caso. Minerva Med 64:3631–3636
406. Catalano FE (1956) Les épiploïtes. Semana Med Buenos-Aires 109:56–60
407. Catanzaro FP, Farley JE Jr (1952) A segmental infarction. J Pediat 40:240–242
408. Caunon DJ (1961) An abcess of the greater omentum. J Irisch Med Ass 48:149–150
409. Cavanagh MJ, Campanale RP (1955) Idiopathic omentum torsion simulating appendicitis. Arch Surg 70:564–565
410. Cave WH (1952) Primary torsion of omentum. Illinois Med J 101:97–98
411. Cerbonnet G (1951) Le granulome au talc postopératoire. Thèse Paris
412. Cernezzi A (1909) La torsione del grande epiploon. Clin Chir 17:664–693
413. Chabielski S, Witkowski W, Badowski A (1977) Torsion of the great omentum as a cause of acute abdomen in a pregnant women. Wiad lek 30:1289–1291
414. Championniere L (1898) Présentation d'une pièce relative à une épiploïte chronique ayant transformé le tablier épiploïque en une masse indurée occupant tout l'abdomen. Bull Mem Soc Chir Paris 24:195–197
415. Chancenotte R (1903) Kystes dermoïdes sous-péritonéaux. Thèse Paris, N° 77, 67 pages
416. Charcot P (1860) Kyste hydatique du mésentère. Traité des Entoz, Paris, Obs P 491, Fig 19 P 364
417. Chatznelson B (1934) Über einen Abzess am grossen Netz als kausistischer Beitrag zur idiopathischen Epiploïtis. Wien Klin Wash 47:1001
418. Chauvenet L (1929) Un cas de torsion aiguë du grand épiploon. J Med Bordeaux 106:452
419. Chef J (1934) Contribution à l'étude de la torsion intra-abdominale aiguë du grand épiploon. Thèse Alger, N° 36, 174 pages
420. Chervenkov I, Manchev I, Galov I (1970) A case of torsion of the greater omentum. Khirurgiïa (Sofia) 23:496–497
421. Chetrafilov D (1974) Acute surgical abdomen caused by torsion of the greater omentum. Khirurgiïa (Sofia) 27:379–383
422. Chetverikova VN, Levkin Vla, Barilo VS (1979) Segmental infarctus of the greater omentum. Klin Chir 1:54–55
423. Chevrel B, Chevrel JP (1970) Tumeurs du péritoine, de l'épiploon et du mésentère. Les Cancers digestifs, Roche, Paris, 231–251
424. Chevrel B, Chevrel JP (1971) Tumeurs du péritoine, de l'épiploon et du mésentère. Presse Méd 79:931–933
425. Cheynel J (1957) La torsion isolée du grand épiploon. Conc Méd 49:5333–5334
426. Cheysson E, Laburthe-Tolra P, Dodart T (1980) Une forme inhabituelle d'occlusion „basse". Ouest Méd 33:359–360
427. Chiba T, Ohashi E, Matsumoto Y, Kasai M (1980) A case of external endometriosis in early infancy. Z Kinderchir Grenzgeb 30:364–365
428. Chojnacki W (1969) Traumatic rupture of a primary cyst of the major omentum. Pol Przegl Chir 41:166–167

429. Chojnacki W (1973) Volvulus of the omentum major. Przegl lek 30:841–842
430. Chojnacki W, Mojtkowski J (1969) Primary cysts of the greater omentum in children. Pol Tyg lek 24:686–687
431. Chudgar RG, Pai AM, Velankar KH (1971) Acute torsion of the greater omentum. A case report. J Postgrad Med 17:193–194
432. Chulanov BI (1968) The role of the greater omentum in the development of post-operative complications in the abdominal cavity. Vestn Khir 101:30–33
433. Chumak GO, Kobets IS, Guliar AD (1971) Torsion of the greater omentum. Khirurgiia (Mosk) 47:124–127
434. Chura CM (1964) Acute appendicitis epiploïca. Guthric Chir Bull 33:169–174
435. Ciminata A (1932) Total torsion with left inguinal hernia. Minerva Med 1:309–311
436. Coen V (1928) Sur un caso di torsione acuta del grande omentum. Policlinico Sez Chir 35:252–260
437. Colas JA (1935) De la torsion intra-abdominale pure du grand épiploon. Thèse Paris, 171 pages
438. Colla L, Piccagli I, Della Valle E (1978) Contributo clinico su un caso di torsione actuo del grande omento. Ateneo Parmense 49:297–303
439. Coombes WN (1958) The role of the greater omentum in suppurative epiploïtis due to swallowed foreign bodes. Can J Med Surg 1:145–148
440. Cooper A (1804) The anatomy and surgical treatment of inguinal and congenital hernia. Langham and Co, 3, 90 pages
441. Cooper NC (1955) Torsion of the omentum. Lancet 268:130–131
442. Cordero A (1910) Contribution to the study of omental cysts. Clin Chir Ital 18:2375–2404
443. Cordiano C, Perrino G, Fontanin O, Vecchioni R (1967) Su di un caso di liposarcoma primitivo del grande omento. Acta Chir Ital 613–620
444. Corner EM, Grant L (1908) A case of torsion of great omentum and habitual partial reduction en masse. Brit Med J 2:1417
445. Corner EM, Pinches HI (1905) Torsion of the great omentum. Am J Med Sc 130:314–329
446. Couinaud C, Herve J, Biotois C, Gian J (1970) Thesarismose à la polyvinyl-pymolidome reṽetant le masque d'une tumeur inflammatoire du grand épiploon. Sem Hôp Paris 46:3079–3082
447. Coupatez P (1961) Epiplocèle de la fente de Larrey. Acta Gastro-Entérol Belg 24:625
448. Courty L (1941) Les torsions aiguës du grand épiploon. Conc Med 41:200–207
449. Courty L (1948) La torsion du grand épiploon. Conc Med 70:2001–2002
450. Courty L, Langeron P, Lamoril P (1958) Torsion du grand épiploon: 2 observations. J Sc Méd Lille, 5:198–200
451. Cowell E (1925) Abdominal torsion of the omentum. Brit J Surg 12:738–751
452. Graig T, Allen J, Crawford P (1961) An unusual internal hernia. Am J Surg 101:505–506
453. Crespi A, Ambrogi G (1980) La torsione acuta del grand eomento. Tre nuove osservazioni. Minerva Chir 35:227–231
454. Crofoot DD (1980) Spontaneous segmental infarction of the greater omentum. Am J Surg 139:262–264
455. Cromie D (1935) Idiopathic torsion of great omentum. Brit Med J 1:106
456. Cullen TS (1905) Torsion of an Accessory omentum proceeding symptoms. Simulating appendicitis. John Hopkins Hospital Bull 16:237
457. Czabo L (1955) Primary torsion of the greater omentum. Orv Hetil 96:357–358
458. Dacka E, Bis B (1976) Primary segmental infarction of the great omentum. Pol Przegl Chir 48:721–723
459. Daig E (1963) Diseases of the omentum dependent o the mechanics of the abdominal space. Langenbecks Arch Klin Chir 302:403–407
460. Daniel F (1967) Etude clinique et expérimentale des réactions provoqués par le talc et l'amidon. Thèse Paris
461. Danis R (1927) Les péricolites chroniques. 36è Congr Fr Chir Act Chir, Paris, pages 205–207
462. Dargallo J, Papiol A, Company A (1979) Abdomen agudo por torsion del epiplon mayor. Rev Esp Péd 35:69–74
463. Darmaillacq R, Ferran C, Gauthier G (1961) Torsion du grand épiploon. A propos de 3 cas. Bordeaux Chir 2:73–78
464. Davies WH (1954) Transepiploïc hernia: spontaneous hernia through the greater omentum. Brit Med J 2:689
465. Davis BF (1939) Torsion of omentum and appendice apiploïcae (Report of 2 cases). Minnesota Med 22:151–153
466. Davis HC, Mangels M, Bolton AA (1954) Primary torsion of great omentum in children. JAMA 155:744–745
467. Davy A (1958) Les torsions du grand épiploon. Thèse Paris, n° 991, 38 pages
468. Davy A (1954) Les lymphangiomes, kystes du grand épiploon. Ann Chir 18:732–736
469. Debran Ch, Geffroy Y (1977) Précis des maladies du tube digestif. Masson Edit, Paris
470. Debray Ch, Paolaggi JA (1960) La laparoscopie dans les péritonites tuberculeuses. Entretiens de Bichat (Médecine). Expansion Scientifique, Edit, Paris, pages 352–354
471. Delabre JC (1980) L'hémangiopéricytome du grand épiploon (à propos d'une observation). Thèse Lille 2, 59 pages
472. De Laurentis DA, Kim DK, Hartshorn JW (1971) Idiopathic segmental infarction of the greater omentum. Arch Surg 102:474–475
473. Delluc G (1968) Carcinose secondaire du péritoine. Aspects actuels à propos de 100 observations. Gaz Méd Fr 75:753–776
474. Delore P, Vachey A (1924) Corps étrangers de l'intestin grêle avec perforation et péritonite enkystée consécutive. Lyon Méd 134:207–210
475. Demo O, Perez Gutierrez F, Alvarez Cosmelli P, Demo O Jr (1980) Pancreatitis aguda en el nino: Estudio clinico experimental Rev Esp Enferm Apa Dig 58:475–488
476. Demons A (1893) Gangrène de l'épiploon par torsion sur lui-même. Rev Chir 13:159–160
477. D'errico E (1930) Primary torsion of the great omentum. New Engl J Med 203:1181–1188
478. De Santis U (1970) Il carcinoma primitivo del grande omento. Ann Ital Chir 46:442–454
479. Descomps P (1916) Epiploon et péricolite. Rev Chir Paris 53:109–137
480. Desmier J (1927) Contribution à l'étude de l'omentovolvulus. Thèse Paris
481. Desser P, Kalmansohn RW, Kalmansohn RB (1969)

Idiopathic segmental infarction of the omentum. Report of 83 old cases. Am Surg 35:358–360
482. Detrie Ph (1976) Chirurgie d'urgence. Masson Edit, Paris
483. Deve F (1901) De l'échinococcose secondaire. Thèse Paris, n° 628, 256 pages
484. De Vega Garcia DS, Sanchez de Vega D (1974) Infarctos del epiplon mayor. Circ Esp 28:493–500
485. De Vernejoul R (1965) Hemangiopericytome gastrique. Mem Acad Chir 91:343–348
486. Devic G, Gelain J (1973) Le volvulus primitif du grand épiploon. A propos de 3 observations. Lyon Chir 69:341–343
487. Devin R, Bonneau H (1965) Hémangiopéricytome gastrique. Mém Acad Chir 91:345–348
488. Dias B (1924) A cystic tumor of the omentum. Indian Méd Gaz 59:30–31
489. Dias da Costa P, Braga Dias L, Tufik Simao A (1962) Hemangiopericytome de Stout et Murray. Presse Med 70:931–933
490. Di Filippo M, Gonnelli P (1967) Su di un caso di emangio-fibroma del grande omento. Arch de Vecchi Anat Pat 49:277–288
491. Di Gennaro A (1947) Sue peritelioma del grande epiploon. Pathologica 39:304–320
492. Dimitrov D (1974) Primary torsion of the greater omentum. Khirurgiïa 27:550–552
493. Dinatale I, Sorato R (1982) Actinomicosi del grande omento e del mesocolon trasverso. Chir Gastroent 16:226–232
494. Dirienzo S, Mosca LG (1949) El diagnostico radiologico de la epiplopericolitis. Pressa Med Argent 36:1307–1311
495. Donhauser JL, Locke D (1954) Primary torsion of omentum, report of 6 cases. AMA Arch Surg 69:657–662
496. Draper JW, Johnson RK (1927) The pathologie omentum. JAMA 88:376–379
497. Drennan LM (1917) Primary abcess of great omentum. Proc Méd Ass Isthmiam Canal Zone 1916, Mount Hope 9:95
498. Dubois JM (1959) Au sujet de 3 cas d'infarctus primitif du grand épiploon. Thèse Paris, N° 828, 70 pages
499. Dubos C (1905/1906) Epiploïtes consécutives à la cure radicale des hernies. Thèse Paris, n° 20, 95 pages
500. Dudgeon HR (1927) Torsion of abdominal viscera. Texas State J Med 23:388–392
501. Dugas JE, Burke EL, Oms L (1959) Idiopathic segmental of the great omentum. Am J Gastro-Entérol 31:382–388
502. Dubuy de Frenelle (1927) Les péricolites chroniques et les voiles péri-caecaux. 36ᵉ Congr Fr Chir Act Chir Paris, pages 272–276
503. Durando AC (1944) Infarcto primitivo di epiplon mayor. Boll Soc Cir Rosario 11:175
504. Duret E (1890–1891) Considérations sur les variétés anatomiques et la cure radicale de la hernie inguinale chez l'homme. Thèse Paris, N° 319
505. Duval P (1922) A propos de la fièvre typhoïde ambulatoire. Bull Mem Soc Chir Paris 48:758–759
506. Eberts EM (1920) Case of spontaneous hemorrhage form the great omentum. Can Med Ass J Toronto 10:461–463
507. Edebohls GM (1893) A tubercular omentum, removed by operations. New-York Gynecol & Obst J 3:534
508. Eger SA, Barto RE Jr (1949) Primary idiopathic segmental infarction of great omentum. Am J Surg 78:518–519
509. Eiselsberg V (1898) Volvulus des Netzes. Deutsche Med Wschr 24:268–269
510. Eiseman G, Seelig MG, Womach NA (1947) Talcum powder granuloma; frequent and serious postoperative complication. Ann Surg 126:820–832
511. Eitel GG (1899) A rare omental tumor. Med Rec 55:715–716
512. Elfving G, Hastbacka J (1965) Primary solid tumors of the greater omentum. Acta Chir Scand 130:603–607
513. Eliason EL, Johnson J (1939) Primary acute épiploïtis. Surgery 6:68–73
514. Elischer E Von (1925) Über entzündliche Netzgeschwülste. Zentralorg Ges Chir 32:413
515. Engel JM, Deitch EE (1981) Sonography of the anterior abdominal wall. Am J Roentgenol 137:73–77
516. Epstein LI, Lemke RE (1968) Primary idiopathic segmental infarction of the greater omentum. Ann Surg 167:437–443
517. Erdmann JF, Carter RF (1925) The operative treatment of duodenal ulcer with special reference to the Horsley operation. Ann Surg 88:631–636
518. Errard H (1922) Fièvre typhoïde ambulatoire, début par perforation intestinale, suture précose, guérison. Bull Med Soc Chir Paris 48:700–706
519. Esau P (1934) Spontaneous separation of entire omentum with secondares partial torsion withear noticeable clinical manifestations. Zbl f Chir 59:863–867
520. Esteve JL (1980) Panniculite mésentérique (à propos de'une observation avec extension épiploïque prédominante). Thèse Tours 69 pages
521. Esteves JR (1953) Un caso de infarcto hemorragico du epiploon mayor al parea idiopathico. Rev San Militar Arg 52:706–711
522. Etherington-Wilson E (1945) Torsion of the greater omentum. Report of four cases. Proc Roy Soc Med 38:185–186
523. Eve J (1886) Tumour of the omentum removed from a man aged of twenty-seven. Lancet I:156
524. Fagan CJ, Schreiber MH, Amparo EG, Wysong CB (1979) Traumatic diaphragmatic hernia into the pericardium: verification of diagnosis by computed tomography. J Comput Assit Tomogr 3:405–408
525. Fagge CH (1928) Bradshaw lecture on axial rotation, purposeful an pathological. Lancet 2:1167–1173
526. Farr LE, Bachmann RF (1933) Torsion of the omentum. Ann Surg 97:766–772
527. Fataar S, Morton PC, Schulman A, Roman T, Harvey A (1981) Radiological diagnosis of primary greater omentum mass lesions. Clin Radiol 32: 325–330
528. Febres Villamil R, Zabala Nava R (1973) Granuloma ascaridiano en el epiploon mayor. A proposito de un caso. Rev Lat Ann Pathol 12:37–42
529. Feldmuller PG (1901) Contribution à l'étude de l'occlusion intestinale. De l'étranglement interne à travers l'épiploon. Thèse Lyon, n° 97, 64 pages
530. Fierro D (1962) Ernia omentale transdiaframmatica a sinistra; Minerva GE 8:94–97
531. Filin VI, Krasnogorou VB, Vashetko RU, Za'itsev EI, Giridim GP (1981) Omentitis in acute pancreatitis. Vestn Khir 127:41–45
532. Finsterer H (1910) Über die Torsion des grossen Netzes. Bruns Beitr Klin Chir 68:521–531

533. Fischer WH (1928) Lymphangioma of omentum. Ann Surg 87:872–878
534. Fischer JJ, Leslie GJ (1979) Spontaneous perforation of the common hepatic duct: a new presentation. Anst NZ J Surg 49:580–581
535. Fleischer E (1931) Ein Fall von Omentum-Gravidität. Zentr Org Chir 55:569
536. Flot J (1922) Des corps libres péritonéaux d'origine épiploïque. Thèse Paris, nº 314, 67 pages
537. Folliasson A, Dufour A (1932) Torsion épiploïque. 3 cas. Am Anat Pathol 9:405–410
538. Formisano G, Celentano V (1967) La Torsione acuta del grande omento. Rass Int Clin Ter 47:1090–1097
539. Fort RE (1907) Cystes of the omentum. Tr South Surg Gynecol Ass 19:305–313
540. Fossatti A (1923/24) Torsion del gran epiplon. Ann Fac Med Montevideo IX:1155–1160
541. Foster PS (1928) Abdominal Torsion of the omentum. Brit J Surg 15:522
542. Foucault P (1934) Dysembryome kystique du grand épiploon. Bull Mem Soc Nat Chir 60:972–978
543. Fox RE Jr (1979) Primary idiopathic segmental infarction and torsion of greater omentum: report of two cases. JAMA 79:189–191
544. Francis DM, Barnsley WC (1979) Intercostal herniation of abdominal contents following a penetrating chest injury. Anst NZ J Surg 49:357–358
545. Franck L (1913) Omental cysts. Am J Obstet 67:501–512
546. Freed JS, Edelman S (1976) Primary torsion of the greater omentum mimicking duodenal ulcer. Am J Gastro-Enterol 66:386–389
547. Freedman SI, Ang EP, Herz MG, Stanley WD, Toot PJ (1982) Meconium granulomas in post-cesarean section patients. Obst Gynecol 59:383–385
548. Freudenreich G (1955) Les épiploïtes périgastriques. Thèse Paris, Nº 858, 33 pages
549. Friedrich PL (1900) Zur Chirurgischen Pathologie von Netz und Mesenterium. Arch Klin Chir 61:998–1008
550. Frumgarts AN, Dunaev S (1975) Volvulus of the greater omentum. Vestn Khir 114:113–114
551. Fuller W (1908) Intra-abdominal rotation of the great omentum unaccompanied with hernia. Surg Gynecol Obstet 7:231–243
552. Funk VA (1914) Cysts of the omentum. SGO 18:70–72
553. Fusco EM (1946) Surgical lesions of the greater omentum. Virginia Med Monthly 73:371
554. Fux I, Vasilescu D (1957) Torsiunea marchiu epiploon. Khirurgiia 6:415–416
555. Gairdner WT (1851–1852) A remarkable cyst in the omentum. Trans Path Soc London 3:374
556. Galifer RB (1976) Les lymphangiomes kystiques de l'abdomen chez l'enfant. Thèse Méd Montpellier
557. Garlock JH (1926) Torsion of the great omentum. Resection. Ann J Surg 1:290–291
558. Gautier G (1960) Les torsions du grand épiploon. Thèse, Bordeaux
559. Genewein F (1922) Ein eigenartiger Fall von Netztorsion als Beitrag zur Entstehung von Bauchschmerzen. Zentralbl Chir 49:1248–1249
560. Gentile A (1933) Partial prolapse of cecum, ileum and appendix through preformed opening in greater omentum. JAMA 101:927–928
561. Gerard F (1876) Des kystes hydatiques du péritoine. Thèse, Paris, nº 352, 52 p
562. Gerasimenko PP (1961) A case of lymphangioma of the greater omentum. Klin Med (Moskwa) 39:125–128
563. German WM (1943) Dusting powder granuloma following surgery. SGO 76:501–504
564. Gery A (1853) Cancer de l'épiploon. Bull Soc Anat 28:250–251
565. Gille P, Agnani G, Aubert D, Mourot M, Carbillet JP (1978) A propos d'un cas d'infarctus épiploïque. Ann Med Nancy 17:827–830
566. Gillette WJ (1911) Torsion of the great omentum. Ann J Obst 63:112–118
567. Giraud J (1926–1927) Contribution à l'étude des épiploïtes. L'épiploïte traumatique. Thèse Montpellier, nº 39, 74 pages
568. Giubilei D, Cicia S, Nardis P, Patane E, Villani RM (1980) Lipoma of the omentum in a child. Radiology, 137:357–358
569. Gizdov G (1973) Total volvulus of the greater omentum. Khirurghïa 26:580–582
570. Godenne GD, Burke EC, Hallenbeck GA (1957) Epiploïc lipomatosis, report of a case. Proc Mayo-Clinic 32:370–372
571. Goepfert A (1937) Contribution à l'étude des kystes hématiques du grand épiploon. Nancy, Rigot et Cie, 52 pages
572. Goldsmidt W (1925) Epiploïtis und entzündlicher Netztumor. Wien Klin Wochenschr 20:530–532
573. Goldsmith R, Sterling JA (1951) Primary torsion of omentum. Report of 153 cases. Rev Gastro-Enterol 18:106–112
574. Goebel C (1916) Ueber beschleunigte Wundheilungsvorgänge nach Erysipel. Zbl Chir 43:1003–1005
575. Goodman C (1906) Strangulation of small intestine through a slit in the omentum. Med REC 69:713
576. Gopalakrishnan A, Parsonnet EV (1974) Primary idiopathic segmental infarction of the greater omentum. Case report and review of the literature. J Med Soc NJ 71:20–22
577. Gordon BS, Clyman D (1957) Barium granuloma of the rectum. Gastroenterology 32:943–951
578. Gorski K (1898) Seltener Fall einer inneren Darmeinklemmung. Deutsch Med Wchschr 24:238
579. Gourdou L (1904) Les épiploïtes consécutives à la cure radicale des hernies. Thèse Paris, nº 494, 94 pages
580. Grankin VE (1970) Torsion of lipome of the greater omentum. Vestn Khir Grekov 104:132
581. Grankin VE (1973) Volvulus of the greater omentum. Vestn Khir Grekov 110:100–101
582. Grant WW (1908) Torsion of the omentum. Colorado Med Denver 5:195–197
583. Gregoire R, Couvelaire R (1937) Apoplexie viscérale séreuse et hemorragique (infarctus viscéreux). Masson Ed, Paris
584. Greig DM (1919) A case of diagphragmatic hernia following a gunshot wound; attempt to bring about radical. Edinb Med J 22:357–365
585. Greig DM (1930) Primary sarcoma of great omentum. Edinburgh Med J 37:237–248
586. Greig DM, Smith J, Aberd CM, Edin FRS (1895) Note on a rare condition of the omentum. Lancet 2:331
587. Griffith AC (1910) Torsion of the great omentum. Am J Med Sc 140:87–90
588. Grigorjew A (1979) Appendicitis with coexisting torsion and infarction of a part of the great omentum. Wiad LeK 32:561–562

589. Grigoryeff DV (1896) Tuberculosis omenti majoris. Bolnitsch Gaz Botkina St Petersb 7:313–315
590. Grigoryeff DV (1896) Acute general miliary tuberculosis. Bolnitsch Gaz Botkina St Petersb 7:336–338
591. Grigovich IN (1974) Mezotelioma bol'shogo sal'nika u devochki 14 let. Vopr Okhr Materin Det 19: 88–90
592. Grimoud M, Lapeyre J, Metreau P, Malecaze A, Zalgamelsi J (1962) Les tumeurs primitives du grand épiploon. A propos de 2 observations. Arch Mal App Dig 51:1223–1226
593. Grinberg BI, Drobner GI (1979) Surgical tactis in inflammatory tumors of the greater omentum. Klin Khir 1:67
594. Grover NK, Taneja OP, Gulati SM (1972) Acute abdomen caused by primary torsion of the greater omentum. Intern Surg 57:587–588
595. Gruenwald P, Levine W, Zeichner S (1954) Enterogenous cyst and cystadenoma of omentum. Am J Surg 87:775–779
596. Guerain R (1910) Les kystes primitifs du grand épiploon. Thèse Lyon, n° 93, 94 pages
597. Guillaume-Louis M (1927) Les péricolites. 36è Congr Fr Chir Act Chir Paris, pages 280–282
598. Guilleminet J, Rollet F (1926) Torsion aiguë intraabdominale du grand épiploon. Lyon Med 137–138:279–281
599. Guinard A (1898) Hernie crurale étranglée. Soc de Chirurgie 24:1003–1006
600. Guthrie GJ (1855) Commenters of the surgery of the war. 6th ed, vol 24. Renshaw, London, p 672
601. Gütig K (1927) Beitrag zu den chronisch-entzündlichen Netztumoren. Bruns Beitr Klin Chir 140:370–372
602. Gutman B (1939) Contribution à l'étude de la torsion intra-abdominale du grand épiploon. Thèse Strasbourg, 63 pages
603. Habart L (1947) Un cas de torsion du grand épiploon. Lille Chir., 2:152–152
604. Haberern JP (1908) Über entzündliche Geschwülste des Netzes. Deut Med Wsch 48:2071–2073
605. Hadda S (1910) Die Torsion des grossen Netzes. Arch Klin Chir 92:843–878
606. Hadju SI (1979) Pathology of soft tissue tumors. Lea and Febiger, Philadelphia
607. Hadra BE (1891) On omental tumors due to adhesive inflammation. Ann Surg 14:36–45
608. Haider R, Thomas DGT, Ziady A, Cleland WP, Goodwin JF (1973) Congenital pericardio-peritoneal communication with herniation of omentum into the pericardium. Br Heart J 35:981–984
609. Hakami M, Habibzadeh S, Mosavy SH (1975) Hernia through the foramen of Winslow. Ann Surg 41:355–357
610. Hakari Y (1936) L'obstruction ou l'occlusion intestinale par épiploïte chronique. Thèse Univ, Montpellier, n° 1644
611. Haller M (1912) Des épiploïtes chroniques en rapport avec l'appendicite et la colite chroniques. Thèse Paris, n° 286, 242 pages
612. Haller M (1927) Des péricolites et épiploïtes chroniques. 36è Congrès Francais de Chirurgie, Paris. Act Chir 1927:285–291
613. Halligan EJ, Rabiah FA (1959) Primary idiopathic segmental infarction of the great omentum. Report of four cases and review of literature. Arch Surg 79:738–745
614. Hallstrand DF (1954) Infarctus primaire du grand épiploon. Amer J Surg 87:563–566
615. Hamant A, Rothan J, Thomas C (1934) Les torsions intra-abdominales du grand epiploon. Rev Med Est 62:609–622
616. Hanrahan JB (1963) A combined papillary mesothelioma and adenomatoïd tumor of the omentum. Report of a case. Cancer 16:1497–1500
617. Hanschild W (1955) Netztorsionen. Zbl F Chir 80:1922–1924
618. Hansen S (1924) Über Epiploïtis und Omenttorsion. Acta Chir Scand 67:284–298
619. Hansmann GH, Morton SA (1939) Intra-abdominal hernia. Arch Surg 39:973–986
620. Harder T, Koischwitz D, Engel C (1983) Primäre Tumoren der Mesenterien und des Omentum majus. ROFO 139:274–280
621. Harris FI, Diller T, Marcus SA (1948) Hemorragic infarction of greater omentum simulating acute appendicitis. A report of two cases. Surgery 23:206–210
622. Hartmann WH, Ignatius JA (1972) The starch peritoneal reaction. An experimental study. Ann Surg 175:398–402
623. Hartwell JA (1915) Torsion within the lesser omentum simulating subacute perforation of a gastric ulcer. Ann Surg 61:626–627
624. Hasbrouck EM (1908) Enormous endotheliomatous cyst of the greater omentum. Ann Surg 48:206–218
625. Hashemian HA (1951) Torsion of the great omentum. Br Med J 4701:276–278
626. Hatano R, Iwai T, Goseki N, Kudo G, Hiranuma S, Kojima S, Murakami T, Suzuki S, Acki N (1980) Multiple aneurysms of the visceral arteries with migrating vascular bruit on postural change: a case report. Jpn J Surg 10:48–54
627. Hecker P (1927) Physiological hernia of omentum in lizarz. Soc Biol 96:274–276
628. Hedayati H, Sconzo FT, Yossundarakul C, Bochetto JF Jr (1971) Primary idiopathic segmental infarction of the greater omentum. Am J Gastroenterol 55:168–173
629. Hederstadt GC (1939) Intra-abdominale omentaltorsion. Report of 3 cases. Ann Surg 109:57–63
630. Henry JG (1965) La pathologie tumorale du grand epiploon. Gaz Med France 72:1887–1894
631. Herbillon A (1978) Lymphangiomes kystiques du grand épiploon chez l'enfant: revue de la littérature, à propos de deux nouveaux cas. Thèse Méd, Paris, n° 146, 111 pages
632. Hertz J (1926) 14 cas de greffes épiploïques libres. (Rapport de Duval). Bull Mem Soc Chir Paris 52:492–497
633. Highmore W (1875) Case of a foetus found in the abdomen. London 9:66–67
634. Hilke H (1959) Die sog. Hernien der Bursa omentalis mit normaler Eintrittspforte. Zentralbl Chir 84:864–868
635. Hinderfeld E (1924) Über entzündliche Tumoren des grossen Netzes. Zentralbl Gynäk 1:967–970
636. Hines LE (1934) Hemorrhagic infarction of greater omentum. Illinois Med J 66:166–167
637. Hinton JW (1926) Torsion of the great omentum producing symptomes simulating acute appendicitis. Arch Surg 13:507–510
638. Hochenegg J (1900) Ein Fall intra-abdominaler Netztorsion. Wien Klin Wochenschr 13:291–293

639. Holden MP (1972) Primary idiopathic segmental infarction of the greater omentum. J Ped Surg 7:1977
640. Holländer E (1913) Zur Genese der Netztumoren (Epiploitis plastica). Dtsch Med Wochenschr 34:845–847
641. Hollender LF, Bur F, Molki A (1977) Pathologie du grand épiploon. EMC, Paris, Estomac-Intestin, 9039, A-10
642. Hollender LF, Meyer Ch, Blanchot Ph, Raoux M, Calderoli H (1981) Les talcomes péritonéaux. A propos de 13 observations. Lyon Chir 77:15–17
643. Hollender LF, Meyer Ch, Calderoli H (1976) Les talcomes péritonéaux. Aspects anatomo-cliniques. Bull Ass Nord-Lothar Gastro-Enterol 6:61–65
644. Hollender LF, Santizo G, Janser JC (1967) Les abdomes aigüs par infarcissement du grand épiploon. Bull Ass Nord-Lothar Gastro-Enterol 4:17–22
645. Hollmann G, Hopner F, Daum R, Stuhlinger M (1971) Beitrag zur Klinik des Hämangiopericytom. Langenbecks Arch Chir 330:128–139
646. Hood RT, Geraci JE (1953) Infarction of greater omentum simulating acute cholecystitis. Report of a case. Proc Mayo-Clin 28:296–298
647. Horgan J (1935) Cysts of the omentum. Am J Surg 29:343–353
648. Hotchkiss LW (1907) Gastric and intestinal lesions. Ann Surg 45:759–761
649. Huckman MS, Fisher MS (1974) Roentgenographic signes of tumors of the greater omentum. Cancer 33:1526–1530
650. Huhn FO (1975) Dermoïdkystome im omentum majus. Arch Gynäkol 220:99–103
651. Hull JD (1976) Transomental hernia. Am J Surg 42:278–284
652. Hunter CH (1904) Hematoma or apoplexy of the omentum. North West Lancet 24:228
653. Iakovenko MN (1974) Polycystic lymphangiomas of the greater omentum. Klin Khir 0/9:82–83
654. Ignatius JA, Hartmann WH (1972) The glove starch peritonitis syndrome. Ann Surg 175:388–397
655. Ill EJ (1907) Intra-abdominal torsion of the great omentum without hernia. Am J Obstet Gynecol 56:742
656. Imbach F (1931) Ueber eine Bemerckens-werte zwanzig-mahlige Netztorsion insbesondere ihre Entstehung. Deutsch Z Chir 230:423–430
657. Imbert L, Bonnal G (1927) Sur l'origine tuberculeuse de certaines péricolites. 36è Congr Fr Chir Act Chir Paris, pages 258–259
658. Ionescu A, Butnaru L, Sciuca S, Tilea G, Hamburda M (1973) Internal hernia through the orifice of the greater omentum. Chirurgia 22:709–712
659. Iselin A (1927) Hemolymphangiome kystique du grand épiploon. Soc Chir Paris 19:569–573
660. Issalene G (1913–1914) Les kystes dermoïdes du grand épiploon. Thèse Montpellier, N° 80, 47 pages
661. Iuchtman M, Berant M, Assa J (1978) Transomental strangulation. J Ped Surg 13:439–440
662. Iusubov DR, Chernii VI (1976) Ileus of the greater omentum. Vestn Khir 116:145–146
663. Iwato Y (1931) Über die chronisch entzündliche Netzgeschwülste. Zentr Org Gs Chir 57:266–267
664. Jaber W (1978) Volvulus primitif et secondaire du grand épiploon. Thèse Univ Tours, 54 pages
665. Jackson AS (1948) Primary torsion of the omentum. Amer J Surg 75:849–851
666. Jacquelin Ch, Sejournet P (1956) Place des épiploïtes primitives dans la pathologie digestive. Localisations tumorales au pôle supérieur de l'estomac. Gaz Méd France 63:1549–1555
667. Jacquet P (1944) Epiploïtes et vaccins. Arch Mal App Dig 33:128–130
668. Jalicot L (1956) Contribution à l'étude des kystes séro-hématiques spontanés du grand épiploon. Thèse Paris, N° 276, 82 pages
669. Jamart J, Guillemin F, Boissel P, Grosdidier J (1980) Hernies transépiploïques. Lyon Chir 76:49–50
670. Jeffries JW (1931) Torsion of the great omentum. Ann Surg 93:761–765
671. Jenkins DH (1952) Two unusual cases of intraperitoneal foreign bodies. Brit Med J 2:195–196
672. Jenkins TP (1976) The burst abdominal wound: a mechanical approach. Brit J Surg 63:873–876
673. Jhala GS, Guel SP, Arora HL, Goel V (1972) Neurilemna of the greater omentum. J Indian Med Ass 59:391–392
674. Joffe N, Antonioli DA (1981) Penetration into spleen by benign gastric ulcers. Clin Radiol 32:177–181
675. Johnson AH (1932) The great omentum and omental thrombosis. Northwest Med 31:285–290
676. Jonsson SO (1938) Über Omenttorsionen. Acta Chir Scand 80:251–282
677. Joss CS, Pratt JH (1948) Primary idiopathic segmental infarction of greater omentum. Minn Med 31:996–999
678. Jourde LA, Tavernier Cl (1982) Aspects radiologiques du côlon au cours des affections de voisinage. EMC Radiol IV, fascicule 33472 D10
679. Joyeux R (1951) Sur les épiploïtes généralisées non spécifiques. Montpellier Med 39–40:257
680. Joyeux R (1957) Sur les abdomens aigüs d'origine épiploïque. Montpellier Méd 17:90–91
681. Joyeux R, Bordart JC, Doucoure I (1971) Les fibrosarcomes du grand épiploon. Ann Chir 27:1167–1171
682. Jurado P (1949) Infarcto hemorrágico idiopático del grande epiplón. Bol Acad Argent Cir 33:215, Dia Méd 21:1196
683. Kaeger E (1912) Hémorragies gastriques à la suite de ligature de l'épiploon. Dtsch Med Wochenschr 38:1569–1572
684. Kahnt E (1929) Beitrag zur Aetiologie der Netztorsion. Zentralbl f Chir 56:2699–2701
685. Kakar A, Taneja SB (1980) Infarction of the greater omentum. Dis Colon Rectum 23:430–431
686. Kaliner MA (1968) A case of polycystic lymphangiomas of the greater omentum. Vestn Khir 101:112–113
687. Kalisher L, Straatsma GW, Rosenberg BF, Vaitkevicius VK (1968) Primary malignant hemangio-endothelioma of the greater omentum. A case report. Cancer 22:1126–1130
688. Kalter IS, Pestov VK (1979) Isolated abcess of the greater omentum. Khirurgiïa (Mosk) 10:112–113
689. Kamata T, Kanno H, Hirata K (1971) Case of primary tumor of the greater omentum. Trys Apr 25:263–266
690. Kar AK, Sen JK (1975) Lymphatic cyst of the greater omentum. J Indian Med Assoc 65:308–309
691. Karaharju EO (1970) Primary idiopathic infarction of the greater omentum. A report of four cases. Ann Chir Gyn Fenn 59:232–234
692. Karasev NE, Sychikov NV (1980) Torsion of the greater omentum. Khirurgiia (Mosk) 7:35–37
693. Karim E (1981) Localisations abdominales et périton-

éales exceptionnelles du kyste hydatique: A propos de deux cas. Ann Chir 35:109–113
694. Karl L, Peychl L (1979) Primar idiopathischer segmentarer Infarkt des grossen Netzes. Zentralbl Chir 104:1007–1009
695. Kavidar R (1959) Hemolymphangiome polykystique du grand épiploon. Thèse Univ, Paris, 44 pages
696. Kearney MS (1983) Synchronous benign teratomas of the greater omentum and ovary. Br J Obstet Gynaecol 70:676–679
697. Keen WW (1898) Cystosarcoma of the omentum. Ann Surg 27:220–224
698. Kelner S, Ferraz E, Amazonas G (1969) Acute torsion of the great omentum. Hospital (Rio de J) 76:707–712
699. Kimura A, Kudo E, Hamamoto Y, Hirai H, Watanabe K (1975) Sympus monopus accompanied by nephroblastoma. A case report. Acta Pathol Jpn 25:375–784
700. Kinmonth JB, Taylor GW, Tracy GD, Marsh JD (1957) Primare lymphoedema. Clinical and lymphangiographic studies of a series of 107 patients in which the lower limbs were affected. Brit J Surg 45:1–9
701. Kleber W (1930) Peritonitis nach Invasion von Askariden-larven. Zentralbl Chir 57:1860–1862
702. Klein L (1950) Strangulation of the omentum. New York State Med H 50:341
703. Knudson RJ (1962) Primary idiopathic segmentar infarction of great omentum. Amer Pract 13:191–194
704. Kobets IS (1972) Diagnosis and treatment of inflammatory tumors of the greater omentum. Khirurgiïa (Mosk) 48:92–94
705. Koch J (1924) Ein Fall von Echinococcuszyste der Bursa omentalis. Zentralbl Chir 51:2754–2755
706. Koch P (1978) Akute Altersappendizitis bei gleichzeitiger Infarzierung des Omentum majus. Zentralbl Arztl Fortbild 72:384–385
707. Köhler R (1917) Volvulus omenti maioris. Wien Klin Wochenschr 30:220
708. Konieczny H (1975) Traumatic torsion of the great omentum diagnosed primary as periappendiceal inflammatory infiltration. Wiad Lek 28:1227–1229
709. Korotkevich GE, Krivov I (1978) Primary necrosis of the omentum majus. Klin-Khir 4:79
710. Korzon IK (1969) Volvulus of the greater omentum. Vestn Khir 103:49–52
711. Koster H (1926) Acute omento volvulus. Am J Med Sc 172:230–237
712. Kothe R (1908) Ein Fall von intra-abdominaler Netztorsion. Deut Med Wochenschr 34:738–740
713. Kraeft H, Heckert WC (1981) Pseudocyste des Omentum majus als Folge einer Netztorsion. Monatsschr Kinderheil 129:478
714. Kral L, Peychl L (1979) Primär idiopathischer segmentärer Infarkt des grossen Netzes. Zentralbl Chir 104:1007–1009
715. Krejczy K, Gnilka W, Gumanski R (1978) Hemangiopericytoma of the major omentum. Pol Przegl Chir 50:1067–1068
716. Kropacz J, Grygiengza W (1975) Torsion of accessory major omentum in a case of inguinal hernia. Wiad LeK 28:1873–1874
717. Kruger G (1972) Komplikationen des grossen Netzes und der Appendices epiploicae. Zentralbl Gynäkol 94:1259–1263
718. Kubisch L, Schiebold KD (1980) Die primäre Netzdrehung. Zentralbl Chir 105:522–524
719. Kunstler WE, Gurd FN, Ruddick DW (1961) Epiploïc granuloma due to frishbone simulating carcinoma. Can J Surg 4:268–276
720. Kus H, Orlowski T (1960) Sekundäre Torsion des ganzen grossen Netzes. Chirurg 31:300–303
721. Kusakabe T (1925) Über einfach-entzündliche Geschwülste am Dickdarm, Peritoneum und Netze. Zentralorg Ges Chir 31:470
722. Kushch NL, Kononuchenko VP, Simonov EV, Iarosh VI (1979) Tumors as a cause of acute abdomen in children. Vestn Khir 123:96–99
723. Kutasoff L (1910) Primary malignant tumors of the large omentum. Khirourgiia 26:457–474
724. Kutuzov II (1977) Torsion of the greater omentum. Vestn Khir 119:107–108
725. Labry R, Cornet J (1961) A propos des tumeurs fantômes de l'abdomen: l'épiploïte graisseuse. Lyon Med 206:263–265
726. Ladon W (1969) 2 cases of primary lymphatic cysts of the major omentum in children. Pol Tyg Rek 24:327–328
727. Lafourcade J (1911) Traitement de la péritonite généralisée. Bull Mem Soc Chir Paris 37:428–434
728. Lalji D, Morris W, Bose B (1980) Leioblastoma of the omentum. Can Med ASS J 122:669–672
729. Lambruschi PG, Rudolf LE (1979) Massive unifocal cyst of the liver in a drug abuser: case report and review of the literature. Ann Surg 189:39–43
730. Lance M (1910) Un cas de torsion de l'épiploon. Paris Chir 2:406–408
731. Lancereaux E (1878) Contribution à l'étude de quelques affections du péritoine. Arch Gen Med 142:569–580
732. Langeron P, Puppink P, Delabre JC (1981) Hemangiopéricytome du grand épiploon. J Sc Med Lille 99:17–18
733. Lapeyre L (1907) Deux cas de torsions intra-abdominales du grand épiploon (rapporté par Bazy L). Bull Mem Soc Chir Paris, 33:192–197
734. Lapeyre L (1927) Péricolites chroniques — épiploïtes chroniques. 36 è Congr Fr Chir Act Chir Paris, p 276–280
735. Lapinski Z (1961) Abdominal syndrome following adhesion of the omentum to epigastric surgical scars. Pol Przegl Chir 33:487–488
736. Larochelle FD (1933) Torsion of omentum simulating appendicitis. Am J Surg 20:97–98
737. Lasichak AG (1950) Strangulation of omentum in a congenital omental defect. Am J Surg 79:462–464
738. Laurence S (1925) Cyst of the omentum. South MJ 18:423
739. Lavocat H (1892) Etude clinique des tumeurs malignes du grand épiploon. Thèse Paris, n° 254, 48 pages
740. Läwen A (1938) Appendicitis fibroplastica, chronische, stenosierende ileitis terminalis und unspezifische, entzündliche ileo-caecaltumoren. Zentralbl Chir 1:911–915
741. Lawler RH, Fox PF, Cohen H (1945) Primary fibrosarcoma of great omentum. Am J Surg 69:135–136
742. Lazarevic V (1939) Beitrag zur Kenntnis der entzündlichen Netzscheintumoren. Arch Klin Chir 194:703–711
743. Lebedev AP (1970) Abscess of the greater omentum. Vestn Khir 105:117–118
744. Lebourthe F, Baur P (1964) Coexistence chez une Africaine d'un épithélioma perforé du côlon sigmoïde

et d'une métastase épiploïque d'un épithélioma papillaire. Bordeaux Chir 1:21–22
745. Lecuit P (1932) Torsion du grand épiploon intra-abdominale, pure. Thèse Paris, n° 49, 95 pages
746. Lee CM, Collins WT, Largent TL (1952) Reappraisal of absorbable glove powder. SGO 95:725–737
747. Le Febre L (1923) Torsion du grand épiploon. Bull Mém Soc Chir 49:175–179
748. Lehmans F (1970) Prevention des adhérences péritonéales par emploi du mélange hydrocortancyl (125 mg) tifomycine (suspension chirurgicale lg) en intra-abdominal. Bordeaux Med 3:2187–2190
749. Leitner MJ, Jordan CG, Spinner MH, Reese EC (1952) Torsion, infarction and hemorrhage of the omentum. As a cause of acute abdominal disease. Ann Surg 135:103–110
750. Lejars F (1906) Epiploïte tuberculeuse. Explor Clin et Diagn Chir, p 226
751. Lejars F (1906) Les formes frustres de l'ileus. Sem Med Paris 26:97–100
752. Lejars F (1907) Les torsions du grand épiploon. Sem Méd 27:73–77
753. Leman S, Desrousseaux G (1972) A propos d'une torsion aigüe du grand épiploon. J Sci Med Lille 90:71
754. Lena A, Chauvin FH (1948) Les kystes du grand épiploon. Marseille Chir 1:401–408
755. Lens AJ de (1819) Eléments de médecine pratique — trad de Cullen. Paris, Méquignon Marvis
756. Leplay A, Fabre J (1911) L'épiploon et les corps étrangers. CR Soc Biol Paris 71:484–485
757. Leroy MJAO (1905) Des épiploïtes. Thèse Lille, n° 34, 231 pages
758. Letulle M (1897) Cancers multiples du tube digestif. Presse Med, Paris, 221 pages
759. Letulle M (1897) Les greffes cancéreuses de l'intestin. Rev Gyn et Chir Abd Paris 1:491–498
760. Leudet E (1853) Cancer de l'épiploon. Bull Soc Anat 28:251
761. Leveuf J (1914) Le diverticule épiploïque droit chez le nouveau-né. Rev Chir 49:33–55
762. Levrey Léon (1899) Du rôle de l'épiploïte aiguë ou chronique, adhérence épiploïque au cours de appendicites. Thèse Paris, n° 191, 97 pages
763. Levy JH, Pund ER (1940) Primary sarcoma of omentum. Report of two cases. Am J Cancer 40:219–226
764. Lichtmann AL, McDonald JR, Dixon CF, Mann FC (1946) Talc granuloma. SGO 83:531–546
765. Lindquist S (1921) Ueber epiploïtis mit besonderer Rücksicht ihrer Bedeutung für die Entstehung von Ileus. Acta Chir Scand 22/54:91–100
766. Lipper S, Nunnery EW, Jones KL (1980) Pedunculated fibrosarcoma: unusual presentation of an intraabdominal fibrosarcoma arising from the great omentum. Am J Surg 140:457–461
767. Lipsett AG (1941) Primary torsion of the great omentum. Ann Surg 114:1026–1034
768. Litthauer M (1906) Über abdominale Netztorsion und retrograde Incarceration bei vorhandenem Leistenbruch. Berl Klin Wochenschr 15:454–456
769. Lortat-Jacob JL, Clot JP, Goyer B (1966) Hemangiopericytome épiploïque. Chir 92:371–375
770. Lo Schiavo F, Cirillo S (1968) Su un raro caso di voluminoso linfangioma cistiso del grande omento. Considerazioni cliniche ed embrio-pathogenetiche. G Ital Chir 24:721–752
771. Lovasz L (1957) Cases of primary actino-mycosis of the omentum. Arvosi Hetilap (Budapest) 98:392–394
772. Luccioni F, Thomas N (1938) L'étranglement interne à travers le grand épiploon. J Chir 52:331–340
773. Luckett WH (1910) Torsion of the greater or gastrocolic omentum, complicates by acute appendicitis. JAMA 44:1364–1365
774. Luke M (1981) Primary torsion of the major omentum as a cause of acute abdomen. Ugeskr Caeger 143:122–123
775. Lunzenauer K (1954) Darmeinklemmungen in Lücken des Omentum majus; zugleich ein Beitrag zur Pathologie des grossen Netzes. Zbl Chir 79:832–836
776. Lussana S (1924) Incarceraments omentale dell'appendice. Riforma Med 40:126–128
777. Lynn T, Theiler GT (1961) Epiploic appendagitis simulating acute appendicitis. Wisconsin Med J 60:251–252
778. Lypsett PJ (1941) Primary torsion of the great omentum. Ann Surg 114:1026–1034
779. MacAdams GB (1950) Granulometa caused absorbable starch glove powder. Surg 39:329–336
780. MacAuley C (1928) Torsion of the great omentum. Note of 2 cases. Bull J Surg 15:387–389
781. MacAvoy JM, Fee HJ, Roth JA, Dainko EA (1978) Primary liposarcoma of the omentum. Arch Surg 113:870–872
782. MacCredie JA (1977) Intestinal obstruction due to a defect in the omentum. Can J Surg 20:260–262
783. MacCullough CD (1962) Primary leiomyoma of the great omentum. Am J Surg 104:785–787
784. MacDonald AM (1927) Sarcoma of omentum. Arch Surg 14:1245–1258
785. MacKenzie WC, Small J (1946) Primary idiopathic segmental infarction of greater omentum. Can Med Assoc J 55:144–145
786. MacLaughtin JS (1964) Giant omental cyst: case report with emphasis on radiological diagnosis. Am Surg 30:125–128
787. MacLean AB (1950) Primary torsion of omentum in children. Brit Med J 1:100–101
788. MacQuiddye L, Tollman JP (1948) Observations on an absorbable powder to replace talc. Surg 23:786–793
789. MacQuown DS, Fischbein MC, Moran ET, Hoffmann RB (1975) Abdominal cystic lymphangiomatosa; report of a case involving the liver and splenn and illustration of two cases with origin in the greater omentum and roof of the mesentery. JCU 3:291–296
790. MacWhorter GL (1928) Primary torsion of the omentum: 24 cases. Arch Surg 16:569–582
791. Madier Cl (1955) Infarctus apparemment spontané de la totalité du grand épiploon. Exérèse. Anticoagulants. Guérison. Mém Acad Chir 81:855–859
792. Magnant JS (1959) Torsion isolée du grand épiploon. Mém Acad Chir 85:293–294
793. Maillard JN, Barge J, Desvignes MG (1973) Péritonites granulomateuses à l'amidon. Ann Chir 27:859–862
794. Mainetti JM, Lopez Ruf J (1944) Torsion del épiplón mayor. Rev Med d'Hosp Ital La Plata 1:101–104
795. Mainzer RA, Simoes A (1964) Primary idiopathic torsion of the omentum. Arch Surg 88:974–983
796. Majnarich G (1955) Mesenteric, mesocolic and omental tumors with particular reference to the cystic forms. J Int Col Surg 24:403–428
797. Malek F, Riley EJ (1970) Primary torsion and segmental infarction of greater omentum. Ann Surg 36:549–551

798. Maliakov M (1961) Closed isolated wound of mesogastrium. Khirurgiïa (Sofia) 14:1121
799. Mallory TB (1942) Omental torsion simulating appendicitis: 6 cases report. New Engl J Med 226:237–241
800. Manini P, Pigache P, Elhomsi G, Bur F (1983) Corps étranger intrapéritonéal exceptionnel: Epiploïte granulomateuse sur stérilet. Comm Personnelle, Metz
801. Mantey JP (1977) Contribution à l'étude des tumeurs malignes primitives solides, intra-abdominales, sans attache viscérale: à propos de 4 cas de tumeurs du grand épiploon. Thèse Angers, 75 pages
802. Marchesi F (1955) Complicazioni tardive dopo isterectomie totali per via vaginale: colpoceli procidenza di omento de rottura spontanea del fondo vaginale. Q Clin Ostet 10:71–82
803. Marcoux G (1959) Torsion idiopathique primaire de l'épiploon. Laval Med 3:297–303
804. Mare L (1889–1890) Epiplocèles adhérentes au sac. Thèse Paris, n° 15, 53 pages
805. Marfan N (1896) Kyste multiloculaire du grand épiploon. Presse Méd, page 133
806. Markovits S, Tursini E (1969) Aspetti di patologia del „grande omento" in chirurgia d'urgenza. Considerazioni su tre casi. Osp Ital Chir 21:187–191
807. Marras S (1941) Pancreas pseudo-policistico. Clinica 7:3–12
808. Martin JD (1941) Torsion of the omentum. South Surg 10:210–215
809. Martin JD, Feroldi J, Cabanne F (1955) Hémangiopéricytome; rapport de 2 cas et revue générale. Bull Assoc Fr Etud Cancer 42:112–136
810. Martineaud JJ (1902) Les torsions de l'épiploon. Thèse Bordeaux, n° 96, 92 pages
811. Martinez Ramos C (1979) Hernia transomental. Forma rara de hernia interna. Rev Esp Enferm Apar Dig 56:563–572
812. Martinotti L (1955) Etiopathogénie et diagnostic de la torsion aiguë du grand épiploon. Réf Méd 69:429–437
813. Martorell RA (1968) Idiopathic torsion and infarction of the omentum. M Surg 34:252–255
814. Martzloff KH (1930) Prolapse of intestine through a preformed opening in great omentum. SGO 50:899–902
815. Martzloff KH (1950) Herniation of gut with strangulation through a hole in the greater omentum. Brit Med J 50:758–759
816. Masmontell F (1927) Contribution à l'étude clinique et au traitement des épiploïtes. 36è Congr Fr Chir Act Chir, Paris, pages 282–284
817. Mast WH (1970) Splenic flexure traction syndrome. Role of the greater omentum. Int Surg 53:363–367
818. Matriolet A (1931/1932) Contribution à l'étude de la torsion aiguë du grand épiploon. Thèse Bordeaux, n° 49, 54 pages
819. Matsumoto Y, Hasegawa M (1970) Case of a cyst of the great omentum in a child. Shujutsu 24:157–160
820. Matsumoto K, Okano K, Ishii M, Murao S, Nakazawa M (1980) Report of a case with huge, fluctuant leiomyosarcoma possibility originated from the great omentum (anthors transl.). Nippon Naika Gakkai Zasshi 69:951–953
821. Mauclaire P (1909) Epiploïte totale compliquant une salpingite. Arch Gén Chir 4:917–922
822. Mehta TV (1962) Hernia into the greater omentum — a case of report. J Indian Med Ass 38:487–488
823. Menegaux G (1963) Manuel de Pathologie Chirurgicale, tome II, tête et tronc. Paris: Masson Edit
824. Menegaux G, Courtois-Suffit M, Lauras H (1952) Les torsions isolées du grand épiploon. Sem Hôp Paris 28:3427–3430
825. Menne Fr, Birge RF (1936) Primary liposarcoma of great omentum. Arch Path 22:823–828
826. Mercadier M, Clot JP, Faure J, Calmettes C (1968) Un cas de sarcome primitif du grand épiploon. Ann Chir 22:1223–1225
827. Meredith WA (1886/1887) A case of large omental liposarcoma successfully removed by abdominal section. Tr Clin Soc London 20:206–209
828. Merino MJ, Livolsi VA (1980) Inflammatory malignant fibroms histiocytoma. Am J Clin Path 73:276–281
829. Meyer C, Starlinger M, Stoll G, Batzenschlager A (1976) L'hémangiopéricytome du grand épiploon. Lyon Chir 72:194–197
830. Mezhenin AM, Melnik AP (1872) Primary idiopathic segmental infarct of the greater omentum. Vestn Khir Apr 108:130
831. Miller BJ, Wright JL, Colquhoun BP (1978) Some etiologic concepts of actinomycosis of the greater omentum. SGO 146:412–414
832. Mingrino A, Monaco G, Macaluso G, Cammarata F (1983) Infarcto segmentario idiopatico del grande omento. Presentazione di sei casi clinici. Arch Sci Med (Torino) 140:85–88
833. Mirganiev SHM (1956) A case of diaphragmatic hernia with prolapse of the omentum into the mediastin. Vestn Rentg 31:89–90
834. Mirkyazinov YaK (1975) Observation d'un volvulus du grand épiploon chez un malade ayant une dextrocardie. Azerbaidj Med Zh 52:78–79
835. Mitiurin SI, Zavgorodni AF (1978) Volvulus of the omentum majus. Vestn Khir 120:94–95
836. Mock CJ, Mock HE Jr (1958) Strangulated internal hernia associated with trauma. Arch Surg 77:881–886
837. Modder U, Fiedler V, Lorenz R (1982) Computertomographische Zeichen der Peritonealkarzinose. ROFO 136:60–63
838. Moiroud P (1924) Sarcome du grand épiploon. Bull Mem Soc Anat Paris 94:443
839. Molander ML, Mortensson W, Uden R (1982) Omental and mesenteric cysts in children. Acta Paediatr Scand 71:227–229
840. Mondor H (1965) Diagnostics urgents. Paris, Masson et Cie Edit
841. Monflier J (1934) Contribution à l'étude du volvulus du grand épiploon. Thèse Paris, N° 303, 68 pages
842. Monod C (1899) Obstruction partielle de l'intestin par brides d'origine épiploïque chez un homme ayant subi la cure radicale d'une hernie inguinale. Bull Mem Soc Chir Paris 25:144–148
843. Montgomery AH, Wolman IJ (1935) Lymphangiomata of the great omentum. SGO 60:695–702
844. Moore HD (1950) Some unusual but instructive surgical emergencies. Brit Med J 2:757–760
845. Mordvinkina TN (1957) Foreign bodies simulating tumors of the omentum. Vestn Khir 78:123–126
846. Morestin H (1914) Torsion abdominale du grand épiploon. Bull Mem Soc Anat Paris 79:85–89
847. Morhardt PE (1933) Inconvénients et contre-indications de l'hystérosalpingographie. Gynécol et Obst 27:47–58

848. Morris GN (1949) A case of omental necrosis following trauma. Aust NZ J Surg 18:229–231
849. Morris JH (1926) Torsion of the omentum. Am J Surg 1:290
850. Morris JH (1932) Torsion of the omentum. Arch Surg 24:40–76
851. Morton CB (1938) Intra-abdominal apoplexy. Arch Surg 36:723–728
852. Morton SW (1898) Endothelioma of the omentum. Trans Path Soc Philadelphia 18:124–126
853. Mosca LG (1962) Epiplopericolitis. Dia Med 34:1158
854. Most A (1928) Netztorsion unter den Anzeichen der Appendizitis. Med Welt 2:128–129
855. Mouchet A, Leger L (1935) Torsion intra-abdominale pure du grand épiploon. Ann Anat Pathol Med Chir 12:870–872
856. Moynihan BGA (1926) Abdominal operations. London, vol 2, page 548
857. Mulay VB, Gearhart HA (1975) Segmental infarction of the greater omentum. J Iowa Med Soc 65:225–226
858. Mullen TF (1925) Torsion of the great omentum. SGO 40:635–641
859. Murat J, Bernard JC, Monod R, Vaur JL (1978) Volvulus primitif et secondaire du grand épiploon. A propos de 3 cas. J Agrégés 11:337–344
860. Myca Z (1980) Torsion of the whole greater omentum. Wiad Lek 33:1145–1147
861. Nadzehmedinov NN (1962) On pathology of the greater omentum and acidose processes. Med Zh Vzbeh 7:59–62
862. Nafissi A, Vakili K (1976) Lymphangiome kystique du grand épiploon. Chir 102:198–200
863. Nahodil V, Lorenc J (1959) Postoperative epiploïtis. Rozhl Chir 38:521–524
864. Neely Ch, Holzer E (1958) Primary torsion in children. Ann Surg 148:995–1000
865. Neuhof H, Wiener S (1910) Some experients on the omental adhesions. SGO 10:358–371
866. Nevermann H (1923) Epiploïtis. Zbl Gynäkol I:1009–1011
867. Newman H, Frische LH (1957) Lesser omental bursa abcess simulating gastric neoplasms: report of a case. Radiology 69:567–570
868. Nicholson GT (1954) Grangrenous pneumatocele of the greater omentum complicating therapeutic pneumoperitoneum. J Med Assoc Georgia 43:1024–1025
869. Nicol F (1976) Le léiomyosarcome, tumeur rare du grand épiploon. Thèse Nantes, n° 1682, 105 pages
870. Nielsen K (1950) Twenty-three cases of omental torsion. Acta Chir Scand 100:545–566
871. Niemerer W (1935) Torsion of the omentum. Can Med J 32:175
872. Nikolaev NM, Kogan MI (1975) Etiologie, pathogénie et classification des torsions du grand épiploon. Khirurgiïa 12:16–20
873. Nimier J (1900) Des épiploïtes dans l'appendicite. Bull Mem Soc Chir 26:131–132
874. Nixon JW (1925) Torsion of the great omentum. Texas Staff J Med 20:659–660
875. Noonan JD, Minagi H, Margolin FR (1975) Benign, solitary schwannomas of the lesser peritoneal sac. Am J Roentgenol Radium Therm Nucl Med 125:391–394
876. Nordmann K (1903) Demonstration von Präparaten von Netztorsion. Zbl Chir 7:206
877. Novaes CC de (1944) Torçao intra-abdominal do grande epíploon. Rev Brasil Cir 13:481–484
878. Nurmukhamedov RM, Nadzehmitdinov NN, Makhmudov ZU, Uralov MM (1979) Lesions of the greater omentum and fatty appendices. Khirurgiïa (Mosk) 10:49–51
879. Nylander PE (1933) Beitrag zur Frage von der Pathogenese der Epiploïtis. Zentralorg Ges Chir 63:406
880. Oancea T, Bocaneala O, Marinescu A, Cojocea V (1977) Clinical and therapeutic aspects of traumatic diaphragmatic hernial. Rev Chir 26:23–27
881. Obel W, Wnuk-Katynska V, Osemlak J (1979) Lymphatic cyst of the major omentum as the contents of inguinal hernia. Tol Tyg Lek 34:2051–2052
882. Oberlin L (1921) Les kystes hématiques du grand épiploon. Rev Chir 59:216–232
883. Oberrieder JL (1971) Tumeurs de l'épiploon gastrohépatique. Thèse Paris V, n° 28, 69 pages
884. Oberst M (1882) Zur Kasuistik des Bruchschnittes nebst einigen Bemerkungen über Netzeinklemmungen. Zbl Chir 27:441–447
885. O'Brien GG (1934) Congenital anomaly of the omentum causing torsion. Report of a case. JAMA 102:681–683
886. O'Connor H, Lamy J, Bonneau H (1959) Lipoblastome du grand épiploon et lipoblastomes poplités, médiastinaux et épiploïques. Marseille Chir 11:431–434
887. Ofoegbu RO (1980) The encased spleen syndrome. Preliminary report on a clinical entity. Am J Trop Med Hyg 29:704–707
888. Ohba S (1976) Case of granuloma of the greater omentum. Jpn J Clin Radiol 21:1011–1012
889. Okpere E, Omu E, Ajabor LN (1981) Omental vein rupture associated with an incisional hernia in pregnancy. East Afr Med J 58:806–808
890. Oliver GA (1964) The omental cyst: a rare cause of the acute abdominal crisis. Surg 56:588–593
891. Oliver J (1914) Two simple omental cysts and one simple omental cyst in the same patient. Brit Med J 2:7560
892. Oltramare JH (1927) Péricolites et épiploïtes caecales. 36è Congr Fr Chir Act Chir Paris, pages 207–221
893. Oppolzer R (1939) Über Epiploïtis plastica, oder displastische Netzentzündung. Langenbecks Arch Klin Chir 195:489–490
894. Orishejolomi TH, Jeliffe DB (1953) Neurofibrome géant du grand épiploon. Brit J Surg 40:473–477
895. Ott A (1960) Zur Diagnose und Aetiologie der Netzzysten. Fortschr Gebiete Roentgenstr 93:261–263
896. Owen G (1921) Hydatid of omentum with multiple twist of pedicle. Med J Australia 2:459
897. Pabst Gayet C, Schmitt M, Coudane H (1978) Lymphangiomes kystiques intra-abdominaux. Ann Méd Nancy 17:823–826
898. Paetzold A (1927) Die sogenannte Fremdkörpertuberkulose des Bauchfells. Beitr Klin Chir 141:711–717
899. Palliard P, Dubois J, Braillon G, Cuilleret J, Gilly M, Guillemin G, Vachon A (1966) Les mésothéliomes diffus péritonéaux. A propos de 2 observations. Arch Fr Mal App Dig 55:765–774
900. Pantzer HO (1904) Multiple abcesses of the omentum. JAMA 43:1529–1531
901. Paolaggi JA (1977) Les périviscérites digestives. EMC, Paris, Estomac-Intestin, 9077-P-10
902. Papin F (1949) Torsion du grand épiploon. J Méd Bordeaux 3:139
903. Parszewski M, Jelen J (1970) Cancer of the stomach with metastases to the omentum majus trented surgically 8-year survivall. Pol Przegl Chir 42:1850–1851

904. Patel J (1936) Kyste de l'arrière cavité des épiploons. Ann Anat Pathol 13:327–331
905. Patel M (1925) Torsion épiploïque intra-abdominale d'origine herniaire. Lyon Chir 22:71–73
906. Patel M, Santy P (1913) Un cas de torsion intraherniaire du grand épiploon. Lyon Chir 10:35–37
907. Pauchet V (1916) Chirurgie de la face postérieure de l'estomac. Méthode de choix pour aborder les organes de l'arrière cavité des épiploons. Bull Mem Soc Chir Paris 42:1128–1136
908. Pauchet V (1927) Les péricolites adhésives (fausses appenduicites chroniques). 36è Congr Fr Chir Act Chir Paris, pages 226–243
909. Payr E (1902) Über die Ursachen der Stieldrehung intraperitoneale gelegener Organe. Arch Klin Chir 68:501–523
910. Pazhitnov AE (1974) Lymphangiome géant du grand épiploon chez un enfant. Vestn Khir 112:107–108
911. Pean J (1880) Diagnostic et traitement des tumeurs de l'abdomen et du bassin. Paris, tome 1, pages 451–454
912. Pebner L, Mitchel N (1960) Apoplexy of the lesser omentum. Arch Intern Med 106:634–638
913. Pecout JM (1956) Les torsions intra-abdominales du grand épiploon. Thèse Paris, n° 1014, 38 pages
914. Peison B, Benisch B, Williams MC, Newman R (1980) Primary extramedullary plamocytoma of the omentum associated with recurrent adenocarcinoma of the colon: first case report. Hum Pathol 11:399–401
915. Peribere R (1928) Le volvulus épiploïque pur; torsion libre de l'épiploon sain ou d'apparence saine. Thèse Paris, n° 86. 64 pages
916. Pernazza E, Scelsi A, Maggi C, Caselli G, Cordaro G (1982) Su di un caso di sarcoma lipoblastico dell'omento. Chir Gastroent 16:221–225
917. Perry JF (1964) Primary segmental infarction of the omentum in children. Surgery 56:584–587
918. Peterhanwahr L (1915) Über entzündliche Geschwülste des Netzes. Lang Arch Klin Chir 106:355–367
919. Petitclerc JL, Gauthier C (1947) Considérations sur 2 cas d'épiploïte. Laval Med 12:348–356
920. Petridis P (1947) Torsion intra-abdominale aiguë du grand épiploon. Acta Chir Belg 2:114–118
921. Picot PYJ (1923/1924) Contribution à l'étude des épiploïtes post-opératoires. Thèse Bordeaux, n° 87, 41 pages
922. Piecuch T, Polak U, Jaworski R (1979) Torsion of the gret omentum. Wiad Lek XII:1195–1197
923. Piere A (1872) Di uno stragolamento Intestinale Interno. Giorn Crit Med Chir 30:30–39
924. Pikot D, Dordevic B (1979) Torzije velikog omentuma. (authors transl.) Lijiec Wjec Vjesn 101:357–358
925. Pines B, Rabinovitch J (1940) Idiopathic segmental infarction of greater omentum. SGO 71:80–85
926. Pizzimbono CA, Higa E, Wise L (1973) Leiomyoblastoma of the lesser sac: case report and review of the literature. Am Surg 39:692–699
927. Pogulia'iko NM, Kievski'i II, Maniak VE (1967) Cysts of the greater omentum in a 5 year old child. Klin Khir 8:78
928. Poinot J (1961) Deux cas de torsion du grand épiploon. Bordeaux Chir 2:89–90
929. Poling RB (1934) Torsion of the great omentum associated with subacute appendicitis. Chio State Med J 30:735–736
930. Pollidori A (1927) Contributo alla conuscenza della torsion del omento. Ach Ital Chirurg 17:453–471
931. Porfiri L, Capponi E (1968) Torsione acuta del grande omento. Acta Chir Ital 24:51–65
932. Potet F (1974) Histopathologie du tube digestif. Collection d'histopathologie. Ed Masson, 823–826
933. Potherat E (1908) Kyste de l'ovaire tordu sur son pédicule. Torsion simultanée du grand épiploon. Bull Mém Soc Chir Paris 34:922–923
934. Prat L (1927) Epiploïtes et péricolites. 36è Congr Fr Chir Paris, pages 243–257
935. Pretzsch E (1906) Über die Torsion des Netzes. Beitr Klin Chir 48:118–140
936. Prevost AG, Langeron P (1959) Traumatisme of the pancreas belated by revealed by an encysted hematoma of the lesser peritoneal sac. J Sc Méd Lille 77:545–550
937. Price J (1921) Acute torsion of the great omentum: two cases reported. Chio State Med J 17:675
938. Prisiuda AIa, Datsiuk EE (1970) Cysts of greater omentum and fatty processes of the sigmoïd in children. Pediatr Akush Ginekol 5:29–30
939. Prozorov SM (1980) Abdominal pregnancy with implantation of the ovum in the wall of the greater omentum. Vestn Khir 124:91–92
940. Prutz W, Monnier E (1913) Die chirurgischen Krankheiten und die Verletzungen des Darmgekröses und der Netze. Stuttgart, F Enke
941. Puderbach WJ (1949) Torsion of omentum. New York States Med J 49:1571–1572
942. Puppala AR, Musta SG, Moorman RH, Howard CH (1981) Small bowels obstruction due to disease of epiploic appendage. Am J Gastroenterol 75:382–383
943. Quenu E (1916) Extraction d'un ventre d'une balle de fusil enkystée dans l'épiploon un an après la blessure. Bull Mém Soc Chir Paris 42:2024
944. Quenu J (1906) Torsion intra-abdominale sus-herniaire de l'épiploon. Bull Mém Soc Chir 24:520
945. Quenu J, Jacquelin Ch, Leger L (1952) Infarctus intestinal par thrombose veineuse. Mem Acad Chir 78:132–138
946. Rabau MY, Wolstein I, Tulchinsky D (1976) Omental torsion. Med Chir Deas 5:353–355
947. Rachlin SA (1953) Primary idiopathic segmental infarction of the great omentum. J Int Coll Surg 19:356–359
948. Rameaux J (1929) Contribution à l'étude de la torsion du grand épiploon. Thèse Paris, n° 249, 64 pages
949. Ramond A (1953) Torsions unipolaires du grand épiploon. Thèse Montpellier, n° 58, 58 pages
950. Ransom HK, Samson PC (1934) Malignant tumors of great omentum. Ann Surg 100:523–534
951. Rapani C, Tucci G, Di Petta T (1978) Su un caso di torsiona totale cosidetta primitiva del grande omento. Chir Ital 30:368–371
952. Rasloff W (1938) Granulomatose du péritoine par matière de contraste. Arch Klin Chir 194:165–170
953. Reboul J, Bouyssou P, Delorme G (1955) Hernie épiploïque droite rétro-costo-xyphoïdienne. J Med Bordeaux et du Sud-Ouest 132:776–782
954. Recinos AJ, MacAteer GA, Bell DF, Rice EC (1951) Primary sarcoma of the omentum. Clin Proc Child Hosp 7:76–82
955. Redon H, Mialaret J (1933) Torsion partielle du grand épiploon en péritoine libre. Bull Mem Soc Nat Chir 59:1254–1256

956. Regnault J (1927) Les épiploïtes chroniques dans les hernies. 36è Congr Fr Chir Act Chir Paris, page 284
957. Reid GA (1928) Torsion of portion of the omentum. Brit J Surg 15:523
958. Rejthar R (1950) Torsion of the great omentum. Lancet 1:995–996
959. Rendu C (1938) Etude cytologique et pathogénique de quelques métastases cancéreuses du péritoine. Thèse Paris
960. Reny H (1933) Torsion intra-abdominale du grand épiploon. Bull Mém Soc Chir 59:1115–1121
961. Reynier P (1895) Du danger de la ligature à la soie dans la résection de l'épiploon enflammé. Traitement des accidents consécutifs. 9° Congr Fr Chir Act Chir Paris, pages 487–490
962. Rich RH, Filler RM (1983) Segmental infarction of the greater omentum: A rare cause of acute abdomen in childhood. Can J Surg 26:241–243
963. Richardson WW (1907) Torsion of the great omentum. JAMA 48:1590–1595
964. Riddel J (1926) Primary abdominal torsion of the great omentum. Brit Med J 2:525
965. Riedel P (1905) Über gedrehte Netzgeschwülste mit und ohne vorgängigen Bruch. Münch Med Wschr 47:2257–2261
966. Rive E (1932) Contribution à l'étude des kystes du grand épiploon (kystes hydatiques exceptés). Thèse Paris, n° 74, 77 pages
967. Robb D (1930) Abdominal torsion of omentum. Lancet 2:1347
968. Robb WA (1960) Liposarcoma of the great omentum. Brit J Surg 47:537–542
969. Robertson JH (1933) Torsion of omentum. Tr Royal Med Chir Soc Glasgow, 72
970. Robin M, Loubet R, Queyroix R (1956) Abcès épiploïque par corps étranger inclus ayant migré par voie transpariétale. Arch Mal App Dig 45:445–449
971. Rochard E (1912) Kyste sérohématique du grand épiploon. Bull Mem Soc Chir Paris 38:593–599
972. Rodmann WL (1909) Omental cystes. Tr Phila Acad Surg 11:214–215
973. Romanos AN, Peveretos P, Halazonitis NA (1981) Nécrose cellulaire graisseuse diffuse, complication de la gastrectomie subtotale. Lyon Chir 77:367–369
974. Ronald A (1929) Abdominal torsion of the omentum. Brit Med J 1:811
975. Rose TF (1955) Primary acute inflammation and primary idiopathic infarction of the great omentum. Med J Aust 2:278–280
976. Rose WA (1898) A case of cyst of the omentum. King's Coll Hosp Rep London 4:101–103
977. Rossi AA (1950) Epiploïtis hemorragica aguda. Prensa Med Argent 37:329–331
978. Rothner A (1975) Péritoine et péritonites. In: Patel JCl, Pathol Chir 2ème édit, Paris, Masson
979. Rouffart E (1924) Volumineux kyste multiloculaire séreux de l'épiploon. Bull Acad Méd Belgique 4:698–704
980. Rouiller E (1884/1885) Les kystes hématiques du péritoine. Thèse Paris, n° 217
981. Rouslacroix A (1927) Etude histologique des épiploïtes et des adhérences de l'épiploon; l'oedème congestif sous-séreux. CR Soc Biol 96:655–659
982. Rouslacroix A (1927) Formes anatomo-pathologiques des épiploïtes. CR Soc Biol 96:977–980
983. Rouslacroix A (1928) L'épiploïte scléreuse marginale et intersticielle. Marseille Méd 3:725–736
984. Roux JR (1950) Le sarcome fibroblastique du grand épiploon. Union Méd Can 79:886–898
985. Roy B (1957) Deux observations de torsion de franges épiploïques du côlon. Mem Acad Chir 83:495–500
986. Ruben RE (1966) Détermination de la zone douloureuse du grand épiploon sur la paroi antéro-latérale de l'abdomen et son application à la chirurgie. Mem Acad Chir Arch, n° 734 92:657
987. Rudolf F (1903) Über die Torsion des grossen Netzes. Demonstration zweier Fälle von Netztorsion. Wien Klin Wschr 17:794–811
988. Ruysh W (1857) Omental dermoïd Cyst. Anatomie Pathologique Lebert 1:261–262
989. Ryan WJ (1926) Cysts of the omentum. Ann Surg 84:567–570
990. Sacenti M, Lebrun S (1955) Pseudo-tumore omentale da steatonecrosi. Riv Anat Patol Oncol (Padova) 9:1071–1086
991. Salsbury CR (1935) Omental torsion with unusual symptoms. Brit J Surg 23:115–118
992. Sanes S, Kenny FE (1934) Primary sarcoma of great omentum. Am J Cancer 21:795–804
993. Santero N (1929) Torsione in massa dell'omento operazione. Guarigione. La Clinica Chirurgica 32:1717–1723
994. Sauger L (1898/1899) Contribution à l'étude des épiploïtes consécutives à la cure radicale des hernies. Thèse, Paris, n° 381, 62 pages
995. Sauvage JH (1959) Omental lymphangioma. Quart Bull Northw Univ Med Sch 33:262–263
996. Sauvegrain J, Chevrot A, Daoud P, Rodier J (1973) Un aspect inhabituel de hernie interne. Encapsulation de la totalité du grêle dans un dédoublement du grand épiploon, chez un enfant de 17 mois. J Radiol Electrol Med Nucl 54:733–736
997. Schaefer EJ, Triche TJ, Zech LA, Stein LA, Kemeny MM, Brennan MF, Brewer HB Jr (1983) Massive omental reticuloendothelial cell lipid uptake in Tangier disease after splenectomy. Am J Med 75:521–526
998. Schaetz G (1922) Erklärung der Axendrehung innere Organe, sowie der Drehung, Umschlingung und Verknotung der Nabelschnur. Münch Med Wschr 69:1512
999. Schaff B, Stephenson HU Jr (1949) Omental infarction simulating acute appendicits. North Carolina Med J 10:361–363
1000. Schmieden V (1913) Über circumscripte entzündliche Tumorbildung in der Bauchhöhle, ausgehend vom Netz. Berl Klin Wschr 50:908–909
1001. Schneider F (1931) Fremdkörperpseudotuberkulose des Netzes durch Oxyuren. Zbl Chir 58:1301–1304
1002. Schnitzler J (1900) Über Epiploïtis im Anschluss an Operationen. Wien Klin Rundsch 14:4–6
1003. Schnur PL, MacIlrath DC, Carney JA, Whittaker LD (1972) Segmental infarction of the greater omentum. Proc Mayo-Clin 47:751–755
1004. Schoeffer B, Keller R (1923) La torsion de l'épiploon pendant la grossesse. Bull Soc Gynécol Obst Paris 12:441–444
1005. Schoenholzer P (1909) Über Netztorsion. Cor Bl Schweiz Aerzte Basel 39:761–774
1006. Schomberg H (1929) Akute härrhagische Epiploïtis unter dem Bilde einer akuten appendizitis. Beitr Klin Chir 146:89–92
1007. Schottenfeld LE, Rubinstein H (1941) Hemorrhage and thrombosis of the omentum, their etiology in the acute abdomen. Am J Surg 51:449–451

1008. Schrager VL, Bergen S (1933) Primary acute epiploïtis. Am J Surg 20:45–50
1009. Schramm H (1903) Ein Fall von cystischer Degeneration des Netzes. Zbl Chir 30:564
1010. Schwartz E (1926) Netztorsion unter dem Bilde einer Cholecystitis. Z f Chir 53:5–8
1011. Scudder CL (1904) Intra-abdominal torsion of the entire great omentum. Ann Surg 40:916–920
1012. Seara P, Giocomelli JO (1961) Omental volvulus caused by hemorrhagic infarct. Dia Med 33:280–283
1013. Seefisch G (1909) Zur Frage der Netztorsion. Dtsch Med Wschr 35:1518–1520
1014. Seefisch G (1909) Ein Fall von großer Zyste des Netzes bei einem vierjährigen Kinde. Dtsch Med Wschr 35:1790–1791
1015. Seelig MG, Verda DG, Kidd FH (1943) The talcum powder problem in surgery and its solution. JAMA 123:950–954
1016. Seifert E (1920) Vorführung von Bildern über das Schicksal feinkörniger Stoffe in der Peritonealhöhle. Dtsch Med Wschr 46:31
1017. Sejournet P (1956) Epiploïte herniaire étranglée consécutive à une appendicite. Bull Mem Soc Chir Paris Mai, page 561
1018. Sellheim H (1922) Erklärung der Achsendrehung innerer Organe, sowie der Drehung, Umschlingung und Verknetung der Nabelschnur. Münch Med Wschr 69:1237–1239
1019. Servais J, Colard M (1976) L'infarctus idiopathique du grand épiploon. A propos de trois observations. Acta Chir Belg 75:465–472
1020. Settle RO, Mendillo JJ, Groisser VW (1956) Illuminating case of foreign body in peritoneal cavity. US Armed Forces MJ 6:895–897
1021. Shah JM, King DL (1979) Gray scole tomographic presentation of a mesothelioma of the greater omentum. JCU 7:147–148
1022. Shea CJ, Pomer FA, Spellmann JW (1956) Idiopathic segmental infarction of great omentum. N Engl J Med 254:263–266
1023. Silberman C, Ledesma A (1961) Postoperative épiploïtis. Semana Med 118:892–893
1024. Silhol J (1927) Les Epiploïtes chroniques. 36° Congr Fr Chir Act Chir Paris, pages 123–200
1025. Silhol J, Rouslacroix A (1927) Les Epiploïtes envisagées au point de vue anatomo-clinique. CR Soc Biol 96:1227–1230
1026. Simmonds W (1907) Über primäre Netzgeschwülste. Münch Med Wschr 54:635
1027. Simon E (1858) Kyste hématique du grand épiploon. Bull Soc Anat Paris 33:30–34
1028. Simon GC (1972) Rupture traumatique du diaphragme avec hernie de l'estomac, de la rate, du côlon et du grand épiploon dans le thorax. Sem Hôp Paris 48:1310–1313
1029. Simon LG (1903) Le rôle de l'épiploon au cours des infections générales. Presse Méd 11:726–728
1030. Simon O (1905) Intra-abdominale Netztorsion. Münch Med Wschr 52:1979–1980
1031. Sinigaglia GM (1955) Sindrome abdominale acuta da torsini sul pedencule di reticulo sarcoma primitivo del grande omento. Osp Magg 43:609–614
1032. Sipos Tr (1964) La torsion du grand épiploon. Chirurgia 4:589
1033. Sison AB, Dioniso SA, Silva JA, Chavez PC (1947) Allergic peritonitis. JAMA 134:1007–1010
1034. Sitges A (1962) Tumoral épiploïtis in gynecology. Rev Esp Obst Ginecol 21:97–108
1035. Skeel RE (1907) Intra-abdominal torsion of the great omentum without hernia. Am J Obstet 56:799–806
1036. Smirnov EA, Shimanovski RN (1973) Lipocystic sarcoma of the greater omentum. Vopr Onkol 19:97–98
1037. Smyth MJ (1930) Abdominal torsion of omentum. Lancet 2:572–576
1038. Smythe FD (1906) Report of a case of torsion of the greater omentum intra-abdominal. SGO 3:531–533
1039. Sokolov O (1935) Entzündliche Geschwülste des Netzes. Zentralorg Ges Chir 70:362
1040. Soldevilla Rodriguez JM (1955) A proposite de un caso de abasso epiploïco gaseovo, con la forcion necrosada del apendice expotrada en su interior, exterpados en bloque. Bol Cutt Cons Gen Col Med Esp 18:27–30
1041. Sonnenburg F (1905) Über Netztorsion intra-abdominale und im Bruchsacke. Zbl Chir 2:42
1042. Sosa-Gallardo CA, Ferraris A, Kesner LF (1961) Pathogénie de l'infarctus idiopathique du grand épiploon. Lyon Chir 57:570–579
1043. Sosa-Gallardo CA, Herrera AJ, Kesner LF (1959) Allergic epiploïtis. Prensa Med Argent 46:1485–1488
1044. Sowles HK (1928) Traumatic abcess of omentum. New Engl J Med 199:554
1045. Speese J (1920) Surgical desease occuring in childhood. Internat Chir 30:246–259
1046. Spitz L, Pantanovitz D, Thaning O (1970) Primary torsion of the omentum. (Report of 4 cases and review of the literature). S Afr J Surg 8:49–52
1047. Steckel RJ (1978) Diagnosis oncology case studies: Radiologic investigations of bloody ascites. Am J Roentgenol 131:697–699
1048. Steffen D (1973) Der Idiopathische segmentäre Infarkt des grossen Netzes. Z Aertzl Fortbild 67:725–726
1049. Steiger A (1920) Vier Fälle von Leber und Darmverletzungen. Deutsch Z Chir 160:413–418
1050. Stein MA (1977) Omental band: new sign of metastasis. JCU 5:410–412
1051. Sterling JA, Goldsmith R (1951) Primary torsion of the omentum. Phila Rev Gastro-Enterol 18:106–112
1052. Stewart FT (1904) Volvulus of the omentum. JAMA 42:767–769
1053. Stewart JO (1962) Transepiploïc hernia. Brit J Surg 49:649–652
1054. Stewart W (1928) Torsion of great omentum. Brit Med J 2:701
1055. Stillmann SI (1911) Lymphangiomata of the omentum and omental cysts. JAMA 57:726–736
1056. Stout AP, Cassel C (1943) Hemangiopericytoma of omentum. Surgery 13:578–581
1057. Stout AP, Hendry J, Purdie FJ (1963) Primary solid tumors of the great omentum. Cancer 16:231–243
1058. Stout AP, Lattes R (1966) Tumors of the soft tissues. Armed Forces Institute of Pathology, Washington. Atlas of Tumor Pathology, second series, fascicle 1
1059. Strauss DC (1933) Gangrene of the omentum. West J Surg 41:213–219
1060. Strauss K (1929) Beitrag zur Pathologie der Geschwülste des grossen Netzes. Dtsch Z Chir 213:254–262
1061. Strauss K (1929) Zwei Fälle von Netztumoren. Ztsch f Chir 213:254–262

1062. Strauss K (1935) Postoperative entstandene Netztumoren. Dtsch Med Wschr 61:1108–1110
1063. Strauss L (1929) Zur Frage der Netztorsion. Beitr Klin Chir 148:36
1064. Stroz G (1964) Mesotheliome péritonéal malin et fibrosarcome. A propos de 2 cas. Bull Mem Soc Chir Paris 54:173–178
1065. Sun SCJ, Tang CK, Hill JL (1980) Mesenteric lymphangioma. A case report with transmission and scanning electron microscopic studies. Arch Path Lab Med 104:316–318
1066. Susman MP (1928) Torsion of the great omentum. Med J Australia 2:756–757
1067. Svane S (1964) Transomental (transepiplooic) hernia; report of two cases associated with intestinal obstruction. Acta Chir Scand 127:681–684
1068. Svanholm H (1980) Alveolar rhabdomyosarcoma originating from the greater omentum. Ugeskr Laeger 142:2340–2341
1069. Sverdlov VB, Sekundo AZ (1969) Lymphangioma of the greater omentum as a cause of intestinal obstruction. Vestn Khir 102:137
1070. Swain J (1919) The diagnosis of torsion of the great omentum. Bristol Med Chir J 37:202–204
1071. Sweeney MJ, Blestel GA, Ancalmo N (1983) Primary torsion of the greater omentum. A rare cause of abdominal pain in children. JAMA 249:3073
1072. Swynghedauw MP, Salembier Y, Legrand M (1951) Adhérences péritonéales à la suite de pulvérisation du mélange pénicilline-sulfamide. Lille Chir 6:66
1073. Syme GA (1902) Case of intraabdominal omental torsion. Intercolon. MJ Australia 7:44
1074. Szabo J (1961) On the problem of torsion of the omentum. Magy Sebesz 14:293–295
1075. Szerszynsky B (1909) De l'épiploïte. Przegl Chir Ginekol Marszawa 1:267–287
1076. Taddei D (1921) L'incappucciamento dei monconi di sezione dell'omento. Rif Med 37:601
1077. Takeuchi T, Hiramatsu R, Tsuru T, Hamada T, Sato T (1981) A mixed tumor of the omentum majus in an adult with discussion related to hepatoblastoma. Acta Pathol Jpn 31:257–267
1078. Takima H (1965) Idiopathic segmental infarction of the great omentum. Can Med Assoc J 93:223–225
1079. Tanimura A, Cho T, Nohara M, Yamashita M, Hosokawa Y, Yamamoto H, Uchiyama H (1980) Primary leiomyosarcoma of the omentum. Kurume Med J 27:101–105
1080. Tankov I (1976) Case of primary malignoma of the omentum majus occuring as on picture of acute abdomen. Khirurgiïa 29:72–73
1081. Tansini L (1911) Tumori inflammatori da corpi estranei migrate. Riforma Med 27:337–340
1082. Tavares A (1954) Granulomes péritonéaux par corps étrangers. Arch Anat Pathol n° 2, A 63–A 77
1083. Tavernier Cl (1925) Torsion épiploïque intra-abdominale d'origine herniaire. Lyon Chir 22:73–74
1084. Teilum DH (1975) Primary léiomyofibroma in the greater omentum. Ugesbr Laeger 137:1663–1664
1085. Teller F, Baskin SJ (1938) Torsion of the omentum. Am J Surg 39:151–155
1086. Tennstedt A, Ockert G (1972) Enterobius-Eier als Ursache entzündlicher Granulombildung im grossen Netz. Zbl Allg Pathol Anat 116:422–426
1087. Thevenard P (1914) Des accidents dus à la torsion de l'épiploon dans l'épiploocèle sans étranglement herniaire. Paris Chir 6:94–100
1088. Thevenard P (1931) 2 cas d'Epiploïte aiguë. Bull Mem Soc Chir Paris 23:261–266
1089. Thiboumery J (1947) Pseudotumeurs inflammatoires intra-épiploïques par ascaris. Presse Méd 55:192–193
1090. Thorek M (1931) Primary torsion of the omentum. Mem J Rec 83:526–528
1091. Thorek M, Thorek P (1932) Postoperative Epiploïtis with abcess. JAMA 98:1546–1549
1092. Tibor K, Szabolcs S (1962) Roentgendiagnostic signs of epiploïtis. Magy Radiol 14:279–284
1093. Tierro D (1962) Left transdiaphragmatic omental hernia. Clinico-radiological considerations. Minerva Gastro-Enterol 8:94–97
1094. Tirsov VD (1964) Echinococcosis of the lesser omentum. Klin Med (Mosk) 42:127–128
1095. Todorov T (1969) A case of torsion of the major omentum with unusual clinical course. Khirurgiïa (Sofia) 22:534–536
1096. Torraca L (1921) La plastica epiploïca del mesenteric. Policlin Toma 28:332–347
1097. Torregano E (1974) Le sarcome du grand épiploon. A propos d'un cas. Thèse Montpellier, n° 226, 48 pages
1098. Totten HP (1942) Primary idiopathic segmental infarction of the great omentum. Am J Surg 56:676–679
1099. Touzard R (1934) Contribution à l'étude des lymphagiomes kystiques du grand épiploon. Thèse Paris, n° 72, 88 pages
1100. Traversa FP, Bossu M, Lendvai D (1968) Cisti limfatica del grande omento simulante un ascite. Riv Clin Pediatr 81:444–448
1101. Tremolieres F (1903) Torsion et atrophie du grand épiploon. Bull Mem Soc Anat Paris 76:693
1102. Treves F (1899) Intestinal obstruction its varietis with their Pathology, Diagnosis and Treatment. New York Wood and Co, 565 pages
1103. Trifaud A, Figarella J, Rodde JM (1963) Kyste épiploïque tordu et adénite mésentérique. Marseille Chir 15:140–141
1104. Trojan E (1927) Über den Volvulus des Omentum. Zbl f Chir 54:2705
1105. Tsukhishvili NA (1979) Torsion of the greater omentum. Khirurgiïa (Mosk) 8:96–97
1106. Tudzinski Z (1963) Rare diseases of the greater omentum in children. Pediatr Pol 38:75–79
1107. Udod VM, Grinberg SB, Neikov IuN (1971) Torsion of the greater omentum. Vestn Khir 107:137–139
1108. Ulbrich R, Rath W (1979) Ausbildungsnotwendigkeit und Sicherheit in der Gynäkologischen Laparoskopie. Ein Widerspruch? Fortschr Med 97:2129–2131
1109. Urbani L (1927) Torsione del grande epiploon. Policlinico Sez Prat 34:847–849
1110. Utkin NI, Iurchenko M, Protasevich VK (1977) Inflammatory tumors of the greater omentum. Khirurgiïa (Mosk) 10:123–124
1111. Uzategui AR (1942) Torsion intra-abdominal pura del epiplon mayor. Rev Med Pervana 14:632–636
1112. Valdiserri RO (1981) Intestinal anisakiasis. Report of a case and recovery of larvae from market fish. Am J Clin Pathol 76:329–333
1113. Valence A (1908) Epiploïte suppurée consécutive à une cure opératoire de hernie inguinale. Arch Med Navale 90:98–111
1114. Van Beeck LM (1959) Torsion primaire du grand épiploon. Chir Praxis 2:195
1115. Van Rensburg LL (1980) Alveolar rhabdomyosar-

coma of the greater omentum: A case report. S Afr J Surg 18:43–47
1116. Vara Thorbeck B, Morales Valentin OJ (1978) Una rara causa de abdomen agudo: Los quistes des epiplon mayor. Cir Esp 32:313–316
1117. Vaze ML, Dewoolkar VV, Bhide PD, Dalvi UR, Bhagtani KC (1980) Intraperitoneal omental abscess following inguinal herniorrhaphy. J Postgrad Med 26:261–262
1118. Venzoni M, Torricelli M, Pecchiai L (1978) Chilangiomi e linfamgiomi cistici del mesentere e del grande omento. Minerva Chir 53:1497–1503
1119. Verdejo Vivas J (1979) Primary tumors of the great omentum. Rev esp Enferm Apar Dig 55:173–192
1120. Verpeaux B (1979) Le lymphangiome kystique du grand épiploon. A propos de 1 cas chez l'enfant. Thèse Dijon n° 39, 89 pages
1121. Vertuno LL, Dan JR, Wood W (1980) Segmental infarction of the omentum: A cause of the semiacute abdomen. Am J Gastroenter 74:443–446
1122. Viar WN, Donald JM, Berry K (1957) Primitive infarction of the omentum. Ann Surg 146:876–878
1123. Vick RM (1911) Acute torsion of the great omentum. Bull Med J 1:622–623
1124. Vignard E (1903) Torsion intra-abdominale du grand épiploon. Arch Prov Chir 12:206–230
1125. Vinokurov VL, Kolosov AE (1980) Ovarian cancer metastasis to the greater omentum. Vopr Onkol 26:30–34
1126. Vinokurov VL, Kolosov AE, Nechaeva ID, Serov SF (1979) Characteristics of the metastasis of endometrioid cancer of the ovaries into the greater omentum. Vopr Onkol 25:20–24
1127. Vollenweider ER (1959) Resection of the greater omentum in subtotal gastrectomies for ulcerous gastro-duodenal lesion. Dia Med 31:1861–1862
1128. Vollmar F, Wöckel W (1977) Malignes Histiozytom mit paraneoplastischer Hypoglykämie (Doege-Potter Syndrom). Zbl Allg Pathol 121:134–138
1129. Volmer J (1976) Maligne entartetes osteoplastisches Teratom des Omentum majus. Münch Med Wschr 118:1391–1392
1130. Vovor VM, Toure P, Izar N, Odoulami H (1971) Gangrène du grand épiploon. Forme occlusive. Evoluation d'un infarctus épiploïque aigu par torsion intra-abdominale. Bull Soc Med Afr Noire 16:483–487
1131. Vrabevski S, Kurtev V (1969) A case of traction cyst of the major omentum. Khir (Sofia) 22:534–536
1132. Wakeley CPG (1929) Torsion of the great omentum. Note on two cases. Presse Med 127:38
1133. Waldy J (1889) A case of suppurating omental cyst. Lancet 2:642
1134. Walker AR, Putman T (1973) Omental, mesenteric and retroperitoneal cysts: a clinical study of 33 new cases. Ann Surg 178:13–19
1135. Walker F (1952) Über die Netzdrehung. Wien Med Wschr 102:527
1136. Walker LA, Weens HS (1963) Radiological observations on the lesser peritoneal sac. Radiology 80:727–737
1137. Wallace MH, Miller RH (1933) Primary omentum torsion. N Engl J Med 208:831–833
1138. Walters W (1937) An omental play in transperitoneal repair of recurring vesicovaginal fistulas. SGO 64:74–75
1139. Walther Ch (1900) Des troubles digestifs dans l'appendicite chronique. Rôle de l'infection et des épiploïtes. Bull Mem Soc Chir Paris 26:254–258
1140. Walther Ch (1900) Présentation d'un épiploon enflammé. Bull Mem Soc Chir Paris 26:824
1141. Walther Ch (1905) Epiploïte. Bull Mem Soc Chir Paris 31:274–275
1142. Walther Ch (1906) Des épiploïtes chroniques. 19è Congr Fr Chir Act Chir Paris, page 169
1143. Walther Ch (1927) Péricolites et épiploïtes chroniques. 36è Congr Fr Chir Act Chir Paris, pages 224–225
1144. Wang YC (1979) Diagnosis and treatment of tumor and cyst of greater omentum (authors transl.) Chung Hua Wai Ko tsa Chih 17:136–137
1145. Wangensteen OH (1955) Intestinal obstruction. ChC Thomas Edit, Springfield, Illinois, 648
1146. Weber R (1939) Contribution à l'étude du mécanisme de la torsion du grand épiploon. Thèse Paris, n° 1153, 27 pages
1147. Weeder SD (1931) Torsion of omentum. Soc Chir N Am 11:1443–1444
1148. Weinberger HA, Ahmed MS (1977) Mesenchymal solid tumors of the omentum and mesentery: report of four cases. Surgery 82:754–759
1149. Welch CE, Hacking PM (1961) Case records of the Massachusetts General Hospital. Case 85 — 1961: Multiples neurofibromes of the omentum. N Engl J Med 265:1064–1068
1150. Wells S (1890) Note an mesenteric and omental cysts. Brit Med J 1:1361
1151. Wengert PA Jr, Azizkhan RG (1970) Primary idiopathic segmental infarction of the greater omentum. J Pediatr 77:459–460
1152. White CS (1933) Hemangio-endothelioma of the omentum. Am J Surg 22:295–298
1153. Wiener J (1900) A contribution to the study of intra-abdominal omental torsion. Ann Surg 32:648–662
1154. Wiesman L (1950) Torsion of the omentum. J Int Coll Surg 14:734
1155. Wieting R (1905) Ein Fall von Epiploïtis plastica (entzündliche Pseudotumor des Netzes). Zbl Chir 45:1309–1310
1156. Wijthoff SJM (1972) Primary torsion and primary infarction of the greater omentum. Arch Chir Neerl 24:297–302
1157. Wilensky AO (1921) Torsion of the omentum. Progr Med 2:97
1158. Willems Ch (1927) Epiploïtes suppurées. 36è Congr Fr Chir Act Chir Paris, pages 200–202
1159. Winiwarter A von (1891) Observations d'hyperplasie lipomateuse de l'épiploon, accompagnée de troubles nerveux. Ann Soc Med Chir Liège 30:13–18
1160. Wolloch Y, Chaimoff C, Hahn J, Dintsman M (1974) Spontaneous segmental infarction of the greater omentum. Hareferah 86:26–27
1161. Woolsey G (1908) A case of gangrene of the omentum due to torsion. Med Surg Rep Presb Hosp NY 8:279–280
1162. Wrzesinski JT, Firestone SD, Walske BR (1956) Primary idiopathic segmental infarction of the omentum. A report of two cases. Surgery 39:663–668
1163. Wyndham N, Radford JG (1939) Torsion of omentum simulating appendiceal abscess. Med J Aust 2:937
1164. Yakovenko MN (1974) Lymphangiomes polykystiques du grand épiploon. Klin Khir 9:82–83
1165. Yodice A (1963) The greater omentum, an useless

and hazardous organ for the patient and the surgeon. Advantages of omentectomt in all abdominal operations. Dia Med 35:69–70
1166. Yoshikawa T, Shiratori T, Yagi M, Kanaizumi T, Oishi H, Maruyama H, Konishi Y (1981) A case of omental malignant fibrom histiocytoma. Nippon Shokakibyo Gakkai Zasshi 78:719–723
1167. Young W McG (1905) Congenital multilocular cyst of the omentum. Lancet, 1:157
1168. Zavaleta DE (1939) Torsion del gran epiplon. Prensa Med Argent 26:428–431
1169. Zeller F (1924) Ein Fall von entzündlichem Tumor des grossen Netzes ohne vorherige Laparotomie. Zbl Gynäkol 48:2226–2229
1170. Zeno A (1930) Kyste dermoïde du grand épiploon avec perforation spontanée. Bolet y trabaj Soc Cir Buenos-Aires 14:25
1171. Zesas DG (1909) Über, in Anschluss an Bauchoperationen und Entzündungen der Bauchorgane, vorkommende entzündliche Geschwülste des Netzes (Epiploïtiden). Dtsch Z Chir 98:503–520
1172. Zhenchevski'i RA (1981) Greater omentum and abdominal cavity adhesions. Vestn Khir 127:65–67
1173. Zimaris MN (1961) Beitrag zum idiopathischen hämorrhagischen Verschluss des Omentum majus. Ärztl Forsch 15:324–325
1174. Zuckerman JC (1948) Primary torsion of the omentum. Am J Surg 75:637–639
1175. Zwicker M (1959) Über einen seltenen Tumor im grossen Netz. Zbl Chir 84:214–218

Chirurgie

1176. Abbes M (1974) Le grand épiploon pédiculé dans la chirurgie extraabdominale en terrain irradié. Comm Congo Franc Chir Paris, Sept
1177. Abbes M (1977) The use of pedicled greater omentum in reconstructive surgery following treatment of certain cancers. Int Surg 62:454–456
1178. Abbes M, Demard F, Richelme H, Bourgeon A, Clermont C, Valicioni J (1976) A la recherche d'un matériau nouveau pour réparation pariétale: le grand épiploon (à propos de 15 cas). Rev Medit Sci Med 1:57–58
1179. Abbes M, Demard F, Richelme H, Valicioni J (1975) Intérêt du lambeau delto-pectoral, de la transplantation du grand épiploon et de l'oxygénothérapie hyperbare dans le traitement des pharyngostomes graves (4 cas). Ann Chir 29:763–769
1180. Abbes MJ Richelme H, Demard F (1974) Surgical science in France. The greater omentum in repair of complications following surgery and radiotherapy for certain cancers. Int Surg 59:81–86
1181. Abrami P, Iselin M, Wallich R (1939) Essai de traitement de l'hypertension artérielle d'origine rénale par la revascularisation chirurgicale du rein (néphro-omentopexie). Presse Méd 47:137–139
1182. Adamkiewics V, Wieczoch M, Czopik J, Musierowis A, Zielinski J (1962) Effect of decapsulation and enveloping the kidney out the omentum on the development of collateral vascularization. Pol Typ Lek 17:206–209
1183. Aimes A (1926) Chirurgie du grand épiploon. Maloine Edit, Paris
1184. Alcoger Andalon A, de Jesus Martinez JJ (1972) La transposicion del epiplon mayor en el linfedema secondario a insufisencia venosa cronica. Arch Inst Cardiol Mexico 42:444–449
1185. Alday ES, Goldsmith HS (1972) Surgical technique for omental longtherming based on arterial anatomy. SGO 135:103–107
1186. Araki C (1932) Experimental studies of anastomoses between oesophagus and stomach; methodes of severing sutures especiably use of omentum majus for covering site of suture. Arch Jap Chir 9:206–207
1187. Arnold PG, Hartrampf CR, Jurkiewicz MJ (1976) One stage reconstructive of breast using the greater omentum. Case report. Plastic Reconstr Surg 57:520–522
1188. Arnold PG, Irons GB (1981) One stage reconstruction of massive craniofacial defect with gastro-omental free flap. Ann Plast Surg 6:26–33
1189. Arnold PG, Irons GB (1981) The greater omentum: Extensions in transposition and free transfer. Plastic Reconstr Surg 67:169–176
1190. Assued M (1972) La contraception chirurgicale par enveloppement épiploïque tubaire. Comm Soc Fr de Gynécologie, 17.4.1972
1191. Autio V (1964) La propagation de l'infection intrapéritonéale. Etude radiologique. Acta Chir Scand [Suppl] 321:1–31
1192. Azuma H, Konto T, Mikami M (1976) Treatment of chronic osteomyelites by transplantation of autoomentum with micro-vascular anastomosis. Acta Orthop Scand 47:271–275
1193. Bader KF, Roseman DC, Economou SG, Beattie EJ (1964) Thoracic ileopexy for portal hypertension. Arch Surg 89:228–235
1194. Baffi RR, Didolkar MS, Bakamjian V (1977) Reconstruction of sternal and abdominal wall defects in a case of dermoïd tumor. J Thorac Cardiovasc Surg 74:105–108
1195. Bailer P, Rauskolb R (1975) Gynäkologische Laparoskopie. Geburtshilfe Frauenheilkunde 35:747–753
1196. Banzet P, Gandjbakhch J, Dufourmentel C (1973) Transplant libre de grand épiploon avec anastomoses vasculaires en chirurgie reconstructive. Chir 99:597–601
1197. Banzet P, Le Quang C (1976) Transplant libre du grand épiploon sur la voûte crânienne. A propos de 3 cas avec microanastomoses vasculaires. Chir 102:457–461
1198. Barnes WA, Redo SK, Ogata K (1972) Remplacement of portion of canice esophagus with composite prothesis and greater omentum. J Thorac Cardiovasc Surg 64:892–896
1199. Barraya L, Ndjaga MBA M, Carles R (1978) Physiopathologie du péritoine. Péritonisation. Drainage. EMC Techn Chir App Dig 40070
1200. Baruchin A, Ashur H, Benhur N (1979) Extra-abdominal transposition of the greater omentum in the treatment of lymphedema. Harefnah 96:79–81
1201. Baudot P, Keighley MRB, Alexander-Williams J (1980) Perineal wound healing after proctectomy for carcinoma and inflammatory disease. Br J Surg 67:275–276
1202. Baumgartz F, Kremer K, Schreiber HW (1969) Spezielle Chirurgie für Praxis, Bd II, Teil 1. Thieme, Stuttgart
1203. Becker Ph (1982) Oesophago-duodenostomie nach Gastrektomie. Chirurg 53:589–590
1204. Belanger LF (1950) A method for routine detection

of radiophosphates and other radioactive compounds in tissues. The inverted autograph. Anat Rec 107:149–156

1205. Benichoux R, Rauber G, Marchal C, Thibaut G, Carrey C (1962) L'épiploo- et la gastro-hépato-plastie dans la revascularisation du foie. Lyon Chir 58:94–104
1206. Beresnev AU, Nazarenko PM, Shestirko LI, Vitin AA (1981) Use of the greater omentum and pi-shaped sutures for preventing eventration in liver cirrhosis patients. Klin Khir 9:69–70
1207. Berman E, Gerig E, Bahernier R, Rutheford J (1963) Omentocavopexy. Am J Surg 106:2–7
1208. Berman E, Waite P, Gerig EL, Bakemier RE (1963) Omentocavopexy: Further analysis. Arch Surg 86:1008–1014
1209. Bichat W (1803) Traité d'anatomie descriptive. Paris, Tome IV
1210. Bier A, Braun A, Kuemmel K (1955) Chirurgische Operationslehre, Bd IV. Johann Ambrosius Barth, Leipzig
1211. Billroth T, Winiwarter AV (1906) Die allgemeine chirurgische Pathologie und Therapie. Berlin
1212. Bircher E (1930) Zur Talmaschen Operation. Deut Z Chir 227:532–535
1213. Bittner R, Schnoy N, Zschiedrich M, Beger HG (1981) Die Nekrose der kleinen Magencurvatur. Eine vermeidbare Komplikation der selektiven proximalen Vagotomie. Akt Chir 16:175–179
1214. Blinov NI (1961) Implantation of the omentum into non parasitic abdominal cysts not suitable for removal. Vestn Khir Grekov (Rus) 86:3–5
1215. Bogatyren MF (1955) Case of full mobility of the whole large intestine and of absence of the greater omentum. Sovietsk Med 19:63–64
1216. Boljarski N (1910) Über Leberverletzungen in klinischer und experimenteller Hinsicht, unter besonderer Berücksichtigung der isolierten Netzplastik. Arch Klin Chir 93:507
1217. Bolton C (1921) Absorption from the peritoneal cavity. J Path Bact 24:429–445
1218. Bonneton G, Francois N, Gauthier R (1971) L'épiplooplastie pédiculée dans le traitement des prothèses vasculaires infectées. Chir 97:185–189
1219. Bostwick JZd, Vasconez LO, Jurkiewicz MJ (1978) Breast reconstruction after a radical mastectomy. Plastic Reconstr Surg 61:682–693
1220. Bouchet A, Berrard P (1970) Possibilités nouvelles dans le traitement chirurgical du lymphoedème des membres inférieurs. Cahiers Méd Lyon 46:2299–2309
1221. Bouchet Y, Favier M, Bodin JP, Payan R, Pissas A, Dupre A, Peralta JL (1978) L'épiplooplastie-greffe préthoracique selon Kiricuta, contemporaine d'une mastectomie pour cancer; à propos de 14 cas. Ann Chir 32:377–381
1222. Bourdenko D (1911) Ligature de l'artère hépatique avec vascularisation simultanée et préalable du foie par l'épiploon. J Chir 7:191–193
1223. Bourgeon R (1951) Traitement des kystes hydatiques compliqués du foie par la kystectomie associée à l'épiplooplastie; Mém Acad Chir 77:765–768
1224. Bourgeon R, Guntz M (1967) Traitement chirurgical du kyste hydatique du foie. EMC App Dig 40775, vol 3, 10 pages
1225. Braun H (1897) Über den Verschluss eines perforierten Magengeschwürs durch Netz. Zbl Chir 24:739–742
1226. Breitman RSH (1963) Eksperimental naia stenokardiia u sobak posle omentokardiopeksii. Pat Fiziol Eksp Ter 7:65–66
1227. Brice M, Fieve G (1978) Le transplant épiploïque. Intérêt dans un cas de brûlure étendue du membre inférieur. 6ème Réunion de la SOTEST Metz, le 6 juin 1978
1228. Brocq PL, Ducastaing R, Reilly J (1922) La greffe épiploïque libre; étude expérimentale, essai d'indications. J Chir 20:358–378
1229. Browning FSC, Eastwood DS, Price DJE, Kester RC (1979) Scalp and cranial substitution with autotransplanted greater omentum using microvascular anastomosis. Brit J Surg 66:152–154
1230. Bruger M, Carter F (1941) Nephro-omentopexy and nephro-myopexy in the treatment of arterial hypertension. Ann Surg 113:381
1231. Brunelli G (1980) Neurolysis and free microvascular omentum transfer in the treatment of post activic paralysis of the brachial plexus. Int Surg 65:515–519
1232. Brunswick RA, Moynihan PC, Webb WR (1980) Treatment of pace maker infection in the neonate: Case report. J Thorac Cardiovascul Surg 80:123–124
1233. Buncke HJ (1976) Early experimental omental transplantation by microvascular anastomosis. Transactions of the 6th International Congress of Plastic and Reconstructive Surgery. Masson Edit, Paris, 58–60
1234. Canard JA (1978) Le grand épiploon et ses procédés d'utilisation. Thèse Limoges, 64 pages
1235. Carini M, Selli C, Rizzo M, Durval A, Costantini A (1982) Surgical treatment of retroperitoneal fibrosis with omentoplasty. Surgery 91:137–141
1236. Carsky K (1963) Antethoracic omentopexy in cirrhosis with ascitis. Rozhledei v Khir 42:674–678
1237. Casten DF, Alday ES (1971) Omental transfer for revascularization of the extremitis; SGO 132:301–304
1238. Cesnik H (1980) Operative Behandlung der Hiatushernie durch Umschlingung mit einer Netzmanschette. Chir 51:115–118
1239. Chai ZP (1981) Presacral omental tamponage and primary perineal suture in radical resection of cancer of rectum. Chung Hua Wai Ko tsa Chich 19:580–581
1240. Chaidze RA (1963) Closure of defects of the stomach wall with polyethylene together with non isolates omentum. Eskp Khir Anest 8:20–21
1241. Chaimoff Ch, Lubin E, Dintslann N (1980) A postoperative appearance of the liver on scanning following omentopexy of the hydatic cyst. Int Surg 65:331–333
1242. Chalstrey J (1980) The management of perforated gastric and duodenal ulcer. Brit J Clin Pract 34:189–199
1243. Chatelain CM (1963) A propos du traitement des fistules vésico-vaginales. Cystoplastie par rabattement du détrusor et l'épiplooplastie vésicale. Thèse Paris, nº 783
1244. Chatelain CM (1964) Comblement des vastes fistules vésico-vaginales consécutives à la radiochirurgie des cancers du col utérin. Presse Méd 72:3451–3453
1245. Chavoin JP, Micheau P, Costagliola M (1976) Le grand épiploon: Matière plastique en chirurgie. Rev Méd Toulouse 12:1517–1527
1246. Check WA (1982) Use of omentum for strocke: Dream or reality? JAMA 155:159–161
1247. Chen DM (1981) Pedicle graft of omentum or prepe-

ritoneal fat in repair of vesicovaginal fistula. Chung Hua Wai Ko Tsa Chih 19:437–438
1248. Christeas N, Tsardakas E, Kottakis G (1956) The value of omentoplasty in the treatment of echinococcus cysts of the liver. Arch Int de Hidat 16:251
1249. Cinqualbre J, Clerc G, Schiltz E, Gavelli A, Forster E (1974) Analyse des différents procédés d'exploration des systèmes portes. Intérêt de l'utilisation du grand épiploon. Soc Méd Strasbourg, 25.5.1974. J Méd Strasbourg 5:566
1250. Connel FG (1929) Fundusectomy: New principes in the treatment of gastric or duodenal ulcer. SGO 49:696–701
1251. Costantini A, Rizzo M, Lenzi R, Ponchietti R (1980) Experience with omentoplasty. Europ Urol 6:265–268
1252. Couinaud C (1965) Traitement des kystes hydatiques du foie. A propos de 40 observations personnelles. Sem Therm 41:67–68
1253. Couinaud C (1973) L'omentopexie dans les hypertensions portales. Ann Chir 27:855–858
1254. Couinaud C (1974) Le grand épiploon dans le traitement de l'hypertension portale. 77è Congr Fr Chir Act Chir Paris, pages 457–458
1255. Dale WA (1973) The swollen leg. Curr Probl Surg 1–66. Year Book Med Publ Sept 1973
1256. Dargent M, Mayer M (1971) Réflexions à propos de la portalisation de la circulation surrénalienne dans le traitement du cancer du sein en phase avancée. Chir 97:535–547
1257. Das SK (1976) The sige of the human omentum and methods of lengthening it for transplantation. Br. J Plast Surg 29:170–179
1258. Das SK (1981) Assessment of the size of the human omentum. Acta Anat (Basel) 110:108–112
1259. Das SK, Cragun JR, Wheeler ES, Goshgarian G, Miller TA (1981) Free grafting of the omentum for soft-tissue augmentation: A preliminary laboratory study. Plast Reconstr Surg 68:556–560
1260. Deloyers L (1955) Proposition et justification d'une intervention curatrice nouvelle de la maladie ulcéreuse: la gastrectomie inversée. Lyon Chir 50:5–15
1261. Dencker H, Norryd C, Tranberg KG (1973) Management of the perineal wound after rectal excision. Acta Chir Scand 139:568–570
1262. Depoorter M (1980) Reconstructives procedures after breast cancer surgery. Acta Chir Belg 79:119–124
1263. De Reyes, Pugnaire M (1963) Un nuevo metod para el trafamiento quirurgico de las elefantiasis de los membros. Barcelona Quirurgica 75:453–463
1264. Deutsch V, Adar R, Mozes M (1971) Angiography of the greater omentum. Am J Roentgenol Radium Ther Nucl Med 113:174–180
1265. De Witt Stetten (1925) Extrem ascites from portal cirrhosis cured by combined splenectomy and omentopexy. Ann Surg 81:706–708
1266. Dijkstra R, Smitt WCS (1979) Transposition of the omentum to close skin defects. Brit J Plastic Surg 32:116–119
1267. Dikhno A (1957) Cardiomentopexy for deficiency of coronary blood flow. Khir (Sofia) 10:304–312
1268. Dobroschke J, Schwemmle K, Hermaner P, Rosch W (1976) Results of surgical treatment of early carcinoma of the stomach. Deut Med Wsch 101:1409–1412
1269. Dobroschke J, Schwemmle K, Hermaner P, Rosch W (1978) Risultati del trattamento del carcinoma precoce dello stomaco. Minerva Chir 33:695–700
1270. Dong YR, Lyn YJ (1982) Transplantation of free omental flaps to the brain surface by microvascular technic for cerebral ischemic strocke. Chung Hua Wai Ko Tsa Chih 20:8–10
1271. Dor J, Humbert P, Dor V (1966) Les résultats du traitement chirurgical en deux temps du cancer de l'oesophage haut situé (oesophagectomie droite et oesophagoplastie préthoracique). A propos de 32 cas et d'une étude expérimentale de la transplantation de l'iléon avec raccordement local des vaisseaux. Arch Mal App Dig 55:21–30
1272. Doubilet H (1957) Pancreas pseudocysts. Surg 41:522–523
1273. Douglas J (1925) Cirrhosis of the liver. Omentopexy. Ann Surg 81:712–714
1274. Doyon M (1901) Anastomoses entre le système porte et le système cave par l'intermédiaire de l'épiploon. CR Soc Biol 53:27–32
1275. Drummond D, Morrison R (1896) A case of ascites due to cirrhosis of the liver, cured by operation. Brit Med J 2:728–729
1276. Dubras S (1982) An omental swing following radiation ulceration. Nurs Times 78:756–758
1277. Dufourmentel C (1978) Utilisation du grand épiploon dans le traitement des radio-lésions thoraciques et axillaires. Bull Acad Nat Med 162:482–486
1278. Duplik ZK (1961) Surgical treatment of complications of portal hypertension. Vestn Khir Grekov 87:61–64
1279. Dupont C, Menard Y (1972) Transposition of the greater omentum for reconstruction of the chest wall. Plastic Reconstr Surg 49:263–267
1280. Dubranov IM (1959) On the method of treatment of perforated ulcers of the stomach and duodenum by tamponade with isolated omentum. Khir (Mosk) 35:102–103
1281. Efendiev FA, Hadjiev NA (1964) Experimental studie of varieties of surgical operation in portal and intrahepatic blood bloc. Bull Soc Int Chir 23:382–387
1282. Ehrler P (1961) Peritoneal adhesions, new methods of therapy and prophylaxis with special reference to subtotal omentectomy. Zbl Gynäk 23:1–77
1283. Ehrler P (1964) Abdominal adhesions, their prvention and surgical treatment. Chir 37:955–956
1284. Elizarovskii SI (1978) Practical possibilities of the omento-organopexy. Vestn Khir 121:14–20
1285. El Zawahry MC, Ibrahim MS, El Maddawyn M, Abd-El-Razera A (1971) Omental transposition for the relief of ascitis in portal hypertension of bilharzial origin. Bull Soc Int Chir 5–6:499–505
1286. Erol OO, Spira M (1980) Development and utilization of a composite island flap employing omentum experimental investigation. Plast Reconstr Surg 65:405–418
1287. Erol OO, Spira M (1981) Utilization of a composite island flap employing omentum in organ reconstruction: An experimental investigation. Plast Reconstr Surg 68:561–570
1288. Eschapasse H, Gaillard J, Costagliola M, Martinel C, Henry E, Berthoumieu F (1972) Réparation de la paroi thoracique après résection pour tumeur étendue. Ann Chir Thor Cardio-Vasc 11:445–454
1289. Eschapasse H, Gaillard J, Fournial G, Berthoumieu F, Henry E, Hornus E, Hassani M (1977) Utilisation des prothèses en résine acrylique pour la réparation

des vastes pertes de substance de la paroi thoracique. Acta Chir Belg 76:281–285
1290. Ettsler P (1960) Abdominal adhesions, new methods of therapy and prophylaxis with special reference to subtotal omentectomy. Schweiz Med Wsch 90:1087–1092
1291. Fabian TC, Stone HH (1980) Arrest of severe liver hemorrhage by an omental pack. South Med J (Birm) 73:1487–1490
1292. Fegerl H (1956) Inkarzerierter Netzprolaps nach Totalextirpation; Kasuistische Mitteilung. Zbl Gynäkol 78:1192–1193
1293. Fekete F, Breil Ph, Ronsse H, Tossen JC, Langonnet F (1981) EEA stapler and omental graft in esophagogastrectomy: experience with 30 intra-thoracic anastomoses for cancer. Ann Surg 193:825–830
1294. Ferguson EF, Houston CH (1981) Omental pedicle graft rectopexy for rectal procidentia Dis Colon Rectum 24:417–421
1295. Fiolle J (1931) Omentopexy by method of peritoneal bridge in treatment of ascites. Bull Mem Soc Nat Chir 57:141–144
1296. Fischer T (1911) Some functions and surgical use of the omentum. Brit Med J 2:1329
1297. Forster D, Mauermayer W (1980) Exostose, Atiologie eines Wasserblasegeschwürs. Aktuel Urol 11:417–420
1298. Freeman JL, Brondbo K, Osborne M, Noyek AM, Shaw HJ, Rubin A, Chapnik JS (1982) Greater omentum used for carotid cover after pharyngolaryngoesophagectomy and gastric pull-up or colonic swing. Arch Otolaryngol 108:685–687
1299. Freeman L (1915–1916) The use of free omental grafts in abdominal surgery. Ann Surg 63:83–87. N Mexico MJ Las Cruses 15:142–146
1300. Friedbacher K (1942) The omentum as a source of nutrition to experimentally produced myocardia ischemia. SGO 75:110–113
1301. Fromme A (1947) Über Stumpfe Bauchverletzungen. Chirurg 17/18:289–299
1302. Gallone L, Peri G, Galliera M (1982) Proximal gastric vagotomy with gastroepiploplasty. SGO 154:883–884
1303. Gaudier H, Swynghedauw MP (1925) Ulcus perforé et épiplooplastie. Réunion Méd Chir des Hôp de Lille, 19.1.1925
1304. Gelmi GF (1960) Transplantation of the adrenal gland into the spleen and omentum. Acta Chir Ital 16:505–522
1305. Gernusi R (1900) Ueber Indicationen zu chirurgischen Operationen. Prakt Arzt Wetzlar 49:13–17
1306. Girardot P (1950) L'épiplooplastie intracavitaire, traitement de certains kystes hydatiques du foie. Thèse Alger n° 33
1307. Goinard P, Note D, Girardot P (1950) Sur le traitement des kystes hydatiques du foie l'épiplooplastie intracavitaire. Presse Méd 58:1203–1205
1308. Goldsmith HS (1967) Omental transposition for peripheral vascular insuffisiency. Rev Surg 24:379–380
1309. Goldsmith HS (1968) The treatment of post surgical lymphedema. JAMA 203:1119–1121
1310. Goldsmith HS (1974) Long term evaluation of omental transposition for chronic lymphedema. Ann Surg 180:847–849
1311. Goldsmith HS (1977) Protection of low rectal anastomosis with intact omentum. SGO 144:585–586
1312. Goldsmith HS (1980) Salvage of end stage ischemic extremities by intact omentum. Surg 88:732–736
1313. Goldsmith HS, Alday ES, Mikoschita Y (1972) Protection des greffes oesophagiennes au moyen du grand épiploon. SGO 137:231–234
1314. Goldsmith HS, Beattie EJ (1970) Carotid artery protection by pediclud omental wrapping. SGO 130:57–60
1315. Goldsmith HS, De los Santos R (1966) Omental transposition for the treatment of chronic lymphoedemia. Rev Surg 23:303
1316. Goldsmith HS, De los Santos R (1967) Nouvelle technique de cure chirurgicale du lymphoedème. SGO 125:607–610
1317. Goldsmith HS, De los Santos R, Beattie EJ (1967) The relief of chronic lymphedema by omental transposition. Ann Surg 166:573–585
1318. Goldsmith HS, De los Santos R, Beattie EJ (1968) Omental transposition in the control of the chronic lymphedema. JAMA 203:1119–1121
1319. Goldsmith HS, De los Santos R, Vanamee P, Beattie EJ (1968) Experimental protection of vascular prothesis by omentum. Arch Surg 97:872–878
1320. Goldsmith HS, Kiely AA, Randal HT (1968) Protection of intrathoracic esophageal anastomoses by omentum. Surg 63:464–466
1321. Goldsmith HS, Sanders RL, Reeves AG, Allen CD, Milne J (1979) Omental transposition to brain of strocke patients. Strocke 10:471–472
1322. Goldstein MB, Dearden LC (1966) Histology of omentoplasty of the urinary bladder in the rabbit. Invest Urol 3:460–469
1323. Gongaware RD, Slanetz CA (1973) Hartmann procedure for carcinoma of the sigmoïd and rectum. Ann Surg 178:28–30
1324. Gotzisidse OA (1964) Revascularization and artificiel collateralization of internal sex organs, as a method for the elimination pathological conditions animal. Exp studies. Zbl Gynäk 86:785–791
1325. Graham J, Goplerud D (1967) Omentopexy with hysterectomy after intense irradiation. SGO 125:1232–1238
1326. Gray JH (1939) The relation of lymphatic vessels to the spead of cancer. Brit J Surg 26:462–495
1327. Gross SD (1882) System of surgery. Henry C Lea's Sou & Co, Philadelphia, vol 2:618
1328. Gruenberger V (1959) On the problem of the omentum transplantation of denuded ureters in Wertheim's radical operations. Wien Klin Wschr 71:589–591
1329. Guadagno G (1961) Treatment of perforated ulcer of the stomach by the grafts of epiploon. Rass Int Clin Ter 41:268–277
1330. Gue S (1975) Omental transfer for the treatment of radionecrosis of the chest wall. Anst Nz Surg 45:390–394
1331. Gulati SM, Thusoo TK, Kakar A, Iyenger B, Pandey KK (1982) Comparative study of free omental, peritoneal, Dacron velour, and marlex mesh reinforcement of large-bowel anastomosis: An experimental study. Dis Colon Rectum 75:517–521
1332. Guzina T, Cetkovi'c D (1978) Operative treatment of extensive recurrent vesicovaginal fistula using the omentum majus. Med Arch 32:305–307
1333. Haertig A (1978) Utilisation du grand épiploon en chirurgie plastique. A propos de 30 cas. Thèse Paris, Pitié-Salpêtrière, 78 p
1334. Hakelius L (1978) Fatal complication after use of

the greater omentum for reconstruction of the chest wall: Case report. Plastic Reconstr Surg 62:796–797
1335. Halvorsen JF, Myking AO, Tvete S (1979) Portohepatic by-pass by organo-hepatopexy in rats with prehepatic portal hypertensio. Formation of new venous porto-hepatic collaterals following omento-jejuno- and spleno-hepatopexy, and their effect on portal vein pressure. Europ Surg Res 11:254–266
1336. Hamze J (1978) L'utilisation de l'épiploon en chirurgie plastique et son transfert par microchirurgie vasculaire. Thèse Bordeaux II, 63 pages
1337. Harashina T, Imai T, Wada M (1979) The omental sandwich reconstruction for a fullthickness cheek defect. Plastic Reconstr Surg 64:411–415
1338. Harii K (1976) Free omental transfer. Transactions of the 6th International Congress of Plastic and Reconstructive Surgery. Masson Edit, Paris, 61–64
1339. Harii K (1978) Clinical application of free omental flap transfer. Clin Plast Surg 5:273–281
1340. Harii K (1979) Microvascular free tissu transfers. World J Surg 3:29–41
1341. Harrison BJ, Glanges E, Sparkman RS (1977) Gastric fistula following splenectomy: Its cause and prevention. Ann Surg 185:210–213
1342. Henry E, Courbier R, Monties JR, Torresani J, Figarella J, Garabedian B (1964) Traitement chirurgical de l'insuffisance coronaire par épiplooplastie: Etude expérimentale. Ann Chir Thor Cardiovasc 3:484–494
1343. Henry E, Courbier R, Monties JR, Torresani J, Figarella J, Garabedian B, Payan H, Sommer D (1964) Traitement chirurgical de l'insuffisance coronarienne par épiplooplastie. Etude expérimentale. Ann Chir Thor Vasc 3:228–238
1344. Hepp J, Mercadier M (1959) Sur une statistique de 36 kystes et pseudokystes du pancréas. Arch Mal App Dig 48:187–204
1345. Hesse EP (1912) Sur les ruptures intra-péritonéales de la vessie: Renforcement de la suture vésicale par une autoplastie de fragment isolé d'épiploon. Khirurg Arkh Velyaminova S Petersb 28:619–626
1346. Hiev I (1963) Clinical use of omento-renopexy in treatening renal ischemia. Khir (Sofia) 16:747–754
1347. Hirai M (1981) A study of omental implantation on benign gastroduodenal perforations. Nippon Ika Daigaku Zasshi 48:623–631
1348. Hollender LF, Keiling R, Calderoli H, Schoenahl C (1981) Traitement des grandes pertes de substance préthoracique en pathologie mammaire. Communication à l'Acad Chir Paris, 4.11.1981
1349. Honecker K (1948) Die Beherrschung schwer stillbarer Leberblutungen durch die freie Netztransplantation. Chirurg 19:551–553
1350. Hoshino S, Hamada O, Iwaya F, Takahira H, Honda K (1980) Omental transplantation for chronic occlusive arterial diseases. Int Surg 64:21–29
1351. Houdard C, Menage C (1967) Intervention pour kystes et tumeurs bénignes du pancréas. EMC (App Dig) vol 3, 40875, 3 pages
1352. Hulskamp P (1968) La epiplooplastia endocavitaria en los quistes hidatidicos calcificados, supurados y fistulizados del hygado. Bol Y Trab de la Soc de Cir,Buenos-Aires 42:497–510
1353. Ikuta Y (1975) Autotransplant of omentum to cover larg denudation of the scalp. Case report. Plast Reconstr Surg 55:490–493
1354. Ingelman-Sundberg A (1978) Surgical treatment of urinary fistulae. Zbl Gynäkol 100:1281–1294
1355. Innocenzi A, Cortese A, Obialero M (1971) La transposizione toraco-brachiale del grande omento guale nuovo metodo chirurgies nel trattamento del linfedema postoperatorio. Minerva Chir 26:947–952
1356. Irvin TT, Goligher JC (1975) A controlled clinical trial wound management following of three different methods of perineal excision of the rectum. Br J Surg 62:287–291
1357. Ivanov VV (1957) Method of tamponade of perforated gastric and duodenal ulcer with the omentum. Vestn Khir 79:121–122
1358. Jaboulay M (1908) Traité de chirurgie. Le Dentu-Delbey, Paris
1359. Jacobs EW, Hoffman S, Kirschner P, Danese C (1978) Reconstruction of a large chest wall defect using greater omentum. Arch Surg 113:886–887
1360. Jedlicka R (1923) Eine neue operative Methode der Pancreascysten. Zbl Chir 501:132
1361. Jiang SY (1981) Transplantation of free omental flaps by microvascular anastomosis. Report of 10 cases. Chung Hua Wai Ko Tsa Chih 19:421–422
1362. Jobert de Lamballe AJ (1849) Traité de chirurgie pratique, Paris, Baillière, 3 vol
1363. Jurkiewicz MJ, Arnold PG (1977) The omentum: An account of its use in the reconstruction of the chest wall. Ann Surg 185:548–554
1364. Jurkiewick MJ, Bostwick J, Hester TR, Bishop JB, Craver J (1980) Infected median sternotomy wound: Successfull treatment by muscle flap. Ann Surg 191:738–744
1365. Jurkiewicz MJ, Nahai F (1982) The omentum: Its use as a free vascularized graft for reconstruction of the head and neck. Ann Surg 195:756–765
1366. Kalemba J (1980) Die Omentum-Transposition als Ergänzung der selektivproximalen Vagotomie. Zbl Chir 105:1461–1462
1367. Kandil P (1983) Epiploplastie biliaire de sauvetage au cours d'une large perte de substance de la voie biliaire principale impossible à réparer. Comm person Oran (28 Nov–2 Dez 1983)
1368. Kapista LM (1957) Omento-cardiopexy as a method for revascularisation of myocardium in an experiment. Vestn Khir 78:66–71
1369. Karasawa J, Kikuchi H, Kawamura J, Sakai T (1980) Intracranial transplantation of the omentum for cerebrovascular moyamoya disease: A two years follow up study. Surg Neurol 14:444–449
1370. Kelleher JC Jr (1981) The greater omentum. Plast Reconstr Surg 68:264–265
1371. Kirchmayr L (1927) Modification of Talm's omentopexy. Zbl Chir 20 août 54:2120–2124
1372. Kiricuta I (1960) Epiplooplastie vésicale, méthode de traitement curatif des fistules vésico-vaginales apparues après le traitement radio-chirurgical du cancer du col utérin. de Cancer du Col Utérin, vol 1 (Edit Soc Sciences Médicales), Bucarest
1373. Kirucuta I (1962) Crearea celei de a 3 A artere coronare cardiace (Experimental Research). Report an Soc of Med Science Assoc Bucarest, octobre 1962
1374. Kiricuta I (1963) L'emploi du grand épiploon dans la chirurgie du sein cancéreux. Presse Méd 71:15–17
1375. Kiricuta I (1964) The plastic of the breast with great epiploon. Communic au Congr Intern. Tchécoslovaque de Chirurgie, Bratislawa
1376. Kiricuta I (1965) L'utilisation du grand épiploon dans le traitement des fistules post-radiothérapiques vésicovaginales et dans les cystoplasties. J Chir 89:477–484

1377. Kiricuta I (1967) Le traitement des fistules vésico-vaginales par épiplooplastie. Arch Vu Med Balkan 6:578–582
1378. Kiricuta I (1969) La plastie du sein avec le grand épiploon. XVIe Congr Soc Franç Chir Plast Reconstr, Paris
1379. Kiricuta I (1972) Plastie du sein avec le grand épiploon pédiculisé. Symphosium Int Therap non mutilantes des cancers du sein Med et Hyg Genève, 1078–1090
1380. Kiricuta I (1973) Le traitement des radio-nécroses des plis de flexion (axillaires, inguinaux, cervicaux) à l'aide du grand épiploon greffé avec lambeaux dermo-épidermiques. Ann Chir Plast 18:65–73
1381. Kiricuta I (1974) The importance of the great omentum in plastic surgery. 77e Congr Fr Chir, Paris, 17–20 octobre 1974, Intervention dans la Table Ronde présidée par H Richelme
1382. Kiricuta I (1974) Le grand épiploon en chirurgie réparatrice: les radionécroses du sein. 77e Congr Fr Chir, Paris, 17–20 octobre 1974, Intervention dans la Table Ronde présidé par H Richelme
1383. Kiricuta I (1975) Autotransplant of omentum to cover large denudation of the scalp. Plastic Reconstr Surg 55:490–493
1384. Kiricuta I (1975) The use of the „omental glove" in the treatment of the heavy accidents of the hand. Paper presented of the meeting „The surgery of the hand" POIANA Brasov, 15.9.1975, Romania
1385. Kiricuta I (1975) Table ronde sur l'utilisation de l'épiploon en chirurgie plastique. 6è Congr Intern Chir Plast et Reconstr, Paris, 24.–29.8.1975, p 71
1386. Kiricuta I (1978) La transplantation de l'épiploon à distance par l'intermédiaire de la main. Nouv Presse Méd 7:4295–4297
1387. Kiricuta I, Galatar S (1969) L'importance pratique du grand épiploon. Congr Intern Chir Buenos-Aires
1388. Kiricuta I, Galatar S (1970) Chirurgia marehic epiploon si importante cunoasterii vascularizatiei sale. Chirurgia 19:881–892
1389. Kiricuta I, Galatar S (1971) Etude expérimentale de la transplantation du grand épiploon dans les régions de flexion du corps. Carnet de notes du 17è Congr Soc Fr Chir Plast Reconstr, Paris
1390. Kiricuta I, Galatar S (1973) La transplantation du grand épiploon. Nouvelles perspectives pour la chirurgie plastique. Communication au Congrès de la Soc Intern de Chir, Barcelone, septembre 1973
1391. Kiricuta I, Goldstein AM (1956) L'épiplooplastie vésicale, méthode de traitement des fistules vésico-vaginales. Obstet si Ginec (Bucarest) 2:162–172
1392. Kiricuta I, Goldstein AM (1961) The omentum as plastic repair material for the bladder wall in vesicovaginal fistulae caused by irradiation. Krebsarzt 16:202–207
1393. Kiricuta I, Goldstein AM (1972) The repair of extensive vesico-vaginal fistulas with pedicled omentum: A review of 27 cases. J Urol 108:724–727
1394. Kiricuta I, Goldstein AM (1973) Repair of extensive vesico-vaginal fistulas with pedicled omentum. Review of 27 cases. The Year Book of Urology, Chicago, pp 241–256
1395. Kiricuta I, Manoliu Furnica C, Rosner D (1956) Discussions sur quelques problèmes thérapeutiques concernant le kyste hydatique hépatique. Chirurgia (Bucarest) 5:431–439
1396. Kiricuta I, Popescu V (1972) Le traitement chirurgical à l'aide du grand épiploon greffé, des rétractions cicatricielles apparues comme conséquence de la radiothérapie dans les régions de flexion. 17° Congrès de la Soc Fr de Chir Plast Reconstr, Paris
1397. Kiricuta I, Popescu V (1973) La chirurgie réparatrice en oncologie. Les applications du grand épiploon dans la chirurgie plastique. Arch Union Med Balkanique 11:801–804
1398. Kiricuta I, Popescu V (1973) Breast plasties with omentum magnum in prethoracic transposition. Plastic Reconstr Surg 2:47–56
1399. Kiricuta I, Popescu V (1974) Le traitement des radionécroses de la main par plastie avec épiploon greffé à l'aide d'autotransplants de peau libre. Ann Chir Plast 19:243–246
1400. Kiricuta I, Popescu V (1975) Utilisation du grand épiploon dans le traitement des radionécroses et oedèmes du membre supérieur après mastectomie d'Halstedt. Kirurkija 9:88–93
1401. Kiricuta I, Popescu V (1976) Les utilisations de l'épiploon dans le traitement des brûlures et traumatismes graves de la main. Ann Chir Plast 2:147–150
1402. Kiricuta I, Popescu V, David E, Simu G, Mustea I, Gross K, Bojan A (1967) Biochemie, Morphologie und Transplantationsfragen der Radionekrosen. 6. Wissenschaftl Chirurgien-Tagung der DDR in Zbl Chir 26:1147–1152
1403. Kiricuta I, Popescu V, Galatar S (1975) Traitement des brûlures graves et des traumatismes de la main à l'aide du grand épiploon. Communication à la Conf ‚Chirurgia Minii', Poïana Brasov, 15.9.1975 (Roumanie)
1404. Kiricuta I, Popescu V, Sunava I (1972) Le traitement des oesopharyngostomes géants apparus après laryngectomie totale pour cancer laryngé irradié. Ann Otolaryngol 91:585–593
1405. Kirschner H, Eggert A, Schröder HJ (1977) Die chirurgische Behandlung des lymphoblastischen Oedems. Zbl Chir 102:1110–1120
1406. Kleinschmidt O (1919) Operative Chirurgie. Springer Verlag, Berlin Heidelberg
1407. Knake HJ, Zeiss KH (1955) Primäre abdominale Aktinomycose mit sekundärer Ausbreitung auf beide Tüben und Netz. Geburtsh Frauenh 15:816–822
1408. Knock FE (1958) Cardio-omentopexy and implantation of multiple omental loops for revascularisation of the heart. Surg Forum 9:230–232
1409. Knock FE (1962) Evaluation of radical cardio-omentopexy for myocardial revascularisation. Angiology 13:466–468
1410. Knock FE, Beattie EJ (1961) Chemical and surgical removal of epicardium und visceral pleura. J Thor Cardiovasc Surg 41:178–181
1411. Knock FE, Beattie EJ (1961) Histologic aspects of radical cardio-omentopexie: vascularization of omentum form the aortic root. J Thor Cardiovasc Surg 42:387–391
1412. Koslov MA (1961) Utilisation of the greater omentum in treatment of phlegmon of the anterior wall of the stomach. Vestn Khir Grekov 86:142–143
1413. Koslov MA (1963) A case of favorable outcome in the treatment of traumatic cyst of the pancreas with a pedicle tamponade of the omentum. Kihr (Mosk) 39:132–133
1414. Kottakis G, Joannides O (1955) Omentoplasty and capsulectomy in the treatment of echinococcus cysts of the liver. J Int Coll Surgeons 23:729–734

1415. Krausz M, Beriatzky J, Lebensart P, Manny J (1977) Parietal cell vagotomy and omentopexy as definitive surgery for perforated duodenal ulcer. Int Surg 62:226–228
1416. Kuntzmann J, Rodier D, Janser JCl, Schumacker JCl (1970) L'épiplooplastie dans le traitement des fistules vésico-vaginales. J Med Strasbourg 2:126–128
1417. Kus H (1961) Considerations on Talma's procedure (with a description of our modification of the implantation of the omentum into the anterior mediastinum — Mediastinal omentopexy). Pol Przegl Chir 33:145–151
1418. Kuss R, Chatelain CM (1965) Une technique de cystoplastie par lambeau dans le traitement des vastes fistules vésico-vaginales. Mem Acad Chir 91:142–145
1419. Kuss R, Leguillou M (1974) Le grand épiploon en chirurgie uro-génitale. 77è Congr Fr Chir Act Chir Paris, pages 461–464
1420. Lagneau P, Cormier JM (1974) Intérêt de l'épiplooplastie dans le traitement des expositions cutanées sur pontages axillo-fémoraux. 77è Congr Fr Chir Act Chir Paris, pages 471–474
1421. Lamy J (1969) Anus à pont épiploïque. Nouveau Traité de Technique Chirurgicale, T. XI:198. Masson Edit, Paris
1422. Lantin F, Vandeperre J, Michel L, Lantin A (1974) L'utilisation de l'épiploon en chirurgie. 77è Congr Fr Chir Act Chir Paris, pages 485–486
1423. Lanz I (1907) Experimenteller Ersatz des Mesenterium. Zbl Chir 22:617–621
1424. Lanz O (1911) Eröffnung neuer Abfuhrwege bei Stauung in Bauch und unteren Extremitäten. Zbl Chir 38:3–5
1425. Lardennois G, Okinczyc J (1913) La libération et la conservation du grand épiploon dans les colectomies totales ou subtotales. Bull Mem Soc Anat Paris 15:429–434
1426. Largiader F (1977) Sanierung des Mammakarzinom-Lokalrezidivs mit der Doppelnetzmethode. Schweiz Med Wschr 107:995–996
1427. Largiader F, Urfer K (1977) Brustwandrekonstruktion mit der Doppelnetzplastik. Helv Chir Acta 44:555–560
1428. Lasala AJ (1958) A propositio de la epiploplastia endocarvitaria en los quistes hidatidicos calcificados, supurados, y fistulizados del hygado. Bol y Trab de la Soc de Cir de Bunos-Aires 42:497–510
1429. Lavie M (1978) Emploi du grand épiploon dans la réparation des radiodystrophies. Indication des lambeaux pédiculés et des autotransplants. Thèse Montpellier, 147 pages
1430. Lee AB Jr, Schimert G, Shaktin S, Seigel JH (1976) Total excision of the sternum and thoracic pedicle transposition of the greater omentum: Usefull stratagems in managing severe mediastinal infectio following open heart surgery. Surg 80:433–436
1431. Lejars F (1936) Chirurgie d'urgence. Paris, Masson Edit, 1144 pages
1432. Le Quang C (1980) Developpements récents des techniques micro-chirurgicales en chirurgie réparatrice. Ann Chir Plast 25:171–186
1433. Le Quang C (1980) Le transfert micro-chirurgical du grand épiploon dans le traitement des lésions traumatiques complexes de la jambe. 91e Congrès français de Chirurgie. Paris, 26 novembre 1979. In Actualités Chirurgicales, Masson, Paris, 3:41
1434. Le Quang Cl, Banzet P (1977) Utilisation du grand épiploon dans les pertes de substance cutanée du cuir chevelu. Entretiens de Bichat, p 52
1435. Levander B, Granberg PO, Hindmarsh T (1978) Lumbo-omental shunt for drainage of cerebrospinal fluid in hydrocephalus. Acta Neurochir (Wien) 44:1–9
1436. Lezius A (1938) Die Künstliche Blutversorgung der Niere. Zbl Chir 65:2348–2352
1437. Lima O, Goldberg M, Peter WJ, Ayabe H, Townsend E, Cooper JD (1982) Bronchial omentopexy in canine lung transplantation. J Thorac Cardiovascul Surg 83:418–421
1438. Linke CA, Cockett ATK, Lai MK, Youssef AM (1978) The use of pedicled grafts of omentum in the repair of transplant related urinary tract problems. J Urol 120:532
1439. Litwak AM (1961) Plastic surgery of large defects of the wall of the Bladder with pediculated omentum reinforced by a free musculoaponevrotic homotransplants, preserved in paraffin (experimental study). Urologiia 26:39–43 (Rus)
1440. Litwak AM (1962) Elongation of the omentum in the revascularisation of various organs. Urologiia 27:39–42 (Rus)
1441. Litwak AM (1962) Effect of omentorenopexy on the urination function of the kidney in portal hypertension. Vestn Khir Grekov 89:40–46
1442. Loewy R (1900) Utilisation des greffes péritonéales dans la chirurgie abdominale. Soc Biol Paris, 27.1.1900 et 18.5.1900
1443. Loewy R (1901) Méthode des greffes péritonéales. Thèse Paris, n° 660, 48 pages
1444. Logacheva VN (1957) Splenectomy combined with omentonephropexy in the treatment of portal hypertension. Khir (Mosk) 33:46–48
1445. Lopez R, Didolkar MS, Karakousis C, Baffi R, Bakamjian V (1979) Problems in resection of chest wall sarcomas. Am Surg 45:471–477
1446. Louis B, Gignoux M (1974) Comblement de la cavité pelvienne par l'épiploon après amputation du rectum. 77è Congr Fr Chir Act Chir Paris, Masson Edit, pages 487–490
1447. Loyarthe HF (1961) Intra-cavitary omentoplasty in hepatic echinococcosis. Prensa Med Argent 48:2997–3002
1448. Luboinski G (1977) 2 cases of using the greater omentum in the treatment of radiation induced chest lesions in breast neoplasm. Nowotwory 27:213–217
1449. Luboinski G (1978) Use of polyester net and greater omentum covered with epidermodernal free grafts in filling a defect of total thickness of the abdominal wall. Pol Przegl 50:779–781
1450. MacKechnie RE (1948) Porto hepato-omentopexy in portal hypertension. Can MAJ 58:604
1451. MacLachlin AD, Denton DW (1973) Omental protection of intestinal anastomoses. Am J Surg 125:134–140
1452. MacLachlin AD, Olsson LS, Pitt DF (1976) Anterior anastomosis of the rectosigmoïd colon: an experimental studies. Surg 80:306–311
1453. MacLean DH, Buncke HJ (1972) Autotransplant of omentum to a large scalp defect with microsurgical revascularization. Plastic Reconstr Surg 49:268–273
1454. Maingot R (1948) Abdominal operations. Appleton Century Crofts, Inc New York, Ch 14
1455. Malafosse M, Laigneau P (1974) L'utilisation du grand épiploon en chirurgie digestive, l'hypertension

portale exclue. 77è Congr Fr Chir Act Chir, Paris, pages 448–454
1456. Malherbe A (1904) Contribution à l'étude de l'omentopexie dans l'ascite. Ass Franç de Chir Paris 17:168–171
1457. Maluf NSR (1949) Nephro-omentopexy, compensatory renal hyperfunction, and parallel measurements of renal dynamics. Am J Phys 156:79–86
1458. Mandache F, Kiricuta I (1958) La chirurgie du rectum, 1er volume. (Chap.: le traitement des fistules recto-vaginales). Editura Medicala, Bucarest
1459. Mandache F, Popescu V (1961) Sympathectomie et surrénalo-omentopexie dans la chirurgie de l'hypertension artérielle maligne. Presse Med 69:1803–1804
1460. Martiarena LH et al. (1964) Revascularisation of the kidney by means of plap grafts. Bol Soc Cir Buenos Aires 48:13–25
1461. Martin FF, Le Quang C, Texier M, Bonnet F, Dufourmentel C (1974) Traitement d'une radionécrose du poignet par lambeau du grand épiploon et greffe cutanée. Ann Chir Plast 19:247–249
1462. Matejicek E (1966) Intramyocardial tissue implantation in the prevention of experimental infarct. Beatsl Lek Sisty 43:444–452
1463. Mauclaire P (1909) A propos des greffes ovariennes. Les greffes chez l'homme et les animaux. Presse Med 17:127
1464. Mauclaire P (1920) Greffes graisseuses et séro-graisseuses épiploïques. Paris Med 36:165–168
1465. Mauclaire P (1923) Creffes séreuses pour péricolites et périsigmoïdites membraneuses. Gaz Hôp Paris 96:1265–1269
1466. Mayo CH (1917) The omentum: Its physiologic valiu and the need of its preservation. Lancet 37:321–323
1467. Mayo CH (1917) Enterostomy and the use of the omentum in the preservation and healing of fistula. Ann Surg 67:568–570
1468. Meley M, Chassagne JF, Brice M, Marchal JC (1981) Les brûlures étendues récentes de la voûte. Ann Med Nancy 20:465–467
1469. Mercier Cl, Quilichini F, Tournigand P (1974) L'utilisation de l'épiploon en chirurgie vasculaire. 77è Congr Fr Chir Act Chir Paris pages 464–466
1470. Mey R, Steegmann H (1957) Experimentelle Untersuchungen über die freie peri-ureterale Netztransplantation nach Denudierung des Ureters. Zbl Gynäk 79:1003–1006
1471. Micheau Ph (1974) Techniques d'utilisation du grand épiploon en chirurgie. 77è Congr Fr Chir Act Chir Paris, pages 440–448
1472. Micheau Ph, Costagliola M, Joffre F, Lestrade M, Cathala B, Chavoin JP, Clouet M, Lagleize J (1975) Utilisation du grand épiploon, bases anatomiques et radiologiques. Ann Chir Plast 20:311–318
1473. Micheau Ph, Costagliola M, Lagleize J, Puyt JD (1974) Microanastomoses vasculaires sur prothèses expansibles. A propos de 43 transplantations d'épiploon chez le chien. Ann Chir Plast 19:277–284
1474. Micheau Ph, Moreau JP, Chavoin JP, Chiotasso P, Costagliola M, Rumeau JL, Blasco A, Vigoni F (1981) Epiploon et revascularisation. Etude expérimentale chez le chien. Perspectives cliniques. J Chir 118:197–205
1475. Michel G, Mathieu C (1924) De l'emploi des greffes épiploïques libres en chirurgie crânienne et notamment dans les trépanations itératives. Bull Med Soc Chir Paris 50:302–306
1476. Michel H, Bertrand L (1968) Epiplooportographie sélective per-laparoscopique. Presse Méd 76:175–177
1477. Micouleau P (1974/1975) Le grand épiploon, matériel plastique en chirurgie. Thèse Toulouse, 90 pages
1478. Mikami M (1981) An experimental study of the pedicle omental graft with micro-vascular anastomosis. Nippon Seikeigeka Gakkaï Zasshi 55:1665–1672
1479. Miller TA, Harper J, Longmire WP (1973) The management of lymphedema by staged sub-cutaneous excision. SGO 136:586–592
1480. Miller W (1977) A successfull repair of a recto-urethral fistula: A case report. Brit J Surg 64:869–871
1481. Mitz V, Tessier P, Pinto F, Mitz M (1974) Autotransfert vasculaire de l'épiploon au cou chez le chien. Ann Chir Plast 19:121–130
1482. Montandon D (1979) Incidental discovery of recurrent breast carcinoma in patients seeking breast reconstruction. Brit J Plast Surg 32/4:318–320
1483. Montprofit A (1904) Les suites et les indications de l'omentopexie (opération de Talma). Arch Prov Chir Paris 13:590–607
1484. Montprofit A (1904) L'opération de Talma. Méd Mod Paris 15:329–332
1485. Moore TC, Goldstein J (1959) Use of intact omentum for closure of full. Thickness Esophageal Defects. Surgery 45:899–904
1486. Moreaux J, Horiot A, Barrat F, Mabille J Comblement pelvien par l'épiploon pédiculisé après exérèse rectale pour cancer. A paraitre
1487. Morrison R (1912) Remarks on the operative cure of ascites due to liver cirrhosis (Talma-Morrison Operation). Brit Med J 1:113
1488. Munteanu (1964) Possibilitatile de utiliszare ale epiploonuhri mare si stomacuhri in cytoplastii si uteroplastii. (Studie experimental effectuat in laboratorul de chirurgie experimentalu Institutul Oncologie Cluj.) Doctors Thesis IMF Timisoara
1489. Murat J, Vaur JL (1978) Chirurgie du grand épiploon. EMC, Paris, Techniques Chirurgicales, Appareil Digestif, 4.3.03, 40495
1490. Mych V Emploi de la greffe épiploïque libre et pédiculée dans la résection en un temps du gros intestin. Chirurgia, mars 1912, N° 283
1491. Narath A (1905) Über die subkutane Verlagerung des Omentums. Zbl Chir 32:833–836
1492. Neff U, Liebermann-Meffert D, Tondelli P, Rist M, Allgöwer M (1980) Behandlung von intra-abdominalen Abszessen und Hohlräumen mit gestielter Omentumplastik. Helv Chir Acta 47:611–614
1493. Neumann A (1969) Zur Verwertung der Netzplastik bei der Behandlung des perforierten Pylorusgeschwürs. Zbl Chir 36:1154
1494. Newing RK, Pribaz JJ, Bennet RC, Buls J (1979) Omental transposition and skin graft in the management of chest wall recurrence of carcinoma of the breast. Anst Nz J Surg 49:546–551
1495. Nishimura A (1974) Revascularization of the leg by subfascial transplantation and autogeneous omentum with vascular anastomosis. J Jpn Coll Angiol 14:15–19
1496. Note D (1953) Epiplooplastie intracavitaire et kystes hydatiques du foie. Arch Intern de la Hidatidosis, T 12, Fasc. I y II:211
1497. Ohtsuka H, Torigai K, Itoh M (1980) Free omental transfer to the lower limbs. Ann Plast Surg 4: 70–78

1498. Okinczyc J (1926) Chirurgie conservatrice. Rev Gén Chir et de Thérap 40:817–823
1499. O'Shaugnessy L (1937) Carcy coombs memorial lecture: Pathology and surgical treatment of cardiac ischaemia. Bristol Med Surg J 54:109–126
1500. O'Shaugnessy L (1937) Surgical treatment of cardiac ischaemia. Lancet 1:185–194
1501. Otte JB, Pringot J, Fiasse R, Bourdeaux L, Kestens PJ (1975) Two technical artifices usefull in surgical treatment of perforations the thoracic oesophagus. Act Chir Belg 74:11–124
1502. Page CP, Carlton PK, Becker DW (1980) Closure of the pelvic and perineal wounds after removal of the rectum and anus. Dis Col & Rect 23:2–9
1503. Paitre F, Giraud D, Dupret S (1935) Pratique anatomo-chirurgicale illustrée. Douin Edit, Paris
1504. Pankow AK, Sidorenko Ins, Iunskaia EG, Ogorodnikova LS, Zubkova TV (1981) Endolymphatic polychemotherapy of ovarian cancer. Vopr Onkol 27:84–88
1505. Papachristou DN, Fortner JG (1977) Reconstruction of duodenal wall defects with use of a gastric „Islande" flap. Arch Surg 112:199–200
1506. Patel J, Williams JS, Naim JO, Hinshaw JR (1981) Protection against pneumococcal sepsis in splenectomized rats by implantation of splenic tissus into an omental pouch. Curr Surg 38:323–325
1507. Patricio J, Moreira A, Germain MA, Ferraro A, Abraham SH (1980) Les autotransplants libres d'épiploon revascularisés par microchirurgie. J Chir 117:165–173
1508. Patsiora MC (1961) Surgical treatment of the syndroms of portal hypertension. Probl Gemat 6:18–23
1509. Pau A, Viale ES, Turtas S (1982) Effect of omental transposition on to the brain on the cortical content of norepinephrine, dopamine, 5 hydroxytryptamine, and 5 hydroxyindoleacetic acid in experimental cerebral ischaemia. Acta Neurochir (Wien) 66:159–164
1510. Pau A, Viale ES, Turtas S, Viale GL (1980) Cerebral water and electrolytes in experimental ischaemia following omental transposition to the brain. Acta Neurochir 54:213–218
1511. Pecking A, Banzet P (1981) L'épiplooplastie peut-elle être utile dans le traitement des lymphoedèmes. Renseignements fournis par la lymphographie isotopique directe. Nouv Presse Méd 10:336–337
1512. Peix JL, Dulac JP (1980) Fistule lymphatique majeure du triangle de Scarpa. Traitement par transposition épiploïque. Nouv Presse Méd 9:2850
1513. Petit JY, Lasser Ph (1976) Traitement d'un fibrome envahissant de la paroi abdominale par exérèse étendue et reconstruction pariétale par une épiploplastie associée à des prothèses de Marlex. J Chir 111:613–616
1514. Pettet JR, Judd ES, Woolner LB (1956) Free omental grafts applied to intestinal anastomoses: Results of an experimental study. AMA Arch Surg 72:925–930
1515. Picaud AJ (1974) L'épiploon dans l'augmentation mammaire et dans la reconstruction. 77è Congr Fr Chir Act Chir Paris
1516. Pittoni E (1924) Les indications chirurgicales des greffes épiploïques. Ann Ital di Chir 30:973–999
1517. Popescu V (1969) Aspecte ale chirurgiei reparatoare pe tesuturi oradiate. Thèse de Doctorat IMF, Timisoara
1518. Potherat M (1911) Sur un cas de plombage organique par greffe épiploïque d'un évidement osseux pour ostéomyélite. Bull Mém Soc Chir Paris 37:1052–1061
1519. Powers JC, Fitzgerald JF, MacAlvanah MJ (1976) The anatomic basis for the surgical detachment of the greater omentum from the transverse colon. SGO 143:105–106
1520. Presno JA (1900) De la résection de l'épiploon et de l'appendice en cas de laparotomie pour appendicite chronique et annexite. Rev Med y cirug de la Habana V:293–300
1521. Prinz P (1968) Die Netztamponade bei Leberrupturen. Zbl Chir 93:960–965
1522. Prokos G, Sphekakes P, Dorkophykes N (1964) Epiploplasty in primary echinococcal cyst of the head of pancreas simutaling obstructive jaundice. Hellen Cheir 11:76–85
1523. Prozorov SM (1980) Abdominal pregnancy with implantation of the ovum in the wall of the greater omentum. Vestn Khir 124:91–92
1524. Prutz W (1901) Beiträge zur operativen Behandlung des Mastdarmkrebses. Arch Klin Chir 63:591–612
1525. Prutz W (1913) Deutsche Chirurgie. Bei Billroth und Lenke, n° 46, p 113. Stuttgart FE
1526. Pujol H, Rapp P (1981) De l'utilisation du grand épiploon en cancérologie. A propos de 297 cas. Travail du Groupe des Chirurgiens du Centre Français de lutte contre le Cancer. Chirurgie 107:292–298
1527. Quenu J, Loygue J, Dubost Cl (1959) Opérations sur le grand épiploon. Traité de Technique Chirurgicale, tome VII, Paris, Masson Edit, 391–414
1528. Quiroli A (1978) Una nuova technica di resezione gastrica nella cura dell'ulcera gastro-duodenale. Nota 1. Minerva Chir 33:1313–1320
1529. Reinhoff WF (1960) An evaluation of pancreatic cysts treated a the Johns Hopkins Hospitals. Surgery 47:188–194
1530. Rentchnick P (1972) Cancer du sein: transposition de l'épiploon. Méd Hyg 30:1018–1092
1531. Reymond JC, Bouchet Y, Bileoma S (1970) Etude critique des diverses techniques opératoires de prévention des occlusions par adhérences intestinales. J Chir, Paris 99:25–28
1532. Reynes H (1904) Traitement chirurgical de la cirrhose du foie. Deux cas d'omentopexie. Ass Fr Chir Paris 17:186–191
1533. Reynier J (1974) Le grand épiploon en chirurgie. 77è Congr Fr Chir Act Chir Paris 76:490–491
1534. Rheiner P, Montandon D (1980) Correction of facial hemiatrophy through omental transfer. Helv Chir Acta 47:141–144
1535. Richard MA (1919/20) Conditions générales sur les greffes graisseuses et sérograisseuses épiploïques et leurs principales applications. Thèse Paris, n° 92, 32 pages
1536. Richelme H, Abbes M, Bouchet A, Bourgeon R, Couinaud C, Dor J, Dufourmentel Cl, Kuss R, Malafosse M, Mercier Cl, Michaud Ph, Picaud A (1974) L'utilisation du grand épiploon en chirurgie. Table ronde présidée par H. Richelme, 77è Congr Fr Chir Act Chir Paris, pages 435–492
1537. Rigas A, Safioleas M, Karydakis P, Paulus P, Skalkeas G (1980) Use of the greater omentum in surgery. Abdom Surg 22:57–60
1538. Rives J (1956) A propos de 11 observations de perforation ulcéreuse traitées systématiquement par épiplooplastie seule, sans suture de l'orifice de perforation. Ann Chir 14:114–116
1539. Rives J, Flament JB (1975) Epiplooplasties en couronne avec vagotomie ultra-sélective dans les ulcères

perforés du bulbe duodénal. Nouv Presse Méd 4:1721–1722
1540. Rizzo M, Lenzi R, Durval A, Ponchietti R (1977) Attuali Orientamenti nel Trattamento Chirurgico della Fibrosi Retroperitoneale. Urologia 44:188
1541. Ruckley CV, Smith AN, Balfour TW (1970) Peritoneal closure by omental graft. SGO 131:300–302
1542. Rudler JC, Cottet J (1945) Premiers résultats de recherches expérimentales et cliniques dur la revascularisation des reins. J Chir 61:92–106
1543. Rudler JC, Cottet J (1984) La nephro-omentopexie dans le traitement des néphrites chroniques. Coll Travaux Pathol Comp SARL Ed, Paris
1544. Rudler JC, Cottet J (1950) La néphro-omentopexie et ses résultats thérapeutiques. Sem Hôp 26:2915–2922
1545. Salerno TA, West RO, Lynn RB, Charette EJ (1982) Fate of omental graft after revascularization of the heart. CAN J Surg 25:349–350
1546. Samson R, Pasternak BM (1979) Current status of surgery of the omentum. SGO 149:437–442
1547. Schiassi B (1949) Lo sviluppo moderno del concetto; „Malattia psicosomatica". Bull Sc Med Bologna 121:1–12
1548. Schweiger M, Schellerer U (1978) Die Primäre Heilung der sakralen Höhle nach Proktektomie — ein lösbares chirurgisches Problem? Langenbecks Arch Chir 346:53–57
1549. Seeholzer A (1966) Zur Therapie der Leberverletzungen. Helv Chir Acta 33:128–132
1550. Senn EJ (1888) Anastomoses intestinales et greffes de lambeaux épiploïques. Arch Roum Med Chir 1:349
1551. Serra G (1956) In tema di chirurgia gastrica come ovviare a particolari difficolta condizionate dal reperto anatomico; e sempre innocua l'asportazione del grande epiploon? Minerva Chir (Tor) 11:51–54
1552. Seufert RM, Böttcher W, Munz D, Heusermann W (1981) Erste klinische Erfahrungen mit der heterotopen Autotransplantation der Milz. Chirurg 52:525–530
1553. Shah M, Urban JA (1977) Resection of the anterior chest wall with immediate reconstruction. Int Surg 62:457–459
1554. Sharma SK, Bapna BC, Gupta CL, Rao KMK, Reddy MJ, Subudhi CL, Shrikhande VV, Rao MS, Vaidyanathan S (1979) Pedicled omental graft in repair of large, difficult vesico-vaginal fistulae. Int J Gynaecol Obstet 17:556–559
1555. Shen ZY, Wang SH, Cheng XX, Lu JZ, Yin DQ, Sun YH, Wang XW (1981) Greater omentum cutaneous axial flap: A method to create transferable skin flap. Chin Med J 94:718–722
1556. Silaev Ins, Tretiakov AA, Feradov Inv (1980) Use of the greater omentum in plastic repair of the abdominal wall for large postoperative hernias. Vestn Khir 124:86–87
1557. Siliquini PN (1964) L'istero e la salpingo-omentopessi per la creazione di un circolo arterioso supplementare utero-annessiale. Minerva Ginec 16:319–322
1558. Soupault R, Gielis P, Cukor E (1959) Considérations sur les faux kystes du pancréas. Arch Mal App Dig 48:129–150
1559. Springer C (1910) Experimentelle Untersuchungen über Verpflanzung ungestielter Netzlappen in der Bauchhöhle. Beitr Klin Chir 67:17–43
1560. Stassof B (1914) Beiträge zur Chirurgie der Milzstichverletzungen unter besonderer Berücksichtigung der isolierten Netztransplantation. Beitr Klin Chir 89:621–636
1561. Stener B (1969) Transthoracosacral amputation in case of large retro-peritoneal pelvic chondrosarcoma. Greater omentum used for closing the abdomen after Vast excision of the abdominal wall. Clin Orthop 62:124–132
1562. Stone HH, Lamb JM (1975) Use for pedicled omentum as an autogenous pack for control of hemorrhage in major injuries of the liver. SGO 141:92–94
1563. Stoppa R (1974) Le Grand épiploon dans les plasties de la paroi antéro-latérale de l'abdomen par prothèse de tulle de dacron intra-péritonéale. 77è Congr Fr Chir Act Chir Paris, pages 455–457
1564. Strack PR, Newman HK, Lerner AG (1971) An integraded procedure for the rapid diagnosis of biliary obstruction, portal hypertension and liver disease of uncertain etiology. New Engl J Med 285:1225–1231
1565. Strieder JW, Clute HM, Graybiel A (1940) Cardioomentopexy in the treatment of angina pectoris. Report of two cases. New Engl J Med 222:41–47
1566. Stücke K (1968) Actuelle Probleme der subcutanen Leberverletzungen. Münchn Med Wschr 110:930–936
1567. Suarez CU (1961) Intracystic omentoplasty as treatment of pseudocysts of the pancreas. Am J Dig Dis 6:844–858
1568. Susset JG, Machinnon KJ (1963) Experimental study of the revascularisation of kidney ischemia using the greater omentum. Un Med Canada 92:746–757
1569. Takita S (1962) Evaluation of „omentoplasty" and modified plication method as a treatment of recurring intestinal adhesion. Tokushima J Exp Med 9:130–136
1570. Talma S (1898) Chirurgische Öffnung neuer Seitenbahnen für das Blut der Vena Porta. Berlin Klin Wschr 38:833–836
1571. Tarsia Incuria L (1907) Epiplooplasties. Arch della Soc Ital de Chir pp 579
1572. Tavares AS (1951) Les greffes du grand épiploon dans le drainage veineux du rein. J Chir 67:779–791
1573. Terranova O, Sandel F, Rebuffat C, Maruotti R, Pezzuoli G (1979) Management of the perineal wound after rectal excision for neoplastic disease. A controlled clinical trial. Dis Col & Rect 22:228–233
1574. Texier M, Preaux J, Baruch J, Banzet P, Dufourmentel C (1973) Traitement des radiodermites thoraciques par autoplastie pédiculée du grand épiploon suivie de greffe cutanée (méthode de Kiricuta). Mem Acad Chir 99:262–267
1575. Thiessen NN (1935) Transperitoneal repair of a vesico-vaginal fistuale. Proc Mayo Clinic 10:375–377
1576. Thomas M, Mathieu P, Waller J, Seror J (1976) L'épiplooplastie selon Kiricuta, son intérêt et ses difficutés. A propos d'un cas personnel. J Méd Strasbourg 7:255–258
1577. Thompson N (1967) The surgical treatment of chronic lymphoedema of the extremities. Surg Clin N Am 47:445–503
1578. Tietze A (1899) Experimentelle Untersuchungen über Netzplastik. Beitr Klin Chir 25:411–425
1579. Titov NA (1955) Free transplantation of the omentum and peritoneum in abdominal surgery. Vestn Khir 75:65
1580. Torikata R (1911) Extraperitoneale Einbettung des Netzes in die Niere als Therapeutikum insbesondere

als Diuretikum. Dtsch Zschr f Chir Leipzig 110:420–422

1581. Toskin KD, Belomar ID (1976) Suppurative — necrotic pancreatitis and its surgical treatment. Vestn Khir 117:15–19

1582. Tramoyeres Celma A, Guillen Navarro M, Pastor Sempere F, Gallego Juan J, Alonso Gorrea M, Santolaya Garcia I, Mompo Sanchis JA (1980) Empleo de epiploon mayor en el tratamiento de la fibrosis retroperitoneale idiopatica. Arch Esp Urol 33:461–478

1583. Tresidder GC, Blandy JP, Singh M (1972) Omental sleeve to prevent recurrent retroperitoneal fibrosis under the ureter. Urol Int 27:144

1584. Tschakarov S, Mateev V, Tzekov G, Mitov A (1975) Experimentelle und klinische Ergebnisse der Autotransplantation mit einem Milzteil. Z Exp Chir 8:288–292

1585. Turunen M, Laitinen H, Pasila M, Stjernvall LF (1957) Revascularisation of the heart muscle following the transposition of the spleen and omentum into the thoracic cavity — Experimental study in dogs: preliminary report. Ann Med Exp Biol Fenn 35:210–213

1586. Uhlschmid G, Clodius L (1978) Eine neue Anwendung des frei transplantierten Omentums. Behandlung des Strahlenspätschadens des Armplexuses mit frei transplantiertem Netz und Neurolyse. Chirurg 49:714–718

1587. Ulven AJ, Romslo I, Varhaug JE, Swanes K (1979) Reducec mucosal blood flow and acid secretion related to accelered healing of gastric ulcer in rats after omentectomy includin partiel gastric devascularisation. Europ Surg Res 11:154–160

1588. Ulven AJ, Svanes K, Raugstad TS (1978) Accelerated healing of gastric ulcer after removal of the greater omentum in rat. Europ Surg Res 10:266–271

1589. Upton J, Mulliken JB, Hicks PD, Murray JE (1980) Restoration of facial contour using free vascularized omental transfer. Plastic Reconstr Surg 66:560–569

1590. Vallicioni J (1973) Les oropharyngostomes en terrain irradié. Techniques de réparation Thèse Marseille

1591. Van der Heyde MN, Verwers HR, van Leusen R (1978) Closure of a bronchial fistula after pneumectomy in a case of carcinoma in a patient in chronic dialysis (authors transl.) Acta Chir Belg 77:271–274

1592. Vasilenko B (1960) Venous anstomoses in omentopexy. Arkh Anat 39:94–98

1593. Vasilenko VA (1962) Renal function in omento-renopexy in portal hypertension (experimental studies). Urologiia 27:8–11

1594. Vasilev VN, Tsukerman I (1961) Plastic closure of the muscle defect after oesophagomyotomy. Vestn Khir Grekov 86:16–21

1595. Vaubel E (1972) Die Omentum-Transposition. Ein Beitrag zur Rekonstruktiven Chirurgie. Habilitationschrift (vorgelegt dem Fachbereich 3 der Freien Universität Berlin)

1596. Vaubel E, Dittler HJ, Karsch M (1976) Das Omentum majus — Die Wiederentdeckung eines vergessenen Organs. Farb-Ton-Film, 16 mm, 15 min, Mediothek, Klinikum Steglitz, Berlin

1597. Vaubel E (1974) Transposition of the greater omentum for reconstruction of the chest wall and the throat area. Chir Plast 2:95–104

1598. Vaubel E (1977) Die Omentum-Transposition. Chirurg 48:369–376

1599. Vaubel E, Willing F (1972) Die Deckung großflächiger Weichteildefekte im Thoraxbereich nach Extirpation von Lokalrezidiven oder Strahlenulcera mit Hilfe der Omentumtransposition. Sympos. Int. Therapeutiques non mutilantes des cancers du sein, Strasbourg, 1972. Méd et Hyg (Genève) 1018–1090

1600. Vaur JL (1978) Chirurgie du grand épiploon. Infirm Fr 199:11–25

1601. Villamil E, Feldfeber B, Meeroff M (1963) Derivacion portocava espontanea al ombligo a traves del epiplon major. A proposito de un caso. Prensa Med Argent 50:3120–3124

1602. Villard A (1910/11) De l'utilisation plastique de l'épiploon comme moyen de fermeture des grandes brèches péritonéales. Thèse Lyon, n° 86, 63 pages

1603. Vinard JL, Hoe G, Antoine P, Fourquet JP, Laborde Y, Latreille R (1981) Autotransplant libre d'épiploon réalisé en urgence pour sauver un pied écrasé. Chirurgie, 107:685–691

1604. Vinard JL, Magne JL, Arvieux C, Hosatte F, Bouchet C, Latreille R (1980) Autotransplants épiploïques revascularisés dans la cavité thoracique chez le chien. Etude des différents modèles expérimentaux. Communication à la réunion de la Société de Chirurgie expérimentale. Congrès de Chirurgie, Paris, A paraître in „Forum Chirurgical"

1605. Vineberg A (1954) Coronary artery insufficiency with left ventricular inlargement and failure treated by epicardectomy and mediastinal cardio-omentopexy. Preliminary report. Can M Ass J 71:281–282

1606. Vineberg A, Criollos R, Mercier C, Pifarre R, Ragheb S (1962) Apparent reversion to trophism of a free omental graft: A preliminary report. Can Med Assoc J 87:1074–1076

1607. Vineberg A, Pifarre R, Mercier C (1962) An operation designed to promote the growth of new coronary arteries using a detached omental graft: A preliminary report. Can Med Assoc J 86:1116–1118

1608. Viver-Manresa E, Rodriguez-Mori A, de Sobregrau RC (1981) Fistula entero-paraprotesica: Presentacion de un caso Angiologia 33:179–185

1609. Voy ED, Hettich R (1982) Experimentelle Studien über Gefäßbildung freier Netztransplantate. Dtsch Mund Kiefer Gesichts Chir 6:34–38

1610. Wallace JG, Schneider WJ, Brow RG, Nahai FM (1979) Reconstruction of hemifacial atrophy with a free flap of omentum. Br J Plast Surg 32:15–18

1611. Wein AJ, Malloy TR (1980) Simple omental mobilization for genito-urinary surgery; Urology (Ridgewood) 16:515–518

1612. Wein AJ, Malloy TR, Greenberg SH, Carpiniello VL, Murphy JJ (1980) Omental transpositions as an aid in genito-urinary reconstructive procedures. J Trauma 20:473–477

1613. Wessel C (1927) L'emploi méthodique de la greffe épiploïque libre pendant trois années. 36è Congr Fr Chir Act Chir Paris, pages 864–867

1614. Whipple AO (1925) Cirrhosis of liver with omentopexy and splenectomy. Ann Surg 81:1024–1025

1615. White MM (1962) The use of omental patsches in the surgery of subfertility. Int J Fertil 7:163–166

1616. Wilkie DP (1911) Case of implantation of the omentum in the abdominal wall for hepatic cirrhosis with ascite. Edimb Med J 6:257–259

1617. Winter CC (1972) Cutaneous omento-ureterostomy. Clinical application. J Urol 107:233–238

1618. Wolff LH, Wolff WA, Wolff LH Jr (1980) A re-evaluation of tube cecostomy. SGO 151:257–260
1619. Wybert A (1958) Relleno epiploïco de cavidad residual calcificada supurada y fistulizada. Prensa Med Argent 20:1038–1039
1620. Yasargil EC (1960) The use of the greater omentum in intrathoracic surgery. Surgery 48:777–781
1621. Yasargil MG, Yonekawa Y, Denton I, Piroth D, Benes I (1974) Experimental intracranial transposition of autogenic omentum majus. J Neurosurg 40:213–217
1622. Zavaleta D, Marino E (1963) Unilateral mammary hypoplasia, mammary filling with transplanted greater omentum (Preliminary note). Prensa Med Argent 50:639–641
1623. Zhordania M (1963) Vital activity of the excised uterus and the annexae after autotransplantation into the omentum (experimental research). Pat Fiziol Eksp Ter 7:42–45
1624. Zhordania IF (1963) Autotransplantation of the uterus into the omentum. Int J Fertil 8:849–857
1625. Zhu ZC, Wu WL, Mo YZ (1982) Omental transposition to the brain for cerebro-vascular occlusive disease. Chung Hua Wai Kotsa Chih 20:11–13
1626. Zilberman MM (1961) Use of the omentum in surgery of the ureter (experimental studies). Urologiia 26:31–36
1627. Zilberman MM (1962) Restorative regeneration of the urinary tract in conditions of omentoplasty (experimental studies). Urologiia 27:42–45
1628. Zilberman MM (1963) On methods for the prevention of ureteral fistulas. Akush Ginek 39:33–34
1629. Zilocchi I (1901) La plastica dell'omento nelle operazioni sullo stomaco e sull'intestino, note sperimentali. Clin Chir 9:9–19
1630. Zuo SL (1981) Reconstruction of facial atrophy defect by transplantation of the great omentum. Chung Hua Kon Chiang Ko Tsa Chih 16:14–15

Sachverzeichnis